Theories in Health Education and Promotion

Principles, Foundations and Applications

보건교육·건강증진 이론

김 명 · 고승덕
김영복 · 김혜경
손애리 · 유승현
이자경 · 황명희송
공저

계축문화사

머리말 Preface

우리나라는 국민소득이 100불도 안 되던 1960년대 초부터 2만불 시대인 오늘날까지 급격한 사회환경의 변화를 겪으면서 급속한 인구 고령화 추세와 더불어 만성질환과 비만 인구의 증가, 흡연 및 음주 등과 같은 새로운 건강문제가 대두되고 있는 시대에 살고 있다. 이러한 생활습관 등 건강결정요인의 악화로 인한 건강문제를 관리하기 위해 보건교육과 건강증진에 대한 관심 또한 증대되었다. 그러나 사람들의 건강에 대한 관심이나 요구는 증가하였음에도 불구하고 실제로 매일 접하는 대중매체에서는 보건교육의 주체나 내용, 방법 등의 전문성, 체계성, 다양성 측면에서 크게 발전되지 못한 실정이다.

건강한 생활을 유지하기 위하여 필요한 지식이 충분치 못한 과거에는 보건교육의 목표를 건강지식의 전달에 중점을 두는 것은 당연하다고 볼 수 있다. 그러나 1995년 국민건강증진법이 제정되고, 2010년부터 보건교육사 국가시험이 시행되어 보건교육사가 배출되고 있는 국민건강시대인 오늘날의 보건교육·건강증진 연구와 사업은 그 목적이 달라져야 한다. 과거처럼 개인에게 건강지식을 전달하는 단순한 차원이 아니라 개인, 조직 및 지역사회가 바람직한 건강행동을 자발적으로 할 수 있도록 교육하고 환경을 조성하는 생태학적 접근까지도 고려해야 한다. 이러한 시대적 요구는 기존의 보건의료서비스와는 차별화된 보건교육·건강증진 업무의 수행능력을 갖춘 전문인력의 역할을 강조하는 것이다. 즉, 보건교육·건강증진 전문가는 건강행동의 시작 및 유지와 관련된 다양한 개인, 조직, 지역사회 차원의 영향요인을 통합적으로 파악하고, 관리하는 능력을 갖추어야 한다. 이러한 보건교육·건강증진 전문가로서의 역량은 전문 교육과정의 이수를 통해 기초가 형성되고, 실무경험을 통해 향상된다.

이론(theory)은 보건교육·건강증진 전문가로서의 역량을 발휘하는데 필수적인 영역으로 연구와 실무의 토대가 된다. 보건교육·건강증진 분야에서 이론은 건강행동을 이해하는 개념적 틀을 제공한다. 개인이나 집단이 왜 특정한 행동을 하는지, 행동변화를 촉진시키기 위해서는 어떻게 해야 하는지를 이해할 수 있도록 돕는다. 또한 건강행동의 결정요인 파악을 위한 연구의 방향을 제시하고, 프로그램의 목표와 내용을 결정하는 지침으로서의 역할을 한다. 독일의 심리학자인 레빈(Kurt Lewin)은 '훌륭한 이론보다 더 실용적인 것은 없다'라고 하며 이론의 유용성을 강조한 바 있다.

안타깝게도 우리나라 보건교육·건강증진의 현장에서는 이론이 본연의 역할을 하지 못하고 있다. 이론의 유용성을 제대로 입증, 반박하는 연구결과를 찾아보기가 힘들 뿐 아니라 현장의 건강증진 프로그램도 이론 기반이 아닌 사업 담당자의 경험 또는 외국 사례에 의존하는 경우가 많다. 보건교육·건강증진 이론이 적용을 통해 수정, 보완되면서 그 유용성이 증가된다는 점을 고려한다면 이론이 배제된 건강증진 프로그램의 효과성 향상은 기대하기 어렵다. 이와 같은 상황에서 보건교육·건강증진 전문가로 활동하기 위해서는 이론을 철저하게 이해하여야 할 뿐 아니라 연구와 실무현장에 적용할 수 있어야 한다.

국내에서 발행된 보건교육 또는 건강증진 관련 서적들은 대부분 이론을 다루고 있다. 그러나 각 이론에 대한 피상적인 설명에 그치는 경우가 대부분이다. 또한 이론이 연구와 실무현장에서 어떻게 적용되는지에 관한 사례를 구체적으로 다룬 서적은 더욱 찾아보기 힘들다. 본 교재는 이러한 제한점을 극복하기 위한 목적으로 집필되었다. 보건교육과 건강증진을 전공하고, 현재 학계에서 또는 실무현장에서 활동하고 있는 전문가들로 집필진을 구성하였으며, 보건교육·건강증진 분야의 대표적 이론들을 심층적으로 다루고자 하였다.

본 교재는 총 6편으로 구성되어 있다. 개인의 건강행동은 사회적, 환경적 맥락에서 발생하는 것이기 때문에 행동을 이해하고 변화시키기 위해서는 다차원적 접근(multi-level approach)이 요구된다. 이러한 관점에서 본 교재는 개인차원 뿐 아니라 개인 간의 상호작용, 조직변화, 지역사회 수준의 개입에 필요한 이론들을 포괄적으로 다루고 있다. 또한 현장에서 프로그램을 개발하고 평가하는 과정을 안내할 수 있는 기획이론들을 함께 포함하였다. 또한 책의 본문에 사용된 주요 용어에 대한 해설을 Glossary로 정리하여, 용어의 이해를 도울 수 있도록 하였다.

제1편에서는 근거 중심 보건교육·건강증진 프로그램을 개발하고 평가하는 과정에서 이론의 적용이 갖는 중요성과 구체적 역할을 기술하였다. 제2편 개인행동의 변화에서는 개인이나 소수의 사람들을 대상으로 한 보건교육에서 행동변화를 촉진시킬 수 있는 방법·전략들을 제시한 대표적 건강행동이론을 소개하고 연구와 프로그램에 적용된 사례를 제시하였다. 전통적인 지식-태도-행동 모형과 함께 건강신념모형, 합리적/계획된행동론, 범이론적 모형/변화단계이론, Extended Parallel Process Model(EPPM)을 포함하였다. 제3편 개인간 상호작용에서는 사회인지이론과 사회적 지지와 관계 이론을 소개하여 건강행동에 관련된 주변 사람들의 영향력을 강조하였다. 제4편 집단 및 사회 변화는 조

직변화이론, 지역사회 조직화, 혁신확산이론으로 구성하였다. 학교, 사업장과 같은 조직 또는 지역사회를 대상으로 한 건강증진사업에서, 구성원들의 이해, 관심, 참여와 협력을 기반으로 건강한 생활터를 조성하는 원칙과 사례들을 설명하였다. 제5편은 생태학적 보건행동 모형과 삼원영향 이론을 통해, 건강행동과 관련된 영향요인을 다차원의 시각에서 분석하고, 종합적 접근법을 통해 건강증진을 유도하는 생태학적 성격의 이론들을 다루었다. 마지막으로 제6편에서는 보건교육・건강증진 프로그램을 기획하고 수행하는 과정에서 지침 역할을 할 수 있는 PRECEDE-PROCEED 모형, Intervention Mapping, MAPP모형, 사회마케팅 이론을 소개하였다. 또한 기획과 수행 관련 이론들이 적용된 사례를 함께 소개하여 건강증진 현장에 있는 실무자들에게 실용적인 도움이 될 수 있도록 하였다.

본 교재를 통하여 보건학 뿐 아니라 의학, 간호학, 영양학, 체육학, 치위생학, 물리치료학 등 보건의료 분야의 학부 및 대학원 학생들이 보건교육과 건강증진의 이론적인 바탕을 굳건히 함과 동시에 다양한 사례를 접함으로써 실용적인 지식을 습득할 수 있기를 바란다. 또한 건강증진사업의 현장 전문가들이 이론적 지식과 모범적 사례를 통해 보다 발전적인 사업을 기획할 수 있는 기회가 되길 바란다. 집필과정에서 발견된 부족한 점은 지속적으로 보완해 나갈 것이며, 최신의 지식과 정보가 소개될 수 있도록 최선의 노력을 다할 예정이다. 본 교재가 출판될 수 있도록 오랜 기간 자료수집과 원고작성에 애쓴 집필진과 기꺼이 출판을 맡아준 계축문화사의 사장님과 직원들께 감사를 드린다.

2014년 1월 10일

저자 씀

목 차 Contents

제 1 편

보건교육 · 건강증진에서 이론의 역할

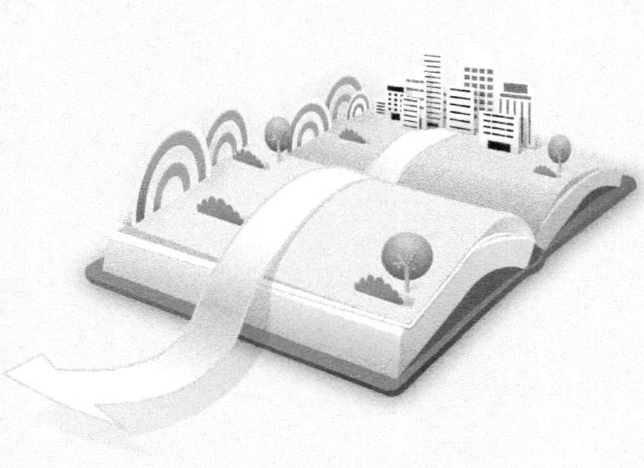

건강증진 프로그램의 질과 비용–효과성을 향상시키는 근거에 기반을 둔(evidence-based) 프로그램 수행의 중요성이 강조되고 있다. 건강증진 전문가들이 근거에 기반을 둔 프로그램의 수행에 관심을 가져야 하는 이유는 인구집단의 건강을 향상시키기 위한 목적을 달성하기 위하여 한정되고 부족한 자원의 현실을 고려할 때 가장 효과가 있을 것으로 보이는 교육 프로그램에 대한 현명한 투자를 하여야 하기 때문이며 더욱이 경험으로 입증된 효과적 전략이 있음에도 불구하고 효과가 의심스러운 교육 프로그램을 지역사회 주민들에게 제공할 수 없기 때문이다(Rimer, Glanz & Rasband, 2001).

그러나 프로그램을 개발하고 평가 설계를 하는데 있어 경험적으로 증명된 효과성에만 의존하는 것은 문제가 있다. 건강증진의 핵심은 개인의 건강한 생활양식 형성에 있으므로 건강한 생활양식 형성을 위해 바람직한 행동에 대한 동기유발, 실천 시작 및 유지를 돕는 과정이 필요하기 때문이다. 건강행동이론은 바람직한 행동에 대한 동기유발, 실천 시작 및 유지전략의 방향을 제시해주는 역할을 한다. 그러므로 이론이 제공하는 설명적, 그리고 예측적 역량에 주의를 기울일 필요가 있다. 프로그램의 효과성에 관한 경험적 근거들은 좀 더 폭 넓게 적용가능한 일반적인 원칙(이론)이 함께 제시되지 않는다면 프로그램의 수행에 대한 지침의 역할을 제대로 하지 못하므로 그 가치가 제한될 수밖에 없다.

1. 보건교육 · 건강증진 프로그램에서 이론의 역할

최근 20년간 보건교육 · 건강증진에 관련된 수많은 이론들이 개발되어 왔다(Sanderson et. al., 1996). 미국 국립암센터(The US National Cancer Institute, 1997)는 보건교육 · 건강증진 프로그램의 기획에 관련된 이론을 설명이론(explanatory theory)과 변화이론(change theory)으로 구분하였다. 설명이론은 보건문제의 특성에 대하여 이해하도록 해주며 건강증진 전문가들이 보건문제를 해결하기 위해 목표로 해야 하는 일련의 수정가능 요인들을 파악하는데 도움을 주는 이론이다. 반면, 변화이론은 건강증진 프로그램의 전략을 개발하고 실천하는 과정에 관한 정보를 제공하는 이론이다.

인구집단이 경험하는 보건문제와 가능한 해결방안에 관련된 포괄적이고 논리적인 진단이 선행되지 않은 프로그램은 잘못된 변수에 노력을 집중시키는 과오를 범하거나, 원하는 성과를 얻는데 요구되는 전체 변수 중 일부 변수들만을 다루는 과오를 범할 가능성이 높다. 또한 이론은 프로그램에 필수적인 요소들이 모두 다 포함되어 있는지를 판단하는 근거가 된다. 예를 들어, 특정행동을 장려하도록 고안된 프로그램의 경우 그 행동에 대하여 알려진 결정요인을 모두 다루지 않는다면 프로그램 성과를 기대하기 어렵다. 따라서 이론은 프로그램 설계를 향상시키고 잠재적인 효과를 극대화하는데 도움을 주게 된다.

보건교육 · 건강증진 프로그램의 기획에 활용될 수 있는 이론은 개인 및 조직 수준의 변화이론으로부터 지역사회 개발 및 정책이론에 이르기까지 다양하다. 또한 이러한 이론들은 사회심리학, 보건행동 및 보건교육, 예방의학 분야 등 광범위한 영역에서 제시되고 있다. 그러나 건강과 관련된 복잡한 생태학적 현상의 문제를 해결하기 위해 관련된 이론을 적절하게 적용하는 능력은 많이 부족한 실정이다. 이는 어떠한 특정이론을 선정하고 활용하는 지침이 거의 전무하기 때문이다. 현재까지 발표된 건강증진 프로그램의 평가 보고서들이 프로그램의 기반이 된 이론에 대한 분석과 이론적 분석이 어떻게 수행으로 반영되는지에 대하여 거의 보고하지 않았으며, 이론적 모델을 선택한 합리적 근거조차 제대로 잘 제시하고 있지 않았다(Sorenson & Steckler, 2002 ; Green, 2000). 이와 같은 문제의 해결이 실제 건강증진 프로그램을 수행하는 입장에서 가장 시급한 문제로 이론의 선정과 활용의 과정에 대한 이해를 돕는데 선행되어야 하는 문제이다.

그러므로 향후 건강증진 프로그램의 수행과 평가에 대한 보고서들은 다음과 같은 사항들을 기술하여 이후의 프로그램의 기획과 수행에 있어 이론을 적절히 활용할 수 있는 지침 역할을 해야 한다.

① 프로그램 개발에 고려되었던 이론 또는 이론의 구성요소
② 특정한 이론 또는 이론의 구성요소가 선정된 이유
③ 추상적인 이론의 구성요소가 프로그램에서 적용된 구체적 과정 및 이 과정에서 경험한 문제점
④ 프로그램의 요소가 행동변화를 유도하게 된 메카니즘
⑤ 연구자가 채택한 접근방법이 이론의 활용에 기여할 수 있는 방안

2. 이론과 보건교육 · 건강증진 프로그램의 평가

이론은 보건교육 · 건강증진 프로그램에 필수적인 요소들이 적절히 포함되어 있는지를 진단하는 지침의 역할을 하게 된다. 프로그램 평가에서 이러한 분석은 제3종오류(type Ⅲ error)를 파악하는데 도움을 줄 수 있다. 제3종 오류란 프로그램의 전달과정이 적절하지 않았음에도 불구하고 프로그램의 효과성이 없었다고 판단하는 오류를 말한다(Green, 2000). 일반적으로 임시변통 식으로 개발된 프로그램의 경우 이러한 오류를 범하는 경우가 많다. 그러나 체계적인 평가를 수행하는 경우에도 건강증진 프로그램의 질 보다는 평가설계나 프로그램의 효과성을 정당화하는데 초점을 두는 경우가 많다.

보건교육 · 건강증진 프로그램의 평가는 프로그램의 과정과 그 결과를 나타내는 지표들에 대해 관심을 갖는 것이다. 가장 중요한 문제는 이러한 지표들을 어떻게 파악하고 선택할 것인가에 있다. 철저한 이론적 분석만이 가장 관련이 있을 것으로 판단되는 지표들을 선택하는 근거로서의 역할을 한다. 또한 이론적 틀은 프로그램의 즉각적인 효과를 나타내는 지표로부터 장기적 효과를 나타내는 지표까지 지표들의 시간순서에 따른 서열을 제시해 주기도 한다(Green, 2000).

그러나 평가가 이론적 분석을 통하여 강화될 수 있지만 이론적 분석에 한정되어서는 안 된다. 좀 더 넓은 그리고 예상치 못한 프로그램의 효과에 대해서는 관심을 두는 것이 평가에 있어 매우 중요하다. 포슨과 틸리(Pawson & Tilly, 1997)는 '현실적인 평가'란 프로그램의 성과를 측정하는 것 뿐 아니라 프로그램이 효과를 나타낸 상황적 요인들은 무엇이며 어떻게 작용하고 있는지를 이해하는 것이라 주장하고 있다. 이러한 이해는 다양한 요소로 구성된 프로그램(multifaceted program)의 경우 더욱 중요하다. '이 프로그램이 효과가 있었는가' 에 관련된 단순한 평가보다는 다음과 같은 사항들에 대한 이해가 있을 때 새로운 이론의 형성에 도움이 되고 이는 다시 보건교육 프로그램의 개발에 효과적으로 적용될 수 있다.

① 프로그램이 효과적일 수 있었던 이유
② 성공에 필수적이었던 프로그램의 요소들
③ 현재의 프로그램이 효과적일 수 있었던 상황적 요인들
④ 다른 상황에서의 효과적 수행 가능성
⑤ 보건문제를 다룬 프로그램 방법의 적절성

3. 순환과정을 통한 이론의 형성

적절한 이론의 선정과 활용은 보건교육 · 건강증진 프로그램의 기획과 평가에 있어 중심이 되어야 한다는 점은 앞서서도 강조된 바 있다. 이론의 예측력은 프로그램에 필요한 요소들을 파악하도록 함으로써 프로그램의 질을 향상시키는데 도움을 주고, 일련의 평가지표들을 파악하는데 도움을 준다. 이론의 설명적 능력은 프로그램 성과의 일반화가 가능하도록 하며 프로그램에 대한 이해를 강화시킨다.

그러나 상황적 특이요인(context-specific factors)들도 프로그램의 기획과 평가에 영향을 줄 수 있다. 따라서 관찰된 관계가 유지될 수 있는 상황적 조건에 대한 통찰력을 갖는 것은 중요하다. 프로그램의 결과분석은 이론을 확증하거나 특수한 상황적인 요인과

관련해서 이론을 수정하거나 개선해야 할 필요성을 파악하도록 도와준다. 실제로 이론은 수행을 안내하는 역할을 하지만 한편으로는 수행자들에 의하여 다른 상황에서의 활용가능성을 엄밀하게 검토 받게 된다.

보건교육 · 건강증진 프로그램은 경험적 근거에 기반을 두어야 한다. 그러나 프로그램의 기반이 효과성에 관한 경험적 증거로부터만 발생된다면 이는 수행자들이 선택할 수 있는 프로그램들의 메뉴에 지나지 않으며, 선택으로 이끄는 합리적 근거가 없는 것으로 끝날 위험이 있다. 경험적 증거의 기반과 이론의 개발은 서로 대안적인 또는 맞서는 접근수단이 아니라 서로 관련되어 있는 것으로 오히려 과학적 과정으로 통합된 순환과정이다(그림 1-1).

이론은 개발된 후에 실제현장에서 검증되어야 한다. 실제현장에서의 통찰력은 이론의 발달과 특수한 상황에서의 관련성을 구체화시키게 된다. 그러나 이를 실현하기 위해서 연구자들이 이론적 근거와 이론 선정의 근거를 자세하게 기록할 필요가 있다. 이론이 수행으로 옮겨지는 방법이 잘 알려지고 경험적 근거에 의하여 이론이 개선되며 또한 상황에 특수적인 요인들에 대한 인식이 증가할 때 이론과 실제의 간격은 점차 줄어든다.

| 그림 1-1 | 이론과 보건교육 · 건강증진 프로그램 개발/평가의 관계

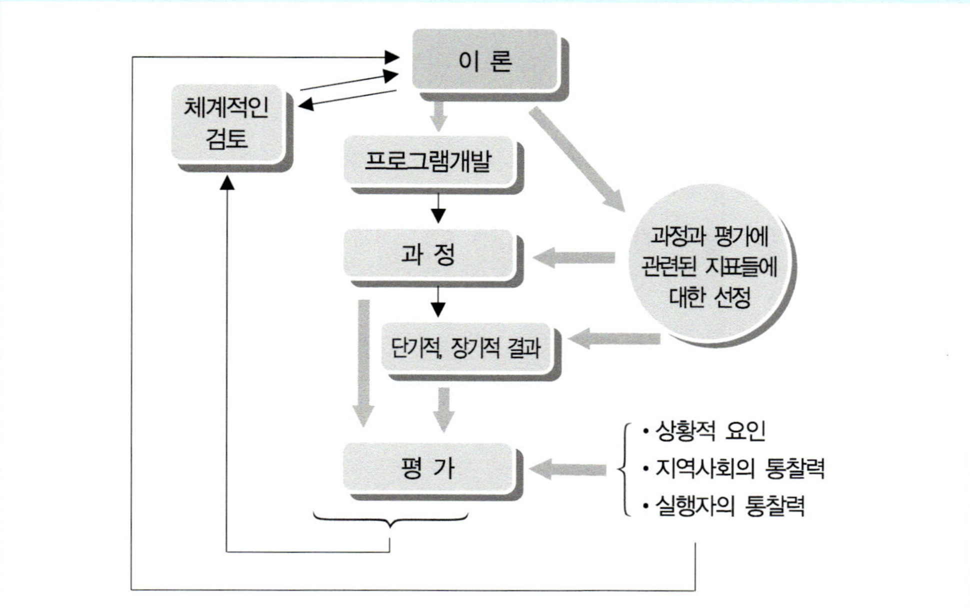

출처 : Green, 2000

요 약

1. 보건교육 · 건강증진에서 이론은 보건문제의 특성에 대하여 이해하도록 해주며 보건교육 · 건강증진 전문가들이 변화를 위해 노력해야 하는 일련의 요인들을 파악하는데 도움을 준다. 또한 보건교육 · 건강증진 프로그램의 전략을 개발하고 수행하는 것에 대한 정보를 제공한다.
2. 보건교육 · 건강증진 프로그램의 기획에 활용될 수 있는 이론은 행동이론으로 시작하여 변화이론(개인수준, 조직, 지역사회 수준), 그리고 지역사회 개발 및 정책이론에 이르기까지 다양하다. 실제 보건교육 · 건강증진을 수행하는 입장에서 이론의 선정과 활용 과정을 돕는 지침이 요구된다.
3. 적절한 이론의 선정과 활용은 보건교육 프로그램의 개발과 평가 전략에 있어 중심이 되어야 한다. 이론의 예측력은 프로그램에 필요한 요소들을 파악하도록 함으로써 프로그램의 질을 향상시키는데 도움을 준다. 또한 예측력은 일련의 평가지표들을 파악하는데 도움을 준다.

참고문헌

Green, J. (2000). The role of theory in evidence-based health promotion practice. Health Education Research, 15, 125-129.

National Cancer Institute. (1997). Theory at Glance : A guide for health promotion practice. http://rex.nci.nih.gov/NCI_Pub_Interface/Theory_at_Glance/HOME.html.

Pawson, R., & Tilly, N. (1997). Realistic evaluation. London : Sage.

Rimer, B. K., Glanz, K., & Rasband G. (2001). Searching for Evidence about health education and health behavior intervention. Health Education & Behavior, 28(2), 231-248.

Sanderson, C., Haglund, B.J.A., Tillgren, P., Svanstrom, L., Ostenson, C., Holm, L., Ullen, H. & Smajkic, A. (1996). Effect and stage models in community intervention programs ; and the development of the model for management of intervention program preparation. Health Promotion International, 11(2), 143-156.

Sorenson, J. R., & Steckler, A. (2002). Improving the health of the public : A behavioral-change perspective. Health Education Research, 17(5), 493-494.

제 2 편

개인행동의 변화

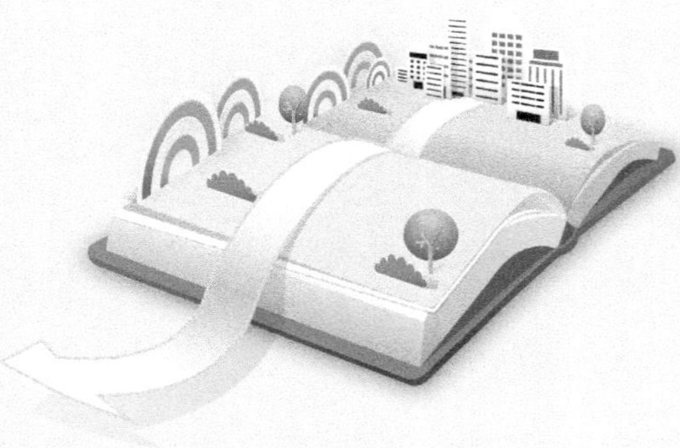

제 1 장 지식-태도-행동 모형

Knowledge-Attitude-Practice model, KAP Model

건강지식을 습득하면 건강을 향한 긍정적인 태도가 형성되며 실천을 통해 건강습관이 이루어진다는 KAP 모형은 초기의 보건행동 이론이었다. 현재 우리가 사용하고 있는 복잡하고 다양한 보건행동 이론에 비하면 여러 가지 제한점이 있지만 지식, 태도, 행동간에 서로 관련성이 있다는 것은 여러 연구에서 확인된다.

1950년대, 60년대 보건교육은 과학적이고 정확한 지식 보급 위주로 실시되었는데 한 예로 미국의 청소년 흡연 예방 프로그램 제 1세대는 정보 결핍 모델(information deficit model)로 흡연으로 인한 폐해를 알리는데 중점을 두었고 제 2세대는 정의적 모델(affective model)로 자아 존중감을 높이고 건강 가치관을 확립함으로써 비흡연을 향한 긍정적 태도 변화를 이끌었다(Thompson, 1978; US DHHS, 1994).

1. 이론적 개념

지식-태도-행동 모형은 지식(knowledge), 태도(attitude), 행동(practice)을 뜻하는 영어의 첫 글자를 따서 KAP 모형(model) 또는 KAP 식(formula)이라 부른다. 전통적인 교육개념에 따라 지식은 학습자의 태도에 직접적인 영향을 미치고 태도는 행동으로 바뀌어 나타난다는 가정 하에 이 모형의 그림과 각 영역에 대한 정의는 다음과 같다.

KAP 모형은 실천을 통해 건강문제가 되는 행동을 교정하고자 1960년대 환자를 대상으로 하는 위생교육에 적용되기 시작했다. 지식의 습득과 깨우침을 위해 인지적 학습과정이 주어졌고 위생교육에서 배운 새로운 건강행동에 잘 적응할 수 있도록 학습자의 동기와 태도, 규범의 변화를 이끄는 정의적 학습과정이 실시되었으며 건강행동의 지속적인 함양을 위해 심동적 학습과정을 실시하였다(Lothian, Ferrence & Kaiserman, 1996).

| 그림 2-1 | KAP모형

지식 Knowledge	• 지식은 정보를 찾고 이용하는 능력을 말하며 전문적 기술을 이해, 체험, 연구하는 것이라 할 수 있다(Librahim, 1995.) • 인지적(awareness) 지식, 실제적(practical) 지식, 원리적(principles) 지식으로 나눈다(Rogers 1995).
태도 Attitudes	• 태도는 어떠한 상황에서 어떤 방법으로 반응을 하는지에 대한 결과물이다(Librahim, 1995). • 이러한 반응결과에 근거해 또는 관점과 결합해 태도는 관찰되거나 설명할 수 있다(Librahim, 1995).
행동 Practices	• 행동은 지식과 습관이 함께 작용해 나타난 것이다(Librahim, 1995). • 흔히 일컫는 행위, 동작, 활동 등으로 객관성과 관찰할 수 있는 잇점이 있으며 실험적인(experimental) 지식이라고 듀이(Dewey) 가 말함으로써 지식과의 연관성을 나타냈다(Bernstein, 1971).

브룸과 그의 동료들(Bloom, 1956)은 교육목표 분류체계를 인지적(cognitive), 정의적(affective), 심동적(psychomotor)으로 나누어 교육은 이 세가지 영역을 함양시키는 것이라 하였다. 즉 새로운 지식의 보급으로 인지력의 향상을 가져오고 태도와 행동의 변화를 통해 정의영역과 심동영역의 향상을 목적으로 한다. 이러한 면에서 KAP 모형은 교육의 이론을 공유하지만 정 반대 방향의 결과물을 이야기한다. 특히 교육분야에서 말하는 심동영역은 학습된 기술이 반드시 포함되지만 KAP 모형은 행동 변화 자체가 목적으로 실행과 습관이 뒤따라야 한다(Chien-Yun et al., 2012).

2. 구성요소

KAP 모형 또는 KAP 식은 초기에 발달된 보건행동 이론의 하나로, 현재 사용되고 있는 여러 이론과 비교해 볼 때 이 이론은 인간의 복잡한 행동을 단순화시켜 설명한다는 비난을 받고 있다. 또한 KAP 모형을 구성하는 지식, 태도, 행동이란 용어는 한 이론을 구성하는 구체적 요인 또는 구성요소라고 하기엔 매우 범위가 넓고 일반적인 개념에 가까와 영역(provision)이라 부르는 것이 나을 듯싶다. 왜냐하면 지식의 여러 단계 또는 수준(아는 것, 깊은 이해, 인식 등)에서의 축적된 결과가 믿음, 가치관, 태도, 자기 효능감 등의 시스템으로 전환해 행동의 변화에 보다 직접적인 영향을 미치기 때문이다(Green & Kreuter, 1991).

초기의 보건행동 이론으로서 여러 가지 제한점이 있지만, KAP 모형을 구성하는 각 영역은 세분화되어 더 설명력을 갖추고 예측할 수 있으며 다른 상황에서 구체적으로 적용할 수 있는 다른 보건행동 이론의 발달에 기초를 제공하였다. 예를 들면 혁신확산 이론을 창시한 로저스(Rogers, 1995)는 사람들이 혁신 그 자체보다는 시간의 경과와 혁신을 사용해 본 경험에 더 많이 의존한다는 사실을 알게 되었고 지식, 태도, 행동간의 관계를 적용해 혁신-결정과정을 정립하였다(Hubbard & Hayashi, 2003).

현재 쓰이고 있는 보건행동이론은 다음의 3가지 주요개념을 가지고 지식과 행동간의 관계를 설명한다(NCI, 2005). 첫째, 행동은 인지(cognition)라는 중간과정을 거친다. 즉 사람들은 알고 있는 것 또는 생각하고 있는 것에 의해 어떻게 행동해야 할 지를 결정한다. 예를 들면 유행성 독감예방을 위한 올바른 손 씻기의 중요성을 인지함으로써 외출 후 반드시 손을 닦는 습관 형성에 도움을 준다. 둘째, 지식은 반드시 필요하지만 대부분의 행동변화를 일으키기엔 충분하지 못하다. 예를 들면 트랜스지방이 복부비만과 동맥경화 등 여러 부작용을 일으킨다는 사실이 널리 알려져 있지만 사람들은 여전히 기름에 튀긴 스낵을 즐기고 트랜스지방이 많은 야식을 중단하지 못한다. 어린 시절부터 생활속에 깊이 뿌리내린 식습관의 변화는 지식을 포함한 여러 인지과정 외에 어떠한 다른 중재요인이 필요하다는 것을 암시한다. 마지막으로 행동은 지각, 동기, 기술, 사회적 환경에 의해 영향을 받는다. 청소년들의 흡연행동 계기를 살펴보면 개인적인 선택보다 담배회사가 만들어 낸 흡연자의 사회적 성공 이미지 또는 또래 친구의 권유 등 사회적 영향이 더 큰 원인으로 작용한다는 것을 알 수 있다. 다른 연구들도 마찬가지로 지식은 행동에 영향을 주는 하나의 요인에 불과하기 때문에 보건교육 건강증진 프로그램이 지식과 태도 외에 사회 문화, 환경, 경제 등 여러 가지의 다른 생태학적 요인들을 포함하여야 할 것이다(Balshem, 1993; Farmer, 1997; Linniula & Honkasalo, 2007).

3. 적용사례

KAP 모형이 보건행동이론 중 가장 단순한 이론으로 여겨져 보건분야에선 거의 다루어지지 않는다고 잘못 생각하는 사람들아 많으나 사실 그렇지 않다. 이 모형은 연구의 근본으로서 이용할 수 있는 KAP 설문조사(survey)라는 이름으로 현재 활발히 사용되고 있다(Green & Tones, 2010). 가령, 성(sex)적으로 활발한 인구집단의 행동 중재프로그램을 기획할때 연구자는 그들이 가지고 있는 잘못된 지식 또는 위험요인, 태도와 위험행동 실태를 파악할 수 있고 그들이 지닌 지식과 태도, 행동간의 관계를 분석함으로써 그 인구집단의 건강문제를 구체적으로, 논리적으로 이해할 수 있도록 돕는다.KAP 설문조사는 프로젝트의 모든 사이클 – 요구도 조사, 프로그램 기획, 수행, 평가 – 에서 유용하게 쓰인다(WHO, 2008).

1) 세계보건기구(World Health Organization)의 결핵관리사업을 위한 KAP 설문조사 가이드북

국가차원에서 실시할 수 있는 결핵관리사업을 위한 것으로 건강소통(health communication)과 옹호활동(advocacy), 사회적 동원(social mobilization)을 주요 전략으로 한다. 프로그램 기획과 수행, 평가를 의한 근거중심적 자료로 KAP 설문조사를 실시하며 이 가이드 북은 프로젝트의 초기 단계에 매우 유용하다. 결핵 관리 프로그램의 목표가 정해진 후와 프로그램의 기획작업 완료 사이 기간 KAP 설문조사가 권장되며 이를 실시하기 위해 다음 6단계의 절차를 제안한다.

(1) 제1단계 : KAP 설문조사의 목표설정

기존 자료(결핵 관련 국가와 지방, 국제적 자료, 지방 신문, 인터넷 등)를 검색해 조사하고자 하는 자료와 겹치거나 불필요한 정보와 자원의 낭비를 방지한다. 철저한 자료 검색 후 KAP 조사의 목적과 구체적인 목표를 설정하는데 설문 조사의 결과가 어떻게 이용될 수 있는지에 초점을 맞춘다. 즉 특정 인구 집단이나 한 건강 이슈에 대한 이해와 탐구의 목적인지, 중재 프로그램의 효과에 대한 연구 가설의 검증인지 아니면 정규적인 기본(baseline) 조사를 위함인지를 확실히 한다. 마지막으로 연구 목적에 적절한 표본조사 방법과 표본 크기, 바이어스를 줄이기 위한 표본 전략을 정한다.

다음은 2005년 캄보디아의 국가 결핵관리 사업을 위해 KAP 설문조사를 한 예이다. 결핵 환자들의 지식, 태도, 행동을 조사하고 진료 지연에 영향을 미치는 요인을 파악하고자 하였다. 문헌고찰을 통해 거리, 사회 문화적 이슈, 경제적 비용이 주로 건강행동을 지연시키는 요인으로 파악되었다. 15세 이상 1004명의 발병 환자를 대상으로 연구팀은 지역의 종교와 정치적인 행사를 알 수 있는 달력을 사용해 결핵의 발병과 관련이 있는지 등을 알아내고자 했다. 진료의 총 연기 일은 109일이었고 그 중 환자의 지연은 단 5일인데 반해 나머지 89일은 보건의료 시스템의 지연으로 나타났다. 시스템으로 인한 지연 중 의료인의 지연이 82일이었고 의료 서비스의 지연은 13일이었다. 거리가 멀수록, 결핵의 지식이 부족할수록, 연령이 많을수록, 사회적 지위가 낮을수록, 교통비와 진료비가 비쌀수록 결핵 진료의 지연 일수는 더 길어졌다.

(2) 제2단계 : 조사의 프로토콜(protocol) 개발

프로토콜은 청사진이나 마스터 플랜과 마찬가지로 연구의 모든 단계를 포함하는 내용으로 구성한다. 적어도 연구의 제목, 배경과 연구 문제, 조사의 목적, 조사 대상과 표본계획, 조사지역, 자료 수집과 관리 방법, 자료 분석, 윤리문제 리뷰(사전 동의서와 조사에 따른 위험과 혜택), 예산, 연구기간, 결과 발표 등을 포함한다.

다음의 예는 파키스탄 신드 지방의 성에 따른 결핵관련 지식, 태도, 행동의 양상을 파악하고자 KAP 조사를 실시한 것이다. 파키스탄의 결핵문제는 세계 6위를 차지한다. 연구팀은 754명의 여성과 200명의 남성을 대상으로 포커스 그룹 인터뷰(focus group interview)를 실시하였다. 결핵에 관한 지식은 대체적으로 부족하였으며 특히 농촌지역의 여성이 더 심했는데 이는 보건 시설에 보호자 없이 자유롭게 올 수 없는 문화적 특성과 관련이 있기 때문이다. 결핵이 사회적 낙인(stigma)으로 인식이 되어 사회적 고립과 거절을 야기하였으며 여성인 경우 사형 선고처럼 생각되었다. 이와 반대로 남성의 결핵은 위험하지만 치료하면 나을 수 있다는 고정관념이 있었다. 결핵에 걸린 미혼 여성은 결혼할 수 없고 기혼 여성은 남편과 시집식구들의 학대를 받거나 시집에서 추방당했다. 결론적으로 프로그램 기획 시 잘못된 결핵관념에 대한 인식 제고와 사회적 낙인의 제거 등을 타겟으로 방송과 의사, 보건 전문가, 정책 입안자들이 나서서 해결 방안을 모색해야 한다. 주요 전략으로 여성 지역사회 리더나 전문가의 개입도 고려해야 한다.

(3) 제3단계 : 설문 문항 개발

모든 세팅에 맞는 자료 수집 도구는 없다. 새로운 도구를 개발하거나 기존의 것을 조사대상에 맞게 수정해 사용하는 두 가지 방법이 있다. 또한 보건행동 이론의 구성요소(construct)는 좀 더 확실한 설문 문항을 만들 수 있도록 도와주기 때문에 연구 목적에 맞는 이론을 적극적으로 이용한다. 예를 들면 내가 결핵에 걸릴 수 있을까(인지된 감수성), 결핵은 얼마나 심각한 질병인가(인지된 심각성), 나의 가족들은 결핵을 치료하기 위해 노력하는 것이 중요하다고 생각하는가(인지된 사회적 용인), 무엇이 내가 바로 결핵을 치료 받을 수 있게 만드나(행동의 계기), 어디에서 치료 받는지 알고 있으며 치료비를 낼 수 있는가(접근성) 등이 있다.

자료 분석에 대한 계획을 세우고 개발된 설문 문항은 반드시 사전조사(pretest)를 걸쳐 완성한다. 사전조사는 조사 대상에서 10-30명 정도를 표본 추출하고 적어도 2-5차례 정도 실시하되 이때 추출된 표본집단은 KAP 설문조사 대상에서 제외한다.

(4) 제4단계 : 설문조사 실시

면접자의 수, 날씨, 인터뷰 시간 등을 고려해 KAP 설문조사의 날짜와 기간을 정하고 지역사회 언어에 능통한 조사원 또는 면접자를 모집한다. 조사원 교육시간은 가능한 한 많은 시간을 할애 해 충분한 연습이 이루어져야 하고 역할극을 통해 서로 관찰하는 시간을 갖는다.

자료 수집 과정에서 가장 중요한 요소는 질 관리(quality control)이며 이는 현장 감독의 중요한 임무이다. 조사 장소를 떠나기 전 모든 설문은 완료되어야 함을 원칙으로 한다.

(5) 제5단계 : 자료 분석

얻어진 데이터를 정리하고 오류가 있는 것은 수정하는 이른바 크리닝(cleaning)작업을 한다. 자료를 분석하고 얻어진 결과는 연구의 목적에 맞게 해석한다. 예를 들면 자료 분석의 최종 목표는 결핵 환자들의 치료 중단에 영향을 미치는 요인들이 무엇인지 파악하는 것이며 얻어진 조사 연구 결과는 국가 결핵 사업의 주요 전략인 커뮤니케이션, 옹호활동, 사회적 동원을 통해 어떻게 이루어질 필요가 있는지를 설명한다.

(6) 제6단계 : 자료의 활용

자료의 결과를 실행화시키는 단계로 우선 연구 결과물을 작성해 발표하고 프로그램 기획단계부터 평가까지 적극적으로 이용한다. 건강 커뮤니케이션을 위한 데이터 활용은 결핵 관리 행동에 동기를 줄 수 있는 특별한 메시지를 만들고 어떻게 서로 소통하는지 그리고 의료인들을 재교육시켜 효과적인 상담기법을 알려준다. 또한 결핵 환자 가족들이 치료기간 적극적인 도움이 될 수 있도록 교육용 자료와 메시지를 개발한다.

옹호활동을 위한 데이터 이용 방법으로는 KAP 설문조사에서 얻은 통계자료를 결핵 관리 사업의 프로그램 패키지에 포함시켜 대중매체와 언론인들에게 배포한다. 정치 지도자들에게 결핵에 관한 사실을 알리고 대중 연설 등에서 결핵과 관련된 사회적 오인과 잘못된 편견을 바로 잡을 수 있도록 격려한다. 여러 매체를 통해 부족한 지식을 알리고 특별보호 대상 집단을 옹호한다.

사회적 동원을 위한 데이터 활용은 결핵 프로그램이 참여할 수 있는 지역사회 행사를 파악해 결핵 예방과 증세, 치료 방법 등을 알리는 방법을 강구한다. 또한 결핵 진단과 치료에 영향을 주는 요인들을 파악해 마을이나 지역사회의 중요한 회의에서 발표하여 여론을 조성한다. KAP 조사 결과에서 나온 사람들이 가장 좋아하고 잘 듣는 라디오나 TV 등의 프로그램을 직접 이용해 사회적 동원을 위한 방법을 강구한다.

다음의 예는 결핵이 세계 3위인 인도네시아의 KAP 설문조사의 결과이다. 2004년 국가 결핵 프로그램에서 실시된 조사로 참여자는 모두 17,887명이다. 대체로 결핵은 치료 가능한 질병이란 인식이 꽤 높았지만 전염 경로와 결핵 증세에 관한 지식은 정확하지 못했다. 더군다나 응답자의 1/5보다 적은 수가 무료로 제공되는 결핵 치료를 모르고 있었다. 자료의 분석 결과 보건교육과 미디어를 적극적으로 활용해 결핵 치료비는 무료임을 알리는 것에 초점을 맞추게 되었다.

요 약

건강지식을 습득하면 건강을 향한 긍정적인 태도가 형성되며 실천을 통해 건강습관이 이루어진다는 KAP 모형은 초기의 보건행동 이론으로 여러 가지 제한점이 있지만 각 영역간에 서로 관련성이 있다는 것은 여러 연구에서 확인된다. 단순한 모형이지만 이 모형과 같이 발달한 KAP 설문조사는 보건교육 프로그램의 요구도조사, 기획, 수행, 평가의 모든 단계에서 많이 활용되고 있는 실정이다.

참고문헌

Bernstein, R. J. (1971). Praxis and action: Contemporary philosophies of human activity. Philadelphia: University of Pennsylvania Press.

Bloom, B., Engelhart, N., Furst, E., Hill, W. & Krathwohl, D. (1956). Taxonomy of educational objectives: The classification of educational goals. NY: David Mckay Company Inc.

Chien-Yun, D., Wan-Fei, C., Yu-His, Y., & Chia-Hung, Y. (2012). A study of modification of knowledge, attitude and practice on vocational high school electronics courses integrated with nanotechnology concept. International Journal of Thermal & Environmental Engineering, 4(1), 73-79.

Hubbard, S., & Hayash, S. (2003). Use of diffusion of innovation theory to drive a federal agency's program evaluation. Evaluation and Program Planning, 26, 49–56

Green, J., & Tones, K. (2010).Health Promotion. Los Angeles, CA: SAGE

Lai, Y. (2006). A study on the knowledge, attitude and behaviors of green consumption of junior and senior students of elementary schools in Taiwan city.Doctoral dissertation, National University of Taiwan.

Librahim, G. (1995). Knowledge, attitudes and practice the three pillars of excellence and wisdom: a place in the medical profession. Eastern Mediterranean Health Journal, 1(1), 8–16.

Lothian, S., Ferrence, R., & Kaiserman, M. (1996).Restrictions on smoking. In T. Stephens, Morin, M. (eds.), Youth Smoking Survey, Technical Report, Ottawa: Minister of Supply and Services Canada.

National Cancer Institute. (2005). Theory at a glance: a guide for health promotion practice. Retrieved October 1, 2013, from http://www.cancer.gov/cancertopics/caancerlibrary/theory.pdf

Rogers, E. (1995). Diffusion of Innovations (4th ed.). New York, NY : Free Press.

Thompson, E. L. (1978). Smoking education programs 1960–1976. American Journal of Public Health, 68(3), 250–257.

World Health Organization. (2008). Advocacy, communication and social mobilization for TB control: a guide to developing knowledge, attitude and practice surveys. Retrieved October 1, 2013, from http://whqlibdoc.who.int/publications/2008/9789241596176_eng.pdf

Xie, P. (2003). A case study on knowledge, attitude, and behavioral intention related to green consumption and related factors for high school students on one school in Taipei County. Doctoral dissertation, National Taiwan Normal University, Taipei, Taiwan.

제 2 장 건강신념모형

Health Belief Model, HBM

건강신념모형은 보건행동 이론 중 가장 널리 쓰이는 것 중의 하나로 1950년대 미 공중보건 서비스(U.S. Public Health Service)의 사회 심리학자들이 질병 예방 프로그램에서 왜 소수의 사람들만 참여하는지를 설명하기 위해 개발한 이론이다(NCI, 2005). 당시 결핵은 공중보건의 주요과제로서 증세가 없는 결핵 환자를 검출하기 위해 이동 엑스레이(mobile X-ray) 차를 미국의 각 지역에 보내고 무료 진료도 제공하였다. 이와 같이 보건의료 서비스의 접근성과 이용성을 높였지만 극소수의 지역 주민들만 이용하는 결과를 보여 사회 심리학자들이 그 이유를 분석하기 시작했다. 무엇이 결핵 예방 프로그램에 참여하게 하는지 아니면 무시하게 되는 지를 조사하고자 사람들의 질병에 대한 신념, 예방 프로그램의 이점에 대한 인식, 예방행동에 영향을 주는 여러 요인들을 연구하기 시작했다. 호크바움(Hochbaum, 1958)은 결핵에 걸릴 수 있는 주관적 민감성과 조기발견의 이점을 인식한 집단 중 82%가 자발적으로 가슴 엑스레이를 촬영하였다는 것을 발견하였다.

그 이후 건강신념모형은 질병의 조기발견 외에 증상에 대한 사람들의 반응(Kirscht, 1974)이나 진단을 받아들이고 의료진의 지시에 잘 따르는 행동(Becker, 1974) 등까지 확대되어 오늘날까지 보건행동에 관한 수많은 연구가 행하여져 왔다.

이 모형을 간단히 설명하면, 행동, 특히 예방적 보건행동에 영향을 주는 것은 객관적인 질병의 위협감과 객관적인 대처행동의 유익성이 아니라 대상자 스스로가 느끼는 주관적인 질병의 위협감과 대처행동의 유익성이라고 밝히고 있다. 건강지식을 알기 쉽게 전달하는 것만으로는 보건교육의 목적인 행동변화가 반드시 달성되는 것은 아니라는 것을 강조하는 것이다.

1. 이론적 개념

건강신념모형은 건강행동을 설명할 수 있는 몇 개의 기본적인 차원을 공식화하려는 시도에서 만들어진 것으로 건강 관련행동을 사회심리학적으로 설명하는 가장 영향력 있고 널리 이용되는 모형이다. 건강신념모형은 불확실한 상황에서 합리적인 의견을 결정하는 관점이 언급된 기대이론(expectancy theory)의 '가치(value)' 변수에서 기원을 찾을 수 있다. 예를 들어, 어떤 사람이 다리가 부러진 경우 의학적인 치료가 필요하게 된다. 그러나 단지 머리를 가볍게 부딪친 것뿐이라면 의학적인 치료가 필요하지 않을 수도 있다. 따라서 어떤 증상에 대해 관심을 갖고 살펴볼 때에는 행동을 일으킬 수 있는 가능한 요소들과 문제를 일으킬 수 있는 가정들에 대해 초점을 맞추어야 한다. 이는 개인이 행동에 대한 의사결정을 내릴 때에는 그들이 가장 가치를 두는 결과와 일치하는 결정을 내리기 때문이다.

건강신념모형에서는 인지가 의사결정에 가장 중요한 역할을 한다. 즉, 진실보다는 어

| 그림 2-2 | 건강신념모형

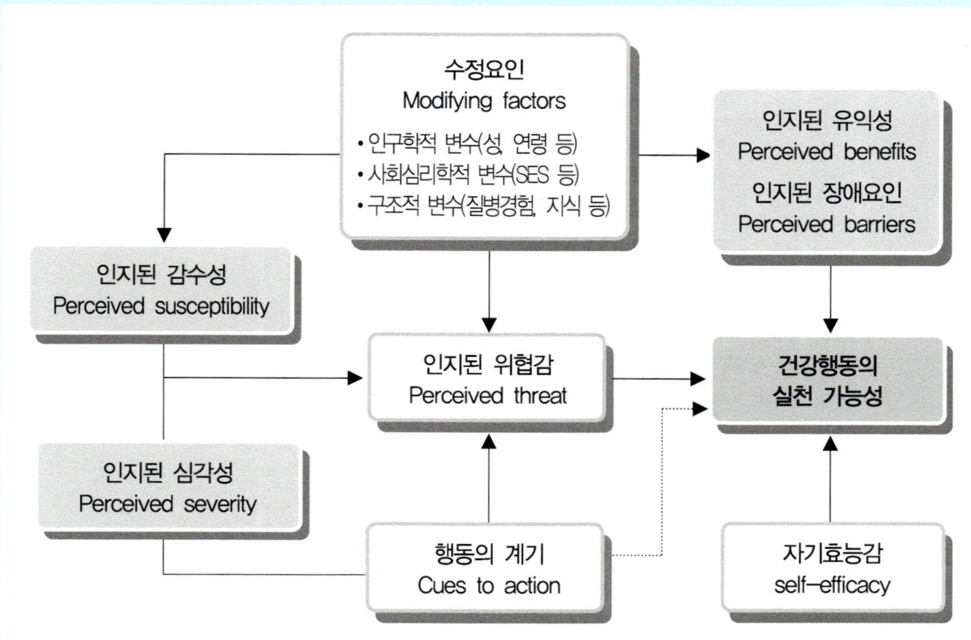

출처 : Becker, 1974

떤 행동을 일으키는 특정한 신념에 대한 예측이 더 중요하다는 것이다. 이는 치료가 실제로 효과적인가 보다는 환자가 느끼는 치료 효과에 대한 믿음이 특정 행동의 선택에 더 영향을 주기 때문이다. 인지는 그것이 실제로 진실인지 아닌지는 상관없이 사람들이 진실이라고 믿는 것이며, 신념은 인지적인 것이나 정서적인 요소도 함께 포함하는 것이다. 중요성이나 신념의 범위에 관련된 정서적인 요소는 개인에 의하여 가치가 부여되는 반면, 인지요소는 신념이 얼마나 확실한가와 관련이 있다. 따라서 어떤 신념은 좀 더 강해지게 되고, 다른 신념에 비해 행동에 대한 영향력이 커지게 된다. 즉, 신념은 어떤 행동의 결과에 대한 기대를 불러일으키게 되며, 이를 동기 있는 행동의 기대라고 한다. 건강신념모형의 주요 요소들을 살펴보면 [그림 2-2]와 같다.

2. 구성요소

사람들이 질병이나 건강 문제에 두려움이 있고 이러한 위협감을 줄이기 위해 취하는 예방 행동이 제한적인 것 보다는 유익한 점이 더 많다고 믿는다면 행동의 변화가 일어날 수 있다고 설명하는 것이 건강신념모형이다. 인지된 위협감(perceived threat)과 유익성 네트(net benefit)를 의미하는 인지된 감수성, 인지된 심각성, 인지된 유익성, 인지된 장애요인의 4가지 구성요소는 행동의 준비상태(readiness to act) 또는 행동의 가능성(likelyhood of action)을 나타낸다. 여기에 행동의 계기가 더해져 행동을 자극하거나 촉진 또는 활성화시켜 직접 행동으로 연결하게끔 도와준다. 1988년 로젠스톡(Rosenstock)이 자기효능감을 건강신념모형의 또 다른 구성요소로 첨가하였는데 이는 흡연, 과식, 몸을 많이 움직이지 않는 생활양식 등의 습관적인 문제 행동은 오랜 기간이 필요한 보건교육 프로그램이 필요하기 때문이다. 다음은 이론을 구성하는 6가지 구성요소를 설명한 것이다.

1) 인지된 감수성(Perceived Susceptibility)

건강 문제나 상태, 질병 등에 얼마나 노출되어 있으며 이에 걸릴 위험에 대한 주관적인 인식이나 신념을 뜻한다. 일반적인 건강 관심사일 수도 있지만 보다 자주 개인적인 민감성과 더 관계가 있다. 이 지각하는 강도와 성질은 예방행동을 취하는 의지에 중요한 영향을 미친다. 예를 들어, 유행성 감기에 노출되어 있었기 때문에 유행성 감기에 걸릴 것이라고 생각하는 사람은 예방주사를 더 맞으려고 할 것이다.

2) 인지된 심각성(Perceived Severity)

인지된 심각성은 개인이 건강 문제나 상태의 결과에 대해 얼마나 심각하게 지각하고 있는 지를 가리킨다. 질병에 감염되거나 질병을 치료하지 않고 방관하는 것이 얼마나 심각한가를 인지하는 것이다. 이 요인은 의학적, 임상적인 결과의 평가(죽음, 불구, 통증)와 가능한 사회적 결과(직장생활, 가족생활, 사회관계)를 포함한다. 만약 유행성 독감을 심각한 병으로 생각한다면, 사람들은 '독감예방주사'를 맞으라고 제안할 것이다. 더욱이 나이 든 사람들은 유행성 감기에 관해 관심을 갖고 다른 그룹보다 더 예방주사를 맞으려고 할 것이다.

인지된 위협감(perceived threat)은 인지된 감수성과 인지된 심각성의 조합으로 발생되는데, 두 변수의 순차적 관계에 의해 결정된다. 즉, 인지된 감수성이 건강행동 실천의 유용한 예측요인이 되려면 인지된 심각성이 충분히 높아야 한다. 심각성이 충분히 높은 상태에서의 인지된 감수성은 특정 건강행동 실천에 대한 의도를 예측할 수 있는 중요한 요인이 된다.

3) 인지된 유익성(Perceived Benefits)

특정 건강행동 실천을 통해 지각된 위협감이 줄어들고 자신에게 주어지는 이득에 대한 주관적인 신념을 뜻한다. 감수성이나 심각성에 있어서 높은 수준의 신념을 가진 개인이라도 건강행동이 실행 가능하고 효과가 있는 것으로 인지되어야만 건강행동을 받아들이게 된다. 즉, 감수성이나 심각성보다는 건강행동이 실행 가능하고 효과가 있다고 인지하는 정도(지각된 유익성 정도)에 따라 건강행동을 하게 된다. 즉, 독감백신의 효과에 대한 확신은 예방접종의 가능성을 증가시킨다.

4) 인지된 장애요인(Perceived Barriers)

건강행동을 실천하는 데는 장애요인과 건강행동의 효과 간에 무의식적인 비용분석이 이루어진다. 즉, 질병에 대한 감수성과 심각성 및 건강행동에 따른 유익성과 장애요인을 저울질하면서 건강행동의 실천이 결정된다. 특정한 건강행동에 대한 부정적인 측면인 건강행동 실천의 장애요인에는 필요한 비용, 수반되는 위험, 불쾌감, 통증, 시간낭비 등이 포함된다. 만약 독감예방주사를 맞기 위하여 소비하는 시간을 내기 어렵거나 예방주사의 비용이 비싸거나 아프다고 지각하고 있다면, 사람들은 예방주사를 맞지 않으려고 할 것이다.

인지된 위협감이 낮은 경우보다 높은 경우에, 인지된 유익성과 장애요인은 행동변화에 대한 강력한 예측요인이 된다. 인지된 위협감이 낮은 경우는 인지된 혜택과 장애요인에 대한 인식의 차이가 뚜렷하지 않은 경향을 보인다.

5) 행동의 계기(Cues to Action)

영화 촬영시 감독이 배우의 액션을 지시하는 큐 사인과 같은 의미로 사람들은 예방 행동을 취할 준비태세가 되어 있지만 많은 경우 행동의 실현이 연기되거나 잠시 보류 상태에 머무르고 있기 때문에 행동을 앞당기게 하는 사건이나 뉴스 등 어느 특정 계기에 노출된다면 바로 행동으로 이루어질 가능성이 높아진다. 갑작스런 지인의 죽음, 유명인의 질병 소식 등 우발적인 것도 있으나 TV 건강 캠페인 광고, 주치의로부터 보내온 정기검진 엽서 등 계획적으로 제공되는 보건교육 자료나 매체가 행동의 변화에 중요한 영향을 주는 요인이 된다. 또한 신체적 자각 증세 등에 대한 내적인 것과 친구나 의사와의 상담 또는 매스미디어를 통한 외적인 것으로도 나눌 수 있다. 행동의 계기는 인지된 위협감이 큰 상황 하에서 행동에 중요한 영향을 줄 수 있다.

6) 자기효능감(Self Efficacy)

건강신념모형의 예방행동을 예측하는 또 하나의 중요한 요인으로 자기효능감을 기존 모형에 추가함으로써 모형을 확장하였다. 자기효능감은 1977년 반두라(Bandura)에 의해 소개된 개념으로 어떤 결과를 생산하기 위해 요구되는 행동을 성공적으로 수행할 수 있는 자기 확신을 의미한다. 만일 체중 감량이 매우 힘들고 과거의 고지방식이를 한 번에 끊기 힘들다면 단기간에 달성할 수 있는 행동 목표를 정하고 한 가지씩 단계적으로 실천함으로써 자신감이 생기고 지속적인 체중 감량 노력을 할 수 있다. 자기효능감은 행동을 실천하기 위해 기술이 필요한 경우 중요한 예측요인이 된다.

3. 적용사례

1) 인플루엔자 예방을 위한 미디어 캠페인(이병관 외, 2008)

겨울철 인플루엔자 유행 시즌에 일반인들은 약 10-20% 정도가 발병하며 고위험군은 40-50%의 발병률을 보인다(국립보건원, 2003). 그러나 인플루엔자 백신을 접종함으로써 노인 인구는 합병증으로 인한 입원율을 50-60% 정도 낮출 수 있고 사망률은 80%까지 줄일 수 있다고 한다(CDC, 1993; 조희숙, 2002).

질병관리본부는 07-08 절기 인플루엔자 예방을 위한 홍보 전략의 하나로 '독감 마왕'이란 미디어 캠페인을 실시하였다. 노약자의 예방접종, 손 씻기, 기침 예절을 3대 주요 메시지로 정하고 애니메이션 타입의 그림 동화 형식으로 이를 전달하였다. 이 캠페인은 2007년 10월과 11월 사이 공중파 TV를 통해 63회, 케이블 TV를 통해 393회의 노출이 이루어졌다.

이 연구는 질병관리본부의 미디어 캠페인의 성과 평가(outcome evaluation)를 목적으로 건강신념모형의 이론적 적용을 통해 행동적 계기(cues to action)로서의 미디어 캠페인이 개인의 인플루엔자 예방 행동 과정에서 어떠한 역할을 수행하는지 살펴보자고 하였다.

연구 대상은 서울시 거주 15세 이상 59세 이하의 남녀로 무작위 할당 표집(random quota sampling)방법을 통해 얻어진 700명의 응답자를 이 연구의 분석에 이용하였다. 자료 수집은 구조화된 설문지를 이용한 전화 인터뷰로 실시되었고 사전/사후 조사가 이루어졌다.

건강신념모형의 인지된 감수성, 인지된 심각성, 인지된 유익성, 인지된 장애요인, 자기효능감을 측정하기 위해 총 13개의 질문 항목이 사용되었다. 인지된 감수성은 "귀하는 주변에 환절기에 독감에 걸리는 사람들이 많다고 생각하십니까?", "귀하는 독감이 주변사람을 통해 쉽게 전염될 수 있다고 생각하십니까?", "귀하는 본인도 언제든지 독감에 걸릴 수 있다고 생각하십니까?"의 3개 문항을 통해 측정되었다. 인지된 심각성은 신체적 위험성과 간접적 위험성을 묻는 "귀하는 독감이 매우 위험한 질환이라고 생각하십니까?"와 "귀하는 독감에 걸리게 되면 시간적이나 경제적으로 손실이 클 것이라고 생각하십니까?"의 2개 문항으로 구성되었다. 인지된 유익성은 3대 예방수칙과 관련하여 "귀하는 예방접종이 독감 예방에 도움이 된다고 생각하십니까?", "귀하는 외출 후에 손을 씻거나 외출 시에 마스크를 착용하는 것이 독감 예방에 도움이 된다고 생각하십니까?"의 2개 문항을 통해 측정되었다. 인지된 장애요인은 3대 예방수칙을 실천함에 있어 느낄 수 있는 부정적인 것으로 "귀하는 주위에서 손 씻을 곳을 찾기가 어렵다고 느끼십니까?", "귀하는 마스크를 착용하는 것이 불편하다고 느끼십니까?", "귀하는 독감 예방접종 이후에 혹시 부작용이 나타날까 염려되십니까?", "귀하는 독감 예방을 하기 위한 비용이 너무 비싸다고 생각하십니까?"의 4개 문항을 통해 측정되었다. 마지막으로 자기효능감은 "귀하는 스스로가 원한다면 언제든지 예방접종을 받을 수 있다고 생각하십니까?", "귀하는 본인의 의지로 손 씻기, 마스크 쓰기와 같은 개인위생수칙을 지킬 수 있다고 보십니까?"의 3대 예방수칙과 관련된 2개의 문항을 통해 측정되었다. 각 문항은 "매우 그렇지 않다"에서 "매우 그렇다"까지의 리커트(Likert) 5점 척도를 이용해 측정되었다.

각 구성요소가 획득한 점수를 살펴보면 인지된 유익성(M=3.99)이 가장 높았고 다음으로 자기효능감(M=3.96), 인지된 심각성(M=3.77), 인지된 감수성(M=3.67), 인지된 장애요인(M=3.35)의 순으로 나타났다. 이 연구의 주요 결과는 다음의 [그림 2-3]에 나타난 바와 같다. 인지된 심각성, 인지된 감수성, 인지된 유익성, 자기효능감은 인플루엔자 예방수칙 준수의향에 통계적으로 유의한 직접적인 효과를 미치었다. 또한 인지된 유익성은 자기효능감의 유의미한 정적 예측 변인으로 나타났다. 행동의 계기로서의 미디어 캠페인은 인플루엔자에 대한 인지된 심각성, 인지된 감수성, 인지된 유익성의 유의미한 정적 예측 변인으로 나타났고 자기효능감과 인지된 장애요인에 대한 유의적 결과는 발견되지 않았다. 인지된 장애요인은 행동변화에 통계적으로 유의미한 결과를 주지 않았는데 마스크 착용과 백신 부작용 등의 예방수칙을 준수하는데 큰 불편이나 어려움이 없기 때문이다.

결론적으로 건강신념모형의 행동적 계기인 미디어 캠페인은 인지된 심각성, 인지된 감수성, 인지된 유익성을 매개변인으로 하여 예방수칙 준수의향에 간접적으로 영향을 미친다. 다시 말해 미디어 캠페인은 행동변화에 직접적인 효과가 없었는데 이는 여러 연구에서도 밝혀진 바와 같이 매스미디어를 통한 커뮤니케이션은 사람들의 지식과 태도에 영향을 주는 반면 대인간의 커뮤니케이션은 직접적인 행동변화를 유도하기 때문이라고 해석된다(Chaffee, 1986; Rogers & Adhikarya, 1979).

| 그림 2-3 | 인플루엔자 예방수칙 준수의향 예측을 위한 경로모델

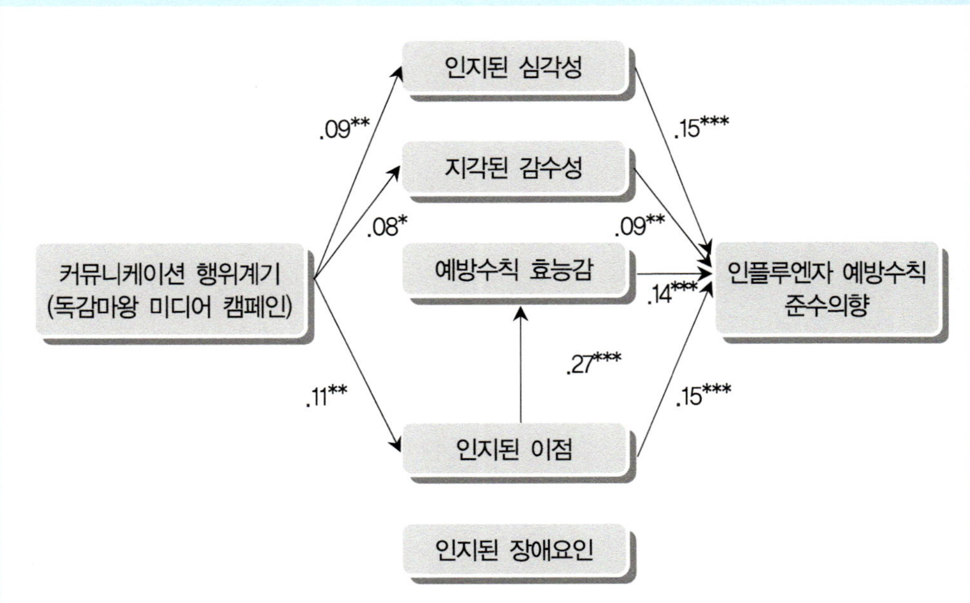

* *p*<.05, ***p*<.01, ****p*<.001
출처 : 이병관, 2008

요 약

건강신념모형의 '신념'이란 본인의 주관적인 생각이나 느낌을 의미한다. 이 모형은 인지된 감수성, 인지된 심각성, 인지된 유익성, 인지된 장애요인, 행동의 계기, 자기효능감의 6가지 구성 요소로 이루어져 있다.

건강신념모형을 적용해 보건교육 프로그램을 기획한다면 우선 대상 인구 집단이 건강 문제를 얼마나 민감하게 느끼고 있는지 그리고 얼마나 심각하게 생각하는 지를 분석한다. 행동의 변화가 어느 정도의 비용을 감수하더라도 매우 유익하고 건강문제에 따른 위협감을 확실히 줄일 수 있다고 믿는 지를 파악한다. 구체적인 행동변화의 지침서를 보급하거나 상기시켜 주는 엽서를 보내는 등 직접적인 계기를 만들 수 있는 방법을 고안한다. 또한 건강행동을 성공적으로 수행할 수 있다는 자기 능력에 대한 확신을 높여 주기 위해 기술 훈련이나 보상 등의 전략을 세운다.

참고문헌

김명, 서미경, 서혜경, 김영복. (2001). 보건교육 이론과 적용. 계축문화사.

김영복, 김혜경, 김명. (2003). 국민건강증진사업의 효율성 증대를 위한 지역사회 보건교육의 추진방향. 보건과 사회과학. 14 : 5–28.

김혜경, 김영복, 김명. (2006). 보건의료인을 대상으로 한 금연교육모형 개발. 한국보건교육 · 건강증진학회지, 23(1), 1–21.

이병관, 오현정, 신경아, 고재영. (2008). 행위단서로서의 미디어 캠페인이 인플루엔자 예방행동에 미치는 영향. 한국광고홍보학보, 10(4), 108–138.

조희숙. (2002). 인플루엔자 고위험군의 예방접종 관련요인 연구. 한국보건교육건강증진학회지, 19(2), 127–138.

Bandura, A. (1977). Self-efficacy: Toward a unifying theory of behavioral change. Psychological Review, 84, 191–215.

Becker, M. H. (1974). The health belief model and personal health behavior. Health Education Monographs, 2.

Chaffee, S. H. (1986). Mass media and interpersonal channels: Competitive, convergent, or complementary? In G. Gumpert, & R. Cathart (Eds.), inter/

media: Interpersonal communication in a media world(pp.57–77). New York: Oxford University Press.

DiClemente, R. J., Crosby, R. A., & Kegler, M. C. (2002). Emerging theories in health promotion practices and research. San Francisco, CA : Jossey–Bass.

Glanz, K., Rimer, B. K., & Viswanath, K. (2008). Health Behavior and Health Education. San Francisco, CA : Jossey–Bass Publishers.

Hochbaum, G. M. (1958). Public participation in medical screening programs: A sociopsychological study. PHS publication no. 572. Washington, D.C.: Government Printing Office.

Kirscht, J. P. (1974). The health belief model and illness behavior. Health Education Monographs, 2, 2387–2408.

National Cancer Institute. (2005). Theory at a glance: A guide for health promotion practice. Retrieved October 1, 2013, from http://www.cancer.gov/cancertopics/caancerlibrary/theory.pdf

Pellmar, T. C., Brandt, E. N., & Baird, M. A. (2002). Health and behavior : The interplay of biological, behavioral, and social influences. American Journal of Health Promotion, 16(4) : 206–219.

Rogers, E., & Adhikarya, R. (1979). Diffusion of innovatios: An up–to–date review and commentary. In D. Nimmo (Ed.), communication Yearbook (Vol. 3). New Brunswick, NJ: Transaction Books.

Rosenstock, I. M., Strecher, V. J., & Becker, M. H. (1988). Social learning theory and the health belief model. Health Education Quartaerly, 15(2), 175–183.

Simons–Morton, B., McLeroy, K. R., & Wendel, M. L. (2012). Behavior theory in health promotion practice and research. Burlington, MA : Jones & Bartlett Learning.

제 3 장 합리적 행동론/계획된 행동론

Theory of Reasoned Action, TRA / Theory of Planned Behavior, TPB

1. 이론적 개념

합리적 행동론(Theory of Reasoned Action)은 피쉬바인(Fishbein)과 아젠(Ajzen)이 개발한 사회심리학적인 이론을 기초로 한 이론이다. 인간은 기본적으로 합리적이며, 자신이 이용할 수 있는 정보를 활용하여 행동을 결정한다는 것을 전제로 한다. 즉, 인간이 특정행동을 선택할 때, 행동의 결과로 야기될 수 있는 것들 중 좋은 것은 최대로 하고 나쁜 것은 최소로 하겠다는 기대감으로 합리적으로 행동을 선택한다.

합리적 행동론은 한동안 인간행동을 설명하는 데 광범위하게 적용되어 왔다. 이 이론은 행동이 자기통제 하에서 실행될 경우로 한정하고 있으나 행동을 하는 데 있어서는 개인의 자기통제력, 행동을 실행하는 데 필요한 의지, 감정, 충동에 있어서도 차이가 있고, 또한 외부적인 상황으로 인하여 자기통제 하에서 행동하는 것이 어렵다. 그리고 어떤 사람이 어떤 행동을 하고자 할 때는 자신이 그것을 할 수 있는 능력이나 자원을 충분히 갖고 있는가를 먼저 인식하고, 이러한 인식은 행동을 결정하는 데 중요한 역할을 한다. 그러나 합리적 행동론은 이 점을 충분히 고려하지 못해 예측력이 떨어진다는 지적을 받아왔다. 이러한 합리적 이론의 약점을 보완하기 위하여 아젠(1985, 1991)은 기존의 이론에 인간의 행위를 제약하는 요인에 대한 인식, 즉 인지된 행동통제(Perceived behavioral control)라는 개념을 추가하여 계획된 행동론을 제시하였으며, 이 수정된 이론은 인간 행동과 의도에 대한 예측력이 증가하였음을 밝히고 있다(Ajzen, 2011).

행동을 하기 위해서는 그 행동에 대한 의도가 중요한 역할을 한다. 그리고 행동에 대한 태도, 주관적 규범, 인지된 행동통제가 함께 작용하여 어떤 행동을 할 것인지에 대한 의도를 결정한다. 즉, 특정행동을 하면 좋은 결과가 있을 것이라고 생각할 때, 그 행동을 하도록 하는 사회적 압력이 있다고 인식할 때, 그리고 행동을 실천하는 것이 쉽다고 인식할 때 개인은 특정행동을 하게 된다. 개인이 의도된 행위를 수행하려면 많은 내적・외적 요인에 의해 영향을 받게 된다. 내적요인으로는 개인의 지식, 기술 및 능력 등이 있으며, 외적 요인으로는 시간, 기회, 타인의 협조 등이 있을 수 있다. 의도를 결정하는 요인은 행동에 대한 태도, 사회적 규범, 인지된 통제감이다.

계획된 행동론을 설명하기 전에 신념과 태도에 대한 이해가 필요하다. 신념은 어떤 행동으로 인한 결과나 행동에 수반되는 속성에 대한 정보로서 각 개인에게 미리 형성되어 있는 것이다. 태도는 어떤 대상에 대하여 일관성 있게 우호적 혹은 비우호적으로 반응하는 학습된 경향을 의미한다.

행동에 대한 태도는 특정 행위를 수행하는 것에 대한 개인의 긍정적 또는 부정적 평가의 정도이며, 이 태도는 행동에 대한 신념에 의해서 영향을 받는다. 행동에 대한 신념은 어떤 행동을 하게 되면 특정 결과를 가져올 것이라고 여기는 주관적 확률을 의미한다. 특정 행동결과에 대한 평가는 특정 행동결과가 바람직한가에 대한 평가, 즉 특정 행동결과가 주관적으로 얼마나 중요한지에 대한 정도를 의미한다.

주관적 규범은 주어진 행위를 선택하도록 만드는 사회적 압력 혹은 사회적 영향을 개인이 어느 정도 지각하는지를 뜻한다. 즉 내가 중요하게 여기는 대부분의 사람들이 내가 특정 행동을 해야 혹은 하지 말아야 한다고 생각하는 것에 대한 개인의 지각을 의미한다(Fishbein & Ajzen, 1975).

또한 인간의 행동은 자신의 의지로 조절되지 못하는 요인에 의해 영향을 받게 되므로 정확한 행위예측을 위해서는 의지 뿐 아니라 행동을 통제할 수 있는 능력까지 파악하는 것이 필요한 데, 이를 인지된 행동통제라 한다. 즉 인지된 통제는 어떤 행동을 함에 있어서 필요한 자원이나 기회가 있는지 혹은 없는지에 대한 개인의 지각이라고 할 수 있다. 인지된 행동통제는 행동을 수행하는 것이 쉬운지 또는 어려운지에 대한 스스로의 평가와 관련되어 있다

계획된 행동론은 이상의 세 가지 변수가 종합되어서 행동의도를 형성하고, 의도는 행동에 영향을 준다. 또한 행동에 대한 태도, 주관적 규범과는 다르게 인지된 행동통제는 행동에 직접적인 영향을 미치는 것을 가정하는 이론이다(그림 2-4).

콘돔사용에 대한 예를 들어보자. 콘돔사용이라는 건강행동에 대한 긍정적인 태도와 내 주위에 있는 내게 중요한 사람들이 콘돔사용이 옳다고 생각한다는 것, 그리고 성 관계 시 콘돔을 올바르게 사용할 수 있는 기술, 파트너와 자연스럽게 콘돔에 관하여 의사소통할 수 있는 기술 및 능력이 콘돔을 사용하고자 하는 의도를 강화하고, 그 의도가 실행으로 이어질 것이다. 인지된 행동통제는 자기효능감과 유사하게 이해되고 있으며, 사회적 규범은 내 주변 사람들, 내게 중요한 사람들의 규범이 무엇인지에 대한 주관적 인식이다.

| 그림 2-4 | 합리적 행동론과 계획된 행동론

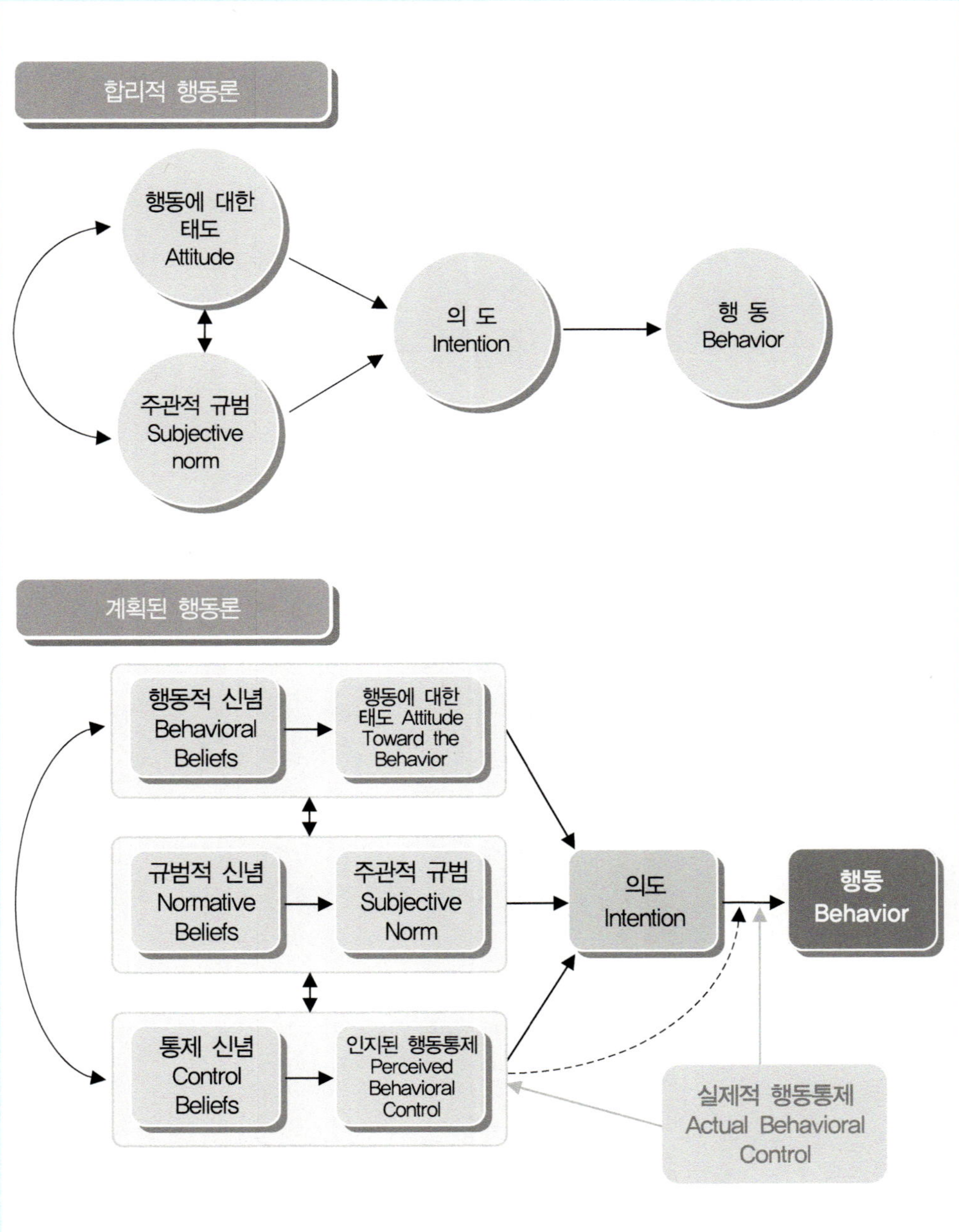

출처 : Ajzen, 1991, 2011

안전한 성행동을 하기 위해서는 많은 사람들이 당연히 콘돔을 사용하여야 한다고 생각하고, 콘돔을 사용하는 것이 나와 성 파트너를 보호하는 것이라는 사회적 압력에 영향을 받는다면 콘돔사용 가능성을 증가할 것이다. 여러 연구에서 남성이 콘돔사용에 대한 인식 및 성역할에 대한 사회적 규범이 강할수록 콘돔을 사용하고자 하는 의도 및 행동을 할 가능성이 크게 나타나고 있다.

계획된 행동이론은 마케팅, 사회이슈, 온라인, 스포츠, 정치, 건강 등 다양한 분야의 행동 예측을 위해 적용되었으며, 특히 건강행동을 설명하는 예측변인을 위한 연구에도 많이 활용되고 있다(권혁진, 1999 ; 김명소, 김금미, 한영석, 2004 ; 김혜숙, 남은숙, 1997 ; 최자영, 김경자, 2003). 첫 출산 여성의 모유수유 실천의도, 고령자들의 운동 지속, 사업장 여성근로자의 운동 실천, 금연 연구, 섭식 행동, 음주 행동 등 다양한 분야에 적용되고 있다.

2. 구성요소

1) 태도(Attitude)

계획된 행동론에서 태도는 ① 행동적 신념(behavioral belief)과 ② 행동결과의 평가(outcome evaluation)로 구성된다. 행동에 대한 태도는 행동이 특정결과를 가져올 것이라는 개인의 믿음과 이러한 결과들에 대한 개인의 부정적 혹은 긍정적 평가에 의해 결정된다. 계획된 행동론은 태도를 '믿음으로 구성된 것'으로 정의하여 태도를 쉽게 측정할 수 있도록 했다. 즉, 여러 가지 믿음을 측정함으로써 태도를 파악하였다. 계획된 행동론은 동기유발이 태도에 의해 많은 영향을 받는다는 점을 중요하게 여겼다. 동기유발이나 행동실천에 대한 태도의 중요성은 오래전부터 인식되어 왔지만, 본 이론에서는 그 사람이 그 행동을 어떻게 보느냐(바람직하게 또는 바람직하지 않게 – 행동에 대한 신념) 뿐 아니라 그 행동수행의 결과가 얼마나 좋을 것인가(행동에 대한 평가)에 대한 그 사람의 인지된 기대감도 강조하고 있다.

(1) 행동적 신념(Behavioral beliefs)

행동적 신념은 특정한 행동을 수행할 경우 특정한 결과가 나타날 것이라는 가능성에 대한 주관적인 평가이다. 예를 들면 운동이나 식이요법이 한 개인의 체중감소에 효과적인 방법이라고 믿는 것이다.

(2) 행동에 대한 태도(Attitude toward behavior)

행동에 대한 태도는 행동에 대한 신념에 대하여 부정적 또는 긍정적 평가이다. 운동이나 식이요법이 행동에 대한 효과적인 방법이라는 행동에 대한 신념이 형성된다면 그 행동에 대한 태도가 전반적으로 긍정적으로 형성될 것인데 이 때 형성된 긍정적인 평가가 태도인 것이다.

2) 주관적 규범(Subjective Norm)

우리가 사회생활을 영위하면서 내리는 의사결정은 가족, 이웃사람, 친구들과 같이 상호작용하고 있는 주변 환경 및 집단으로부터 많은 영향을 받는다. 따라서 특정 행동을 할 때 다른 사람들의 보이지 않는 영향은 행동을 결정함에 있어서 중요한 역할을 한다. 계획된 행동론에서는 이처럼 다른 사람들의 보이지 않는 영향력을 주관적 규범이라고 설명한다. 주관적 규범은 개인이 인지하는 자신에 대한 타인의 평가로써 특정 행동에 대한 사회적 영향력으로도 해석할 수 있다(Ajzen, 1991). 특히, 중요한(의미있는) 사람(significant others)이 무엇을 옳다고 여기는가에 대한 개인의 인식이 중요하다. 의미있는 타인이란 개인의 행동과 사고에 직접적인 영향을 미치는 사람을 말한다. 개인은 이런 의미있는 타인, 이를테면 부모, 선생님, 친구 등이 특정행동에 대해 어떤 태도를 가지고 있다고 인식을 하는데, 그 인식이 행동결정에 중요한 역할을 한다. 개인은 의미있는 타인들이 그 개인이 무엇을 해야 한다고 기대할지 아니면 무엇을 하지 말아야 된다고 기대하는지에 따라 개인의 행동을 부응하므로 동기유발의 역할을 한다. 즉, '주관적 규범'은 개인이 사회적 규범 준수와 관련해 받는 심리적 압력으로 정의할 수 있다. 아젠은 개인이 자신에게 중요한 의미있는 개인이나 집단이 자신의 특정 행위를 얼마나 지지, 또는 찬성할 것인가에 대한 규범적 신념(normative beliefs)과 행동을 수행하는 자가 이러한 개인이나 집단의 기대를 얼마나 중요하게 생각하는지에 대한 두 요인간의 산물로 가정한다.

여기서 주관적 규범을 인간의 행동을 설명하고자 하는 모형에 포함시켜서 개인의 행동결정과정에 타인의 영향력이 행사한다는 것을 이론적으로 정립했다는 점에서 본 이론은 의의가 있다. 그러나 타인의 영향력이란 직접적인 것이 아니라 개인의 주관적인 평가에 의한 것(인식)이기 때문에 현실과는 다른 잘못된 것일 수도 있다. 이러한 주관적 규범은 아시아인에게서 더욱 명확하게 나타난다. 중국인, 일본인, 한국인들은 유교라는 문화적 전통을 공유하고 집단주의 성향이 강하기 때문에 개인적인 목표를 추구하기 보다는 주관적 규범을 따르려는 동기가 더 강한 것으로 조사되고 있다.

3) 인지된 행동통제(Perceived Behavioral Control)

인지된 행동통제는 행동을 수행하는 것이 자신의 의지적 통제 하에 있을 때 행동의 수행이 쉽거나 어렵다고 스스로가 지각하는 수준으로 정의된다(Ajzen, 1991). 다시 말해서 인간이 어떤 행동을 하는데 부딪치는 어려움이나 용이함에 대한 것으로, 어떤 행위를 하는데 필요한 자원이나 기회를 자신이 얼마나 갖고 있다고 인식하는가, 그리고 이들이 얼마나 중요하다고 생각하는가의 상호 작용에 의한 것으로 설명한다. 인지된 행동통제란 어떻게 하면 행동실천을 용이하게 할 수 있는지에 대해 개인이 인식하는 것을 의미한다. 개인은 주어진 행동을 성공적으로 수행하기 위해 필요한 자원이나 기회가 주어질 것으로 믿고 그 믿음에 따라 행동을 하게 된다고 아젠(Ajzen)은 설명하고 있다. 동기유발은 행동수행 능력에 대한 개인의 인식을 고려한 것으로, 개인의 자신감에 의해 증대되고 개인의 자신감 결여로 감소된다. 기술을 향상시키거나 성공적으로 행동할 기회를 가져야 능력에 대한 인식이 고취되며, 특정 행동을 수행하려는 동기유발이 강화된다.

또한 인지된 행동통제는 사람의 행동수행을 쉽게 하는데 필요한 능력과 자신감을 의미한다. 따라서 시간, 돈 등의 이용 가능한 자원(외적인 요소)이 많고 자신감(내적인 요소)이 클수록, 의도와 행동에 대해서 강한 인지된 행동통제를 가지게 되며, 이로 인해 행동을 수행할 가능성은 높아진다(Ajzen, 1991).

아젠(Ajzen, 2006)은 인지된 행동통제를 자기효능감(Self efficacy)과 통제력(controllability)이라는 서로 내적 연관이 있는 요소로 구성되어 있다고 주장했다.

자기효능감은 '내가 특정 행동을 수행하는 것이 쉬운지 어려운지'의 개념인 지각된 어려움(perceived difficulty)과 '나는 원하기만 하면, 언제든 특정 행동을 수행할 수 있다'와 같은 질문을 통해 측정하는 행동수행에 대한 자신감(confidence)으로 구성된다.

다음으로, 통제성은 사람들이 특정 행동에 대해서 스스로 통제를 할 수 있는지에 대한 신념이다. 이와 같은 통제성도 두 개의 항목으로 구성이 되는데, 첫째는 행동을 수행하는 데 있어서 내가 어느 정도의 통제력을 지니는지에 대한 요소인 인지된 통제(Perceived Control)이다. 둘째는 통제위치(Locus of Control, 이하 LOC)인데, '내가 특정 행동을 수행하거나 수행하지 않는 것은 전적으로 나에게 달려있다'라는 질문으로 측정을 한다. 즉, 특정 행동을 수행하는 데 있어 내부적인 요인에 영향을 받는지 아니면 외부적 요인(운명, 팔자, 주위환경들)에 영향을 받는지를 의미한다.

4) 의도(Intention)

행동을 하기 위해서는 그 행동의 의도가 중요한 역할을 하며, 의도는 행동에 대한 태도, 주관적 규범, 인지된 행동통제가 상호작용하여 어떤 행동을 할 것인지가 의도이다.

3. 특 성

첫째, 행동 보다는 중간단계의 결과인 행동 의도에 초점을 둠으로써 내적인 동기유발과 외적 환경영향을 구분하였다. 환경요인 또한 중요하기 때문에 의향이 반드시 행동으로 연결되지 않는 경우도 많다. 의향에 초점을 둠으로써 내적 동기형성에 대한 태도의 역할은 상황적, 환경적 영향으로부터 분리될 수 있다.

둘째, 태도가 믿음으로 구성되는 것으로 정의하여 태도에 관한 정확한 측정을 쉽게 하였다. 즉, 여러 가지 믿음을 측정함으로써 태도를 결정하였다.

셋째, 계획된 행동론은 동기유발이 태도에 의하여 많은 영향을 받는다는 점을 제시하였다. 동기유발이나 행동에 대한 태도의 중요성은 오래전부터 인식되어 왔지만, 본 이론에서는 그 사람이 그 행동을 어떻게 보느냐(바람직하게 또는 바람직하지 않게) 뿐 아니라 그 행동수행의 결과가 얼마나 좋을 것인가에 대한 그 사람의 인지된 기대감도 강조하고 있다. 행위결과에 대한 기대감은 그것이 현실적이든 그렇지 않든 동기유발에 결정적 역할을 하게 된다. 예를 들어, 십대들이 고속도로를 스피드를 내서 운전하는 것이 재미있고 스릴있다고 긍정적인 기대를 할 경우 과속으로 운전할 가능성은 클 것이며, 반대로 과속으로 운전하는 것은 사고가 날 수 있고 또한 경찰에게 잡혀 면허증이 취소될 수 있다고 생각한다면 더욱 조심스럽게 운전하게 될 것이다.

넷째, 주관적 규범을 모형에 포함시켜 개인의 행동결정과정에 타인의 영향력이 행사한다는 것을 이론적으로 정립하였다는 점에서 의의가 있다. 그러나 타인의 영향력이란 직접적인 것이 아니라 개인의 주관적인 평가에 의한 것이다. 그러나 주관적인 인식이란 현실과 다른 잘못된 것일 수도 있다.

다섯째, 행동수행 능력에 대한 개인의 인식을 고려하였다. 동기유발은 개인의 자신감에 의하여 증가되고 개인의 자신감 결핍에 의하여 감소된다. 기술을 향상시키거나 성공적인 행동실천의 기회를 제공하는 것이 능력에 대한 인식을 향상시키게 되며, 특정행동수행에 대한 동기유발을 강화시키게 된다.

4. 적용사례

합리적 행동론은 행동을 위한 의사결정을 설명하는 일반적인 이론으로 흡연의 시작, 콘돔 사용, 경구 피임약 사용, 운동 프로그램 참여 등의 건강 관련 행동을 예측하는 데 널리 사용되어 왔다. 이 중 콘돔 사용 행동을 예측하기 위한 연구에서 합리적 행동론의 각 구성요소들이 어떻게 조작화되어 측정될 수 있는지 살펴보면 다음 표와 같다. 구체적 질문항목에 대해 평정척도(rating scale)를 이용하여 측정을 하면, 콘돔 사용에 대한 합리적 행동론의 각 구성요소들이 콘돔 사용 행동을 예측하는 데 효과적인지 판단할 수 있다. 이렇듯 성행동과 관계된 의사결정요인에 대한 이해는 성병 발생을 예방하는 보건교육 프로그램을 개발하는 데 중요한 근거를 제시한다(전국보건관리학교육협의회, 2012).

표 2-1 계획된 행동론을 적용한 콘돔 사용 행동

구성요소	측정문항
1) 행동에 대한 의도	나는 성병에 감염되지 않고 안전한 섹스를 위하여 콘돔을 사용할 것이다. 나는 성관계 시 파트너에게 콘돔 사용을 요구할 것이다.
2) 행동에 대한 태도	안전한 성행동을 실천하기 위해서 콘돔을 사용하거나 성상대자에게 요구하는 것은 바람직하다고 생각한다.
• 행동적 신념	콘돔 사용은 성병의 감염과 전파를 예방하는 효과적인 방법이다. 콘돔은 가끔 벗겨지거나 찢어질 수도 있다. 콘돔을 사용한 성관계는 쾌감을 주지 않는다.
• 행동결과에 대한 평가	콘돔 사용으로 성병을 예방한 것은 내게 유익한 결과가 된다.
3) 주관적 규범	내주위의 사람들이나 친구들은 내가 성관계를 가질 때 안전한 성행동을 실천하기 위해서는 콘돔을 사용하는 것이 바람직하다고 여긴다.
• 규범적 신념(의미있는 타인의 생각에 대한 믿음)	의사는 내가 성병을 예방하기 위해 콘돔을 반드시 사용해야 한다고 생각한다. 내 파트너는 우리가 성병예방을 위해 콘돔을 반드시 사용해야 한다고 생각한다.
• 의미있는 타인의 생각에 따르려는 동기	일반적으로 나는 의사나 내 파트너가 원하는 행동을 할 것이다.
4) 인지된 행동통제	성병을 예방하기 위해 콘돔을 사용하는 것은(또는 콘돔 사용을 요구하는 것은) 쉽게 실천할 수 있는 일이다.

출처 : 전국보건관리학교육협의회, 2012

요 약

계획된 행동론(Theory of Planned Behavior)은 피쉬바인(Fishbein)과 아젠(Ajzen)이 개발한 합리적 행동론(Theory of Reasoned Action)에 인지된 행동통제(Perceived behavior control)가 포함되어 확장된 이론이다. 계획된 행동론은 행동에 대한 태도(Attitude), 주관적 규범(Subjective Norm) 그리고 인지된 행동통제(Perceived Behavioral Control)의 세 가지 변수가 종합되어서 행동의도를 형성하고, 의도는 행동에 영향을 준다. 또한 행동에 대한 태도, 주관적 규범과는 다르게 인지된 행동통제는 행동에 직접적인 영향을 미친다는 것을 가정한다. 이 이론에서 의도는 개인이 어떤 행동을 얼마나 하고자 하는 것으로 행동에 동기를 부여하는 핵심 요인이다.

아젠의 계획행위이론에서 '태도'는 개인이 특정 행동을 얼마나 찬성 또는 반대하는가이다. 이론은 태도를 어떤 행동을 야기하는 다양한 긍정 또는 부정적인 결과들이 얼마나 일어날 것인지, 그리고 그 개인이 이것을 얼마나 중요하게 생각하는지의 상호 심리적 작용을 통해 형성되는 것으로 가정한다. '주관적 규범'은 개인이 사회적 규범 준수와 관련해 받는 심리적 압력 혹은 상황적 압력으로, 아젠은 개인이 자신에게 중요한 의미있는 혹은 준거적 개인이나 집단이 자신의 특정 행위를 얼마나 지지, 또는 찬성할 것인가에 대한 규범적 믿음(normative beliefs)과 개인이 의미있는 개인이 집단의 기대를 얼마나 중요하게 생각하는지, 이 둘 간의 산물로 가정한다. 그리고 '인지된 행동통제'는 인간이 어떤 행위를 하는 데 직면하는 어려움이나 용이함에 대한 것으로, 어떤 행위를 하는데 필요한 자원이나 기회를 자신이 얼마나 갖고 있다고 인식하는가, 그리고 이들이 얼마나 중요하다고 생각하는가의 상호 작용에 의한 것으로 설명한다. 계획행위이론은 인간의 행위 및 의도를 설명하기 위해 개발된 이론 가운에 가장 유효한 이론의 하나로 평가받고 있다.

참고문헌

권혁진. (1999). 관광호텔식당 선택행동에 영향을 미치는 요인에 관한 연구 - 계획행동이론을 중심으로. 관광품질시스템연구, 5, 49-75.

김명소, 김금미, 한영석. (2004). 남성의 양성평등 행동에 대한 합리적 행위이론 및 계획된 행동이론의 적용. 한국심리학회지 - 여성, 9(1), 1-21.

김혜숙, 남은숙. (1997). 계획된 행위이론을 적용한 모유수유 의지 및 행위의 예측요인 분석. 대한간호학회지, 27(4), 796-806.

전국보건관리학교육협의회. (2012). 보건교육학. 서울 : 한미의학.

최자영, 김경자. (2003). 계획적 행동이론을 적용한 소비자들의 온라인 쇼핑행동 분석. 소비자학연구, 14(4), 89–103.

Ajzen, I. (1991). The theory of planned behavior. Organizational Behavior and Human decision Processes, 50, 179–211.

Ajzen, I. (2011). Behavioral interventions : Design and evaluation guided by the Theory of Planned Behavior. In M. M. Mark, S. I., Donaldson, & B. C. Cambell (Eds). Social psychology for program and policy evaluation (pp. 74–100). New York : Guilford

Ajzen, I., & Fishbein, M. (1980). Understanding attitudes and predicting social behavior. Englewood. Cliffs, NJ : Prentice–Hall.

Cialdini, R. B. (2003). Crafting normative messages to protect the environment. current directions in Psychological Science, 12(4), 105–109.

Fishbein, M., & Ajzen, I. (1975). Belief, attitude, intention and behavior : An introduction to theory and research. Reading, MA : Addison–Wesley Publishing Company.

제 4 장

범이론적 모형 / 변화단계이론

Transtheoretical Model, TTM / Stages of Change Theory, SOC

1. 이론적 개념

범이론적 모형(Transtheoretical model)은 최근 보건교육 및 건강증진 연구와 수행에서 가장 활발하게 적용되고 있는 이론이다. 프로채스카(Prochaska)와 디클레멘티(DiClemente)에 의해 1980년대 중반에 개발된 이 이론은 건강관련 행동의 변화가 시간이 지남에 따라 일정한 단계를 거쳐 발생한다는 점을 공식적으로 제시한 대표적 이론이다. 기존의 행동변화 이론들이 변화의 선행조건에만 중점을 두었던 점을 고려한다면 범이론적 모형은 행동변화 자체의 특성에 중점을 둔 이론으로 시간적 흐름에 따른 변화의 단계를 설명하고

| 그림 2-5 | 범이론적 모형

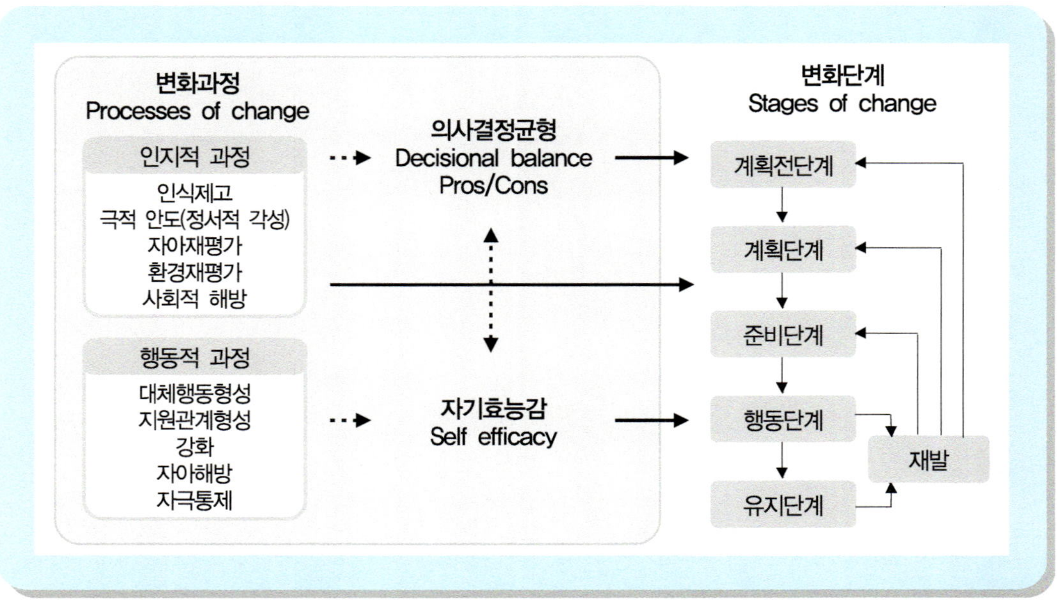

각 단계의 달성에 중요한 영향변수들에 대한 설명을 제공하고 있다(그림 2-5). 심리치료에서 효과적으로 활용된 주요 행동이론과 심리치료이론의 주요 개념들을 체계적으로 통합하여 개인수준의 행동변화에 따른 과정과 원칙을 제시하고자 하였으므로 "범이론적(transtheoretical)" 모형(model)으로 불리고 있다(Ashworth, 1997 ; Prochaska & Velicer, 1997).

2. 구성요소

물질 남용 또는 중독의 문제를 해결하고자 시도된 초기 연구에서 행동의 변화는 어느 날 갑자기 발생되는 것이 아니라 변화의 단계(stages of change)를 거친다는 점이 연구 결과로 제시되었다. 또한 사람들이 단계를 진행하는 과정에서 다양한 변화과정(processes of change)을 경험한다는 사실도 발견하였다. 따라서 범이론적 모형은 행동을 변화시키고자 노력하는 사람들이 특정의 단계를 거치면서 새로운 행동을 채택하거나 기존의 행동을 수정하고 또는 불건강 행동을 멈출 때 활용하는 과정에 대해 구체적으로 설명한다.

1) 변화단계(Stages of Change)

변화단계의 개념은 시간의 흐름에 따라 행동변화가 발생되는 단계를 설명한다. 변화의 단계는 계획전단계(precontemplation stage), 계획단계(contemplation stage), 준비단계(preparation stage), 행동단계(action stage), 유지단계(maintenance stage)의 5단계로 구성된다. 따라서 불 건강 행동을 하고 있는 개인은 바람직한 행동변화라는 목표를 기준으로 할 때 이상의 5단계 중 한 단계에 속하게 된다(그림 2-6).

보건교육 프로그램의 목표는 개인이 현재 위치한 단계에서 보다 진행된 단계로 이동할 수 있도록 돕는 것이다. 단계의 진보를 위해서 보건교육사는 각 단계의 대상자의 특성을 파악하고, 이들의 요구에 맞는 교육 프로그램을 제공하는 것이 중요하다. 예를 들어, 금연에 대해 전혀 관심이 없는 흡연자(계획전단계)와 금연을 위해 적극적으로 노력하고 있는 흡연자(행동단계)에 대한 교육내용은 당연히 차별화되어야 한다는 것이 변화단계의 개념이다.

변화단계의 개념으로 대상집단의 보건교육에 대한 요구를 파악할 수 있는 사전 평가과정의 중요성이 부각되었으며, 변화단계에 맞는 맞춤형 교육 내용과 방법의 필요성이 강조되었다. 또한 교육 프로그램의 효과성 평가 과정에서 단순한 바람직한 건강행동의 실천여부 뿐 아니라 변화단계의 진전여부를 평가지표로 활용할 수 있는 가능성을 제시하였다.

(1) 계획전단계(Precontemplation Stage)

계획전단계는 행동변화에 대해 관심을 보이지 않는 단계로, 일반적으로 향후 6개월 이내에 행동변화의 시작을 고려하지 않는 사람들이 속하는 단계이다. 불건강 행동의 결과에 대해 잘 알지 못하여 변화의 필요성에 대해 인식을 못하는 경우도 있고, 과거 변화시도에서의 계속되는 실패로 자신의 변화에 대한 능력에 대해 자포자기한 상태일 수도 있다.

(2) 계획단계(Contemplation Stage)

계획단계는 행동의 문제를 인식하고 행동변화를 고려하는 단계이다. 대체로 다음 6개월 이내에 행동변화를 시작하고자 하는 의향을 보이는 단계다. 이 단계에 있는 사람은 변화를 실천하지는 않으나 변화에 관련된 정보에 관심을 기울이며 때로는 적극적으로 정보를 찾는 경우도 있다. 바람직한 행동변화로 인한 혜택과 장애요인을 모두 잘 파악하고 있어 행동변화에 대한 긍정적 측면에 대한 인식과 부정적 측면의 인식 수준이 동등하다. 이와 같은 이유로 이 단계에 머무는 기간이 길어질 수 있는데, 이 단계에 해당하는 사람들은 변화에 저항을 하지 않고, 주변의 제안을 수용적으로 받아들이지만 스스로 행동변화를 실천하지 못하기도 한다.

(3) 준비단계(Preparation Stage)

준비단계는 구체적인 행동변화 계획이 설정되어 있는 사람들에게 해당하는 단계이다. 일반적으로 1개월 이내에 행동변화를 실천하고자 계획하고 있어, 행동변화에 대해 심리적으로 준비가 되어 있으며, 이미 변화를 시도해보고 있는 경우도 있다. 예를 들어 금연교실이나 체중관리를 위해 스포츠센터에 등록하는 경우, 전문가에게 행동변화에 대한 교육이나 상담을 받는 경우가 있을 수 있다. 그러나 행동변화에 대한 노력이 지속적이지 않으므로 행동단계에 속한다고 할 수 없다. 준비단계에 있는 대상자들은 행동변화를 꾸준히 실천하기 위해 필요한 기술과 자원이 부족한 경우가 많다.

(4) 행동단계(Action Stage)

행동단계는 구체적인 행동변화를 실천한 지 6개월 미만인 사람들이 속하는 단계이다. 행동(action)단계에 해당한다는 것은 질병의 위험을 감소시키거나 건강을 증진시킬만한 수준의 상당한 행동변화가 발생되었다는 것을 의미하며, 한 두 차례의 행동변화 수행을 의미하는 것은 아니다. 시도(trial)와 채택(adoption)은 확실히 구분되어야 한다. 단지 시도의 단계에 있다면 행동단계가 아닌 준비단계라 할 수 있다. 보건교육 프로그램에서 목표로 설정된 행동변화에 도달하였을 경우에 행동단계라 하는데 임상지침이나 역학적인 증거에 근거한 일정한 기준을 충족하는 변화의 양과 기간이 충족되어야 한다.

(5) 유지단계(Maintenance Stage)

유지단계는 변화된 행동이 6개월 이상 지속된 경우를 의미한다. 유지단계에 해당하는 사람들은 예전의 불건강한 행동으로의 재발(relapse)을 방지하기 위해 노력하며 지금까지의 성취를 보다 견고하게 하기 위해 노력한다. 새로이 변화된 행동이 생활양식으로 자리 잡도록 하는 것이 목적이 된다. 이 단계에 있는 사람들은 행동단계에 있는 사람들에 비해 예전의 습관으로 돌아가고 싶은 충동을 덜 느끼며, 변화된 행동 유지에 대한 자신감의 수준이 높다.

| 그림 2-6 | 행동변화단계의 개념

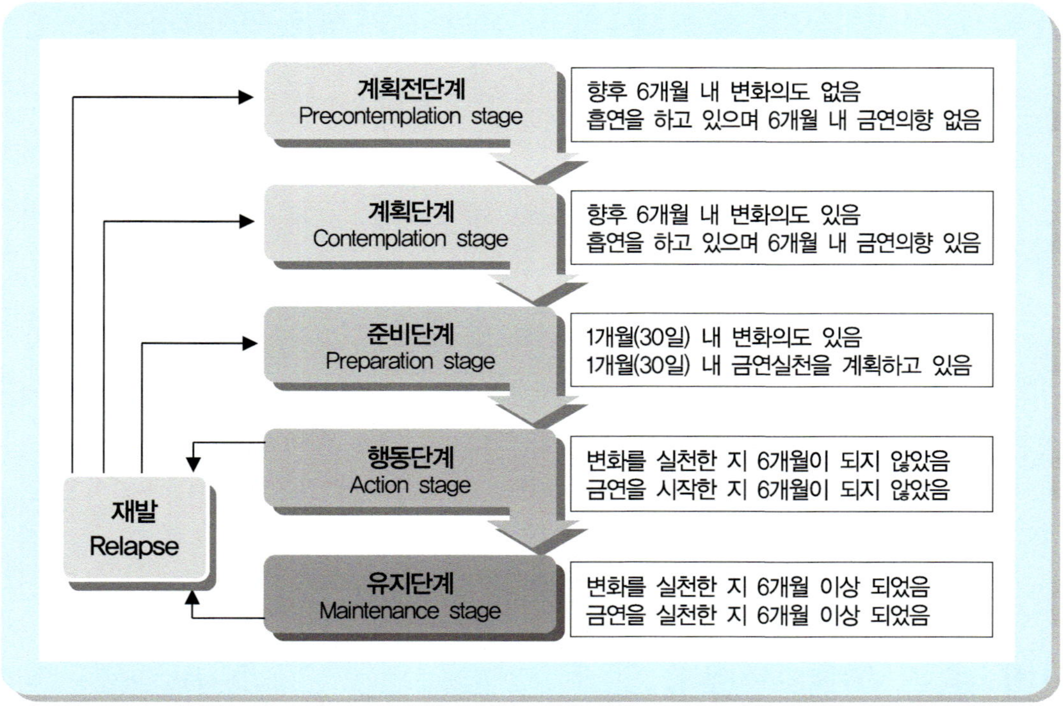

2) 변화과정(Processes of Change)

범이론적 모형에서는 사람들이 행동을 변화시킬 때 비록 인식하지는 않으나 활용하게 되는 방법이 있음을 강조하고 있다. 이를 변화과정(processes of change)이라 한다. 범이론적 모형은 조작적 조건형성(operant conditioning) 등 다양한 심리사회이론에서 변화과정 요소들을 파악하여 제시하였다. 가장 활발하게 활용되는 변화과정의 요소는 10개의 경험 혹은 활동으로 구성되며, 2개의 구성개념을 중심으로 조직되어 있다. 2개의 구성개념은 경험적 과정(experiential process)과 행동적 과정(behavioral process)이다.

인지적 과정은 개인이 행동을 변화시킬 때 사용하게 되는 5개의 인지관련 기술을 말하며,

표 2-2 주요 변화과정의 정의

구성요소		정 의
경험적 과정 Experiential processes	인식제고 consciousness raising	특정 문제행동의 원인, 결과, 관리에 대한 인식 → 흡연의 원인, 결과, 금연법에 대한 새로운 정보와 이해력을 얻기 위한 노력
	극적안도 dramatic relief	문제행동의 결과에 대한 두려움 경험, 이후 바람직한 행동조치 후의 안도감 경험 등 행동에 대한 정서적 경험 → 흡연으로 인한 결과의 두려움 증가, 금연실천으로 인한 안도감에 대한 예상
	환경재평가 environmental reevaluation	문제행동이 물리적, 사회적 환경에 미치는 영향에 대한 고려 → 자신의 흡연 습관이 환경에 미치는 영향에 대해 인지적, 정서적으로 평가
	자아재평가 self-reevaluation	문제행동이 자신에게 미치는 영향에 대한 정서적, 인지적 재평가 → 나쁜 습관(흡연습관)을 가진 자신의 모습에 대해 인지적, 정서적으로 평가
	사회적 해방 social liberation	사회가 건강행동을 지지하는 방향으로 변하고 있음을 인식 → 우리사회가 금연을 위해 많은 기회를 제공한다는 인식
행동적 과정 Behavioral processes	대체행동형성 counterconditioning	문제행동을 대안적인 건강행동으로 대치 → 흡연 습관을 운동 등 대안적 행동으로 대치
	지원관계형성 helping relationship	문제행동 변화를 위한 노력 과정에서 타인으로부터 받은 신뢰와 지원 → 금연을 위한 노력 과정에서 타인으로부터 받은 지원
	강화관리 reinforcement management	문제행동 변화로 인하여 얻게 된 보상 → 금연으로 인해 얻게 된 보상
	자아해방 self-liberation	문제행동 변화를 위한 자신의 선택과 노력 → 금연을 할 수 있다는 믿음과 이를 실천하고자 하는 헌신적 노력
	자극조절 stimulus control	문제행동의 촉진 또는 방해 요인에 대한 통제, 건강행동의 촉진 또는 방해 요인에 대한 통제 → 금연을 촉진 또는 방해하는 요인에 대한 통제

출처 : Glanz et al., 2008

인식제고(consciousness raising), 극적안도(dramatic relief), 환경재평가(environmental reevaluation), 자아재평가(self-reevaluation), 사회적 해방(social liberation)이 포함된다. 행동적 과정은 5개의 행동관련 기술이 포함되는데, 대체행동형성(counterconditioning), 지원관계형성(helping relationship), 강화관리(reinforcement management), 자아해방(self-liberation), 그리고 자극조절(stimulus control)이 해당된다(표 2-2).

범이론적 모형에서는 특정 문제행동과 관련한 대상자의 변화단계를 파악하고, 현 단계에서 진보된 단계로의 진행을 촉진시키기 위해 단계에 적절한(stage-matched, stage-tailored) 방법과 전략을 적용하는 것이 필요하다고 하였다. 프로채스카와 디클레멘티(Prochaska & DiClemente, 1983)는 이러한 방법과 전략에 해당하는 것이 변화과정으로, 변화단계 중 앞쪽의 단계인 계획전단계, 계획단계, 준비단계에는 인지적 과정이 행동변화를 촉진시키는데 유용한 방법이 되며, 행동적 과정은 준비단계부터 유지단계까지의 이행을 설명하고 예측하는데 매우 중요하다고 제시한 바 있다(표 2-3).

표 2-3 변화단계별 강조되어야 하는 변화과정

<table>
<tr><th rowspan="2">구분</th><th colspan="5">변화단계</th></tr>
<tr><th>계획전단계</th><th>계획단계</th><th>준비단계</th><th>행동단계</th><th>유지단계</th></tr>
<tr><td rowspan="9">변화과정</td><td colspan="2">인식제고</td><td></td><td></td><td></td></tr>
<tr><td colspan="2">극적안도</td><td></td><td></td><td></td></tr>
<tr><td colspan="2">환경재평가</td><td></td><td></td><td></td></tr>
<tr><td></td><td>자아재평가</td><td></td><td></td><td></td></tr>
<tr><td></td><td></td><td>자아해방</td><td></td><td></td></tr>
<tr><td></td><td></td><td></td><td colspan="2">강화관리</td></tr>
<tr><td></td><td></td><td></td><td colspan="2">조력관계형성</td></tr>
<tr><td></td><td></td><td></td><td colspan="2">대체행동형성</td></tr>
<tr><td></td><td></td><td></td><td colspan="2">자극조절</td></tr>
</table>

출처 : Prochaska et al., 1992

3) 의사결정균형(Decisional Balance)

의사결정균형(decisional balance)은 재니스와 만(Janis & Mann, 1977)이 제시한 의사결정에 관한 갈등모형에 근거한 개념이다. 개인의 행동변화에 대한 의사결정은 변화된 행동의 긍정적인 측면(pros)과 부정적인 측면(cons)에 대한 인식의 상대적인 비중이 어떤가에 따라 정해진다는 것이다. 행동변화의 긍정적인 측면에 대한 인식수준이 부정적 측면에 대한 인식수준보다 높으면 행동변화가 촉진되며, 반대로 부정적 측면에 대한 인식수준이 더 높다면 행동변화의 가능성은 감소된다. 예를 들어, 금연실천을 결심하기 위해서는 금연이 주는 긍정적 측면에 대한 인식수준이 부정적 측면에 대한 인식수준 보다 높아야 한다는 것이다(그림 2-7). 따라서 금연이 주는 긍정적인 측면에 대한 인식수준이 부정적인 측면에 대한 인지수준을 초과하기 전까지는 금연을 시작하지 않게 되는 것이다.

| 그림 2-7 | 금연의 긍정적 측면(pros)과 부정적 측면(cons)에 대한 인식의 균형

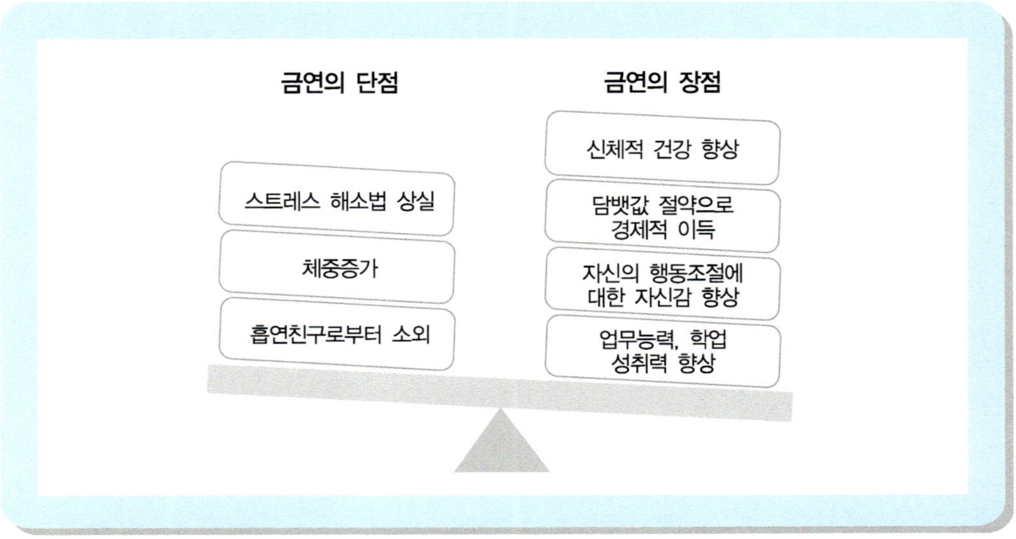

4) 자기효능감(Self Efficacy)

자기효능감은 필요한 어떠한 행동을 실천할 수 있다는 확신 또는 유혹이나 충동을 경험하는 상황에서 이에 잘 대처할 수 있는 자신의 능력에 대한 확신을 의미한다. 자기효능감은 반두라(Bandura, 1977)의 연구에서 도입된 개념으로, 특정행동에 대한 수행은 그 행동을 수행할 수 있다는 개인의 확신정도에 의하여 영향을 받는다고 설명하였다. 예를 들어, 금연실천에 대한 자기효능감은 여러 가지의 상황에서도(스트레스 상황, 주변 친구들이 모두 흡연하는 상황, 음주 시 등) 금연을 실천할 수 있다는 확신의 정도를 의미한다. 연구결과에 따르면 자기효능감은 변화의 단계가 증가할수록 증가하는 것으로 제시되어 있으므로(Strecher, DeVellis, Becker & Rosenstock, 1986 ; 김명, 김혜경, 이은희, 권은주, 2007 ; 김혜경, 2004), 단계의 진행을 위해서는 자기효능감의 강화가 필수적 요소가 된다(그림 2-8).

| 그림 2-8 | 변화단계와 자기효능감과의 관계

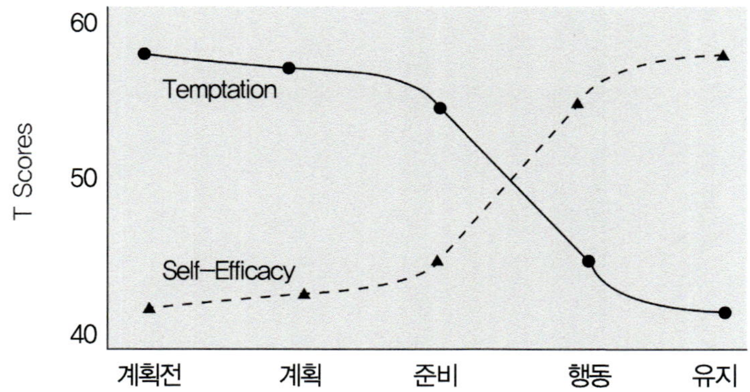

출처 : Cancer Prevention Research Center at the University of Rhode Island. Trans-theoretical Model. Retrieved from http://www.uri.edu/research/cprc/TTM/detailedoverview.htm

3. 적용사례

초기의 범이론적 모형의 적용은 주로 흡연을 대상으로 연구가 진행되었으나(DiClemente, Prochaska, Fairhurst, Velicer, Rossi & Velasquez, 1991 ; Prochaska & DiClemente, 1983), 현재는 알콜 및 약물남용, 식습관, 운동, 유방암 검진, 처방순응행동 피임, AIDS 예방 등 다양한 영역의 행동변화 연구와 프로그램에 적용되어 오고 있다(Cancer Prevention Research Center at the University of Rhode Island. http://www.uri.eduresearch/cprc/TTM/detailedoverview.htm)

1) 행동변화단계의 분포 연구

효과적인 보건교육의 방법과 전략을 적용하기 위해서는 교육 대상자의 행동변화단계를 우선적으로 파악하여야 한다. 특정 행동과 관련된 대상자들의 변화단계를 측정하고 분포를 파악함으로써 교육의 우선순위 집단을 미리 파악할 수 있다. 또는 특정 집단의 다양한 건강관련 행동의 변화단계의 분포를 파악함으로써 그 집단의 우선순위 보건교육 주제 및 교육목표가 설정될 수도 있다. 두 개의 상황에서 모두 집단의 특성에 따라 적절한 프로그램의 요소들을 제공할 수 있으므로 보건교육의 효과가 증가함과 동시에 효율적 프로그램 수행을 가능하게 한다.

대학생의 절주관련 행동변화단계의 분포를 파악한 김명 등(2007)의 연구결과는 [그림 2-9]와 같다. 조사에 응답한 약 1,097명의 대학생 중 계획전단계에 속한 학생은 42.1%인 462명이었다. 특히 남학생은 63.4%가 계획전단계에 있는 것으로 파악되어 2/3의 학생들은 과음을 하고 있으며 가까운 미래에 절주를 실천할 의도가 없는 것으로 조사되었다. 이러한 상황에서 실천방법에 중점을 두는 활동중심 절주교육(action-oriented)을 실시하거나 캠퍼스 내 금주정책을 실시한다면 아직 절주나 금주에 대해 준비가 되어 있지 않은 학생들의 교육과 정책에 대한 저항이 예상된다. 따라서 교육이나 정책 수행 등의 중재를 기획하는 단계에서 특정 행동과 관련된 행동변화단계를 파악하고 이들의 변화에 대한 준비도에 맞는 중재 프로그램을 개발할 필요가 있다.

| 그림 2-9 | 남녀 대학생의 절주 행동변화단계의 분포

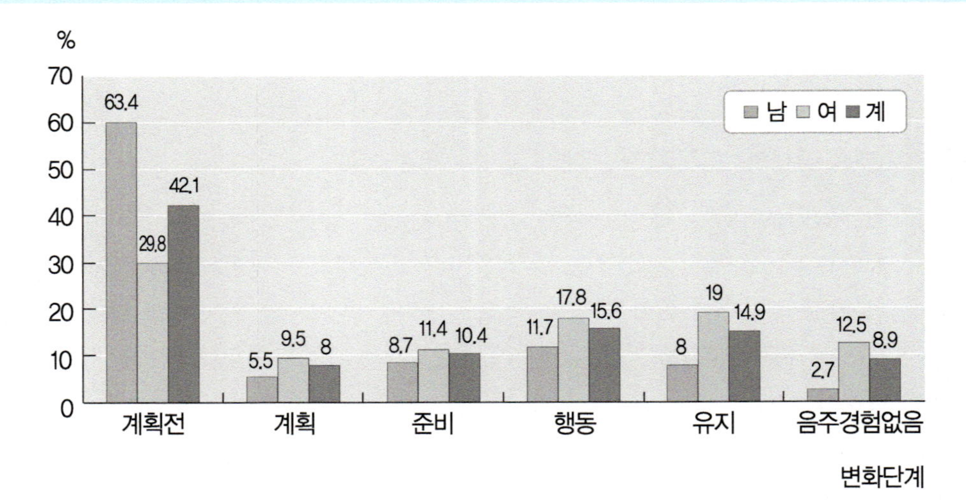

출처 : 김명 등, 2007

또 다른 연구에서는 초등학생을 대상으로 운동실천, 안전, 식습관 등과 관련된 8개 건강행동의 변화단계의 분포를 파악하였다(표 2-4). 안전행동(인라인 스케이트 또는 자전거를 탈 때 보호장구 착용)의 경우 계획전단계 및 계획단계에 있는 학생들의 비율이 다른 행동에 비해 상대적으로 높아 안전교육이 보건교육의 우선순위가 되어야 함이 제시되었다.

또한 규칙적 운동, 균형있는 식습관, 스트레스 관리의 경우는 계획 및 준비 단계의 많은 학생들이 분포되어 있었다. 이러한 결과는 학생들이 빨리 의사결정을 할 수 있도록 행동변화의 장점을 강조하고 장애요인의 극복방안에 대한 교육내용이 필요함과 동시에 구체적인 실천 지식과 기술에 관련된 활동중심의 교육내용 개발이 중요함을 제시하는 것이다.

표 2-4 초등학생의 건강행동변화단계의 분포

구분	변화단계				
	계획전	계획	준비	행동	유지
규칙적 운동	4.3	22.2	18.6	22.1	31.7
안전	33.8	30.7	9.6	11.4	11.6
균형있는 식습관	3.9	17.9	21.3	20.7	35
체중관리	6.4	11.6	13.9	29.5	37.6
스트레스 관리	9.5	14.3	22.1	33.6	19.1
금연	0.4	0.9	0.4	0.5	95.4
적정수면	6.4	8.1	7.5	15.3	61.6
금주	0.4	1.0	1.0	0.9	94.4

출처 : 김명 등, 2005

2) 행동변화단계와 의사결정균형의 관계 연구

프로채스카(Prochaska) 등(1994)은 12개 문제행동의 의사결정균형을 측정하여 행동변화단계와의 관계를 규명하는 연구를 실시하였다. 의사결정에 관여하는 긍정적 측면에 대한 인식과 부정적 측면에 대한 인식의 수준은 변화단계에 따라 일정한 특성의 패턴을 보였다. 즉, 12개 행동 모두에서 계획전단계에 있는 사람들은 문제행동의 장점에 대한 인식수준이 단점에 대한 인식수준보다 높거나, 문제행동변화의 단점에 대한 인식수준이 장점에 대한 인식수준보다 높았다. 또한 코카인중독문제를 제외한 11개 문제행동에서 행동단계에 있는 사람들의 문제행동의 단점에 대한 인식수준이 장점에 대한 인식수준보다 높거나, 문제행동변화의 장점에 대한 인식이 단점에 대한 인식수준보다 높았다(그림 2-10).

3) 행동변화단계에 따른 교육프로그램 개발 연구

(1) 금연교육

최근까지도 범이론적 모형의 적용이 가장 활발한 보건교육의 분야는 금연교육이다(Erol & Erdogan, 2008). 프로채스카 등(Prochaska et al., 1993)은 4가지 종류의 금연효과에 관한 연구를 시행하였다. 광고를 통하여 756명을 모집하고 이들을 다음의 특징을 갖는 4종류의 중재 집단으로 무작위 할당하였다.

| 그림 2-10 | 변화단계와 의사결정균형과의 관계 연구 사례

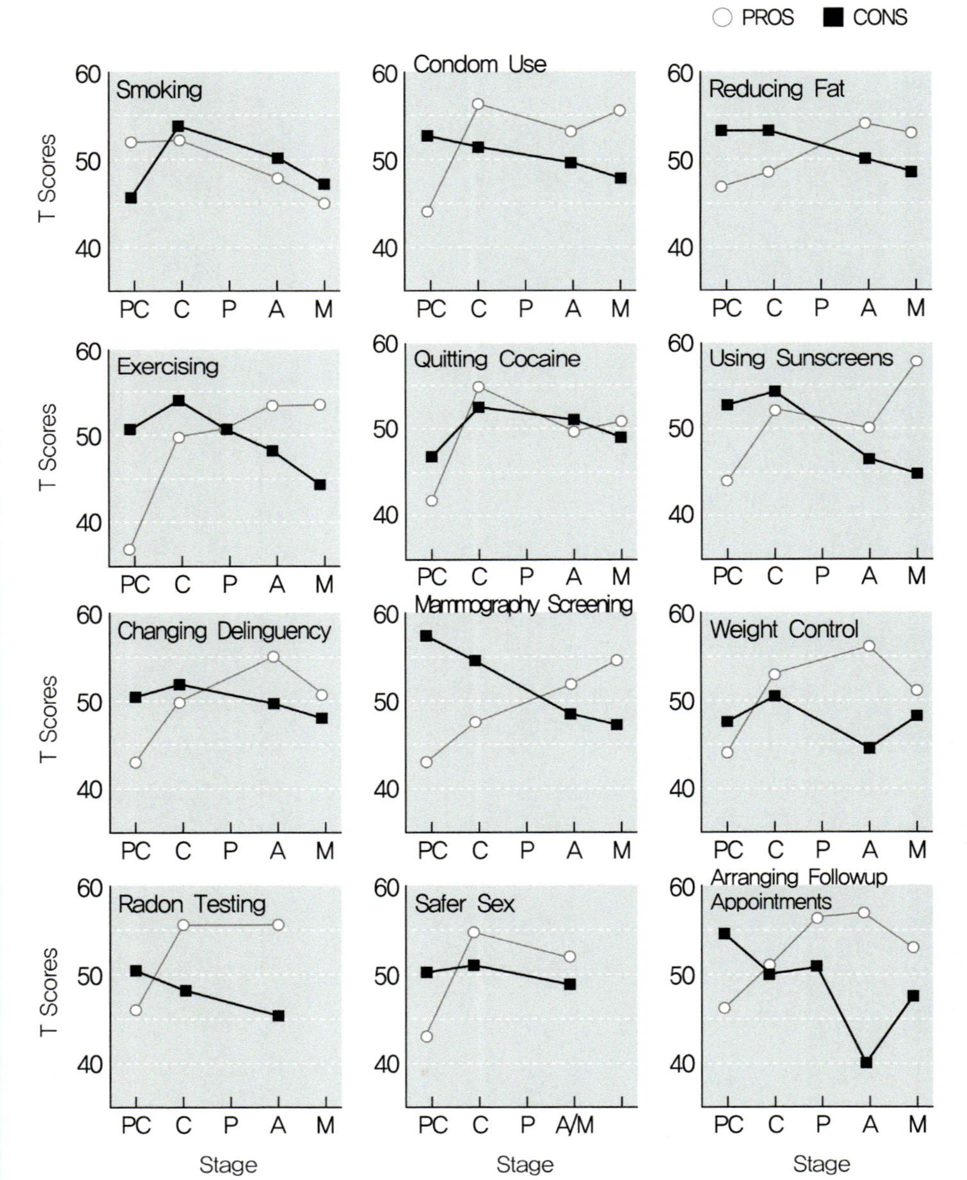

출처 : Prochaska et al., 1994

표 2-5 변화단계를 적용한 금연프로그램 실시 후의 금연실천율 비교

금연 프로그램 형태	18개월 후 금연율(%)
일반적인 금연책자 제공	11
변화단계에 맞는 금연책자 제공	18.5
변화단계에 맞는 금연책자 + 0, 1, 6개월의 개인화된 피드백 제공	25
변화단계에 맞는 금연책자 + 0, 1, 6개월의 개인화된 피드백 제공 +1, 3, 6개월의 간단한 전화상담 제공	18

출처 : Prochaska et al., 1993

18개월 후 대상자들의 금연율을 측정한 결과 변화단계를 고려한 세 집단의 금연율(18.5%, 25%, 18%)이 일반적인 금연책자를 받은 집단의 금연율(11%)에 비하여 유의하게 높았다. 또한 스트레처 등(Strecher et al., 1994)도 금연효과에 대한 연구를 시행하였다. 첫 번째 연구는 대상자들과 전화인터뷰를 시행하여 이들의 변화단계, 금연의 이익과 장애요인, 흡연의 위험에 대한 인지정도, 금연실패의 원인 등에 대하여 질문한 후 각 개인에게 맞도록 고안된 금연 정보를 주고 일반적인 금연책자만 제공한 집단과 비교하였다. 개인의 변화단계에 맞도록 고안된 정보를 받은 집단의 금연율(31%)이 하루에 20개비 이하의 담배를 피우는 흡연자인 경우에 일반적인 금연책자를 받은 집단의 금연율(7%)에 비하여 매우 높았다. 그러나 다량 흡연자의 경우는 유의한 차이가 없었다.

(2) 행동변화단계와 동기강화상담

개인의 행동변화 단계에 따른 보건교육에서 동기강화상담(motivational interviewing)은 계획전단계부터 유지단계까지의 진행을 돕는다(Miller & Rollnick, 2002). 행동변화에 대해 고려하기 시작하는(계획단계) 흡연자의 동기강화와 변화된 행동을 유지하기 위한 동기의 강화는 특성이 다르지만 변화의 초기단계부터 유지단계까지 동기강화를 위한 노력은 지속적으로 요구되기 때문이다.

대상자가 행동변화단계의 어느 단계에 있는가를 이해하고, 각 단계에 적절한 도움을 주는 것이 보건교육 및 상담의 원칙이다. 우선 동기강화상담은 계획전 및 계획단계에 있는 대상자들을 상담할 때 적용할 수 있는 탁월한 교육기법이다. 계획전단계에 있는 사람들은 변화에 대한 준비가 되어 있지 않은 상태에서 실천에 필요한 메시지를 접하거나 기술교육을 원하지 않는다. 마찬가지로, 계획단계에 있는 사람들은 변화에 대해 고려는 하나 실천에 대한 준비가 되어 있지 않기 때문에 변화를 시작해야 한다고 강제적인 유도를 한다면 이에 저항할 수 있다. 그러나 각 단계의 특성에 맞는 동기강화상담 전략을 활용하면 흡연자가 자신의 상황을 검토할 수 있도록 기회를 제공하며, 변화에 대한 이득과 손실

비교 및 의사결정 과정이 촉진될 수 있다. 이러한 과정은 지시적이거나 위협적이지 않으며 대상자의 생각을 지지하는 방식으로 수행되어 대상자가 자신의 상황에 대한 책임감을 갖도록 격려하게 된다.

동기강화상담은 준비단계, 행동단계, 유지단계에게 있는 대상자들에게도 효과적으로 적용될 수 있다. 밀러와 롤닉(Miller & Rollnick, 2002)은 이것을 동기유발의 2단계라 부른다. 이 단계의 흡연자들은 이미 변화하기로 결심한 상태이다. 따라서 교육자들의 역할도 변화하게 된다. 즉, 흡연자들이 수행가능한 계획을 세우고 변화의 장애를 예상하고

표 2-6 금연 행동변화단계에 따른 동기강화상담 기법의 적용

유형		특 성	동기강화상담의 방법
계획 전 단계	주저형	• 흡연의 문제점에 대한 정확한 정보나 결과에 대해 인식하지 못하고 있는 상태	• 금연의 대한 의사결정의 자유를 주고, 자연스럽게 변화의 가능성을 검토하도록 유도
	반항형	• 흡연/금연법에 대한 지식이 많고, 금연에 대해 많은 시간과 노력의 투자 경험이 있어 금연에 저항	• 금연에 대한 자신의 강한 감정을 표현할 수 있는 자유 제공. 동시에 에너지를 긍정적인 측면으로 돌릴 수 있도록 유도
	체념형	• 금연에 대해 포기한 상태	• 변화가능성에 대한 희망 제공 및 변화에 대한 장애요인 검토
	합리화형	• 흡연에 대해 합리화 경향	• 공감과 반영적 경청 전략 • 의사결정균형 훈련. 현 행동의 좋은 점에 대하여 먼저 이야기 하도록 요구
계획단계		• 흡연의 문제점 인식 및 금연 고려 • 만성적인 계획단계 정체 가능	• 과거 금연시도 경험 평가 • 흡연위험 및 금연혜택 인식강화 • 개인의 생리상태와 연관된 정보 제공 • 경청, 요약, 피드백, 이중적 반영, 지지, 자기효능감 향상 전략
준비단계		• 가까운 미래에 금연실천 준비	• 금연 약속에 대한 강도 평가 • 금연실천 및 장애요인 대처 계획 • 고객의 의견 존중, 부적절한 대처방안에 대한 부드러운 주의 제공 • 경청, 반영, 결심지원
행동단계		• 금연을 실천하기 시작	• 금연노력에, 대한 공표, 금연계획에 대한 외부의 인정, 사회적지지 획득, 자기효능감 강화, 금연실천에 대한 모니터링 지원
유지단계		• 금연유지를 위해 최선의 노력	• 재 흡연 예방을 위한 전략 설정 • 재 흡연 상황을 배움의 기회로 유도

출처 : 김혜경, 2010

극복할 수 있도록 전략을 세우며 지원체계를 파악하는 과정에 개입하여 이들을 지지하게 된다. 이 단계에서의 교육전략은 대부분 행동중심의 전략이지만 이들은 공감과 돌봄 형태의 상담에 보다 수용적이 되어 성공적 결과를 가져올 가능성을 높게 한다. 행동과 유지 단계에 있는 대상자들에게 동기강화상담은 자기효능감의 향상에 중요한 역할을 하며, 장기적인 변화유지에 필수적인 요소가 된다.

요 약

1. 범이론적 모형은 행동변화 자체의 특성에 중점을 둔 이론으로 시간적 흐름에 따른 변화의 단계를 설명하고 각 단계의 달성에 중요한 영향변수들에 대한 설명을 제공하고 있다.
2. 행동변화의 단계는 계획전단계(precontemplation stage), 계획단계(contemplation stage), 준비단계(preparation stage), 행동단계(action stage), 유지단계(maintenance stage)의 5 단계로 구성된다. 보건교육의 목표는 개인이 현재 위치한 단계에서 보다 진행된 단계로 이동할 수 있도록 각 단계의 대상자의 특성을 파악하고, 이들의 요구에 맞는 교육 프로그램을 제공하는 것이다.
3. 행동변화단계의 진행에 중요한 역할을 하는 매개요인은 변화과정(processes of change), 의사결정균형(decisional balance), 자기효능감(self efficacy)이다. 계획전단계, 계획단계, 준비단계에는 인지적 과정이 행동변화를 촉진시키는데 유용한 방법이 되며, 행동적 과정은 준비단계부터 유지단계까지의 이행을 설명하고 예측하는데 매우 중요하다. 또한 행동변화의 긍정적인 측면에 대한 인식 수준이 부정적 측면에 대한 인식 수준보다 높으면 행동변화가 촉진되며, 건강행동의 실천은 그 행동을 수행할 수 있다는 개인의 확신정도에 의하여 영향을 받는다. 자기효능감은 변화의 단계가 증가할수록 증가하는 것으로 제시되어 있으므로 단계의 진행을 위해서는 자기효능감의 강화가 필수적 요소가 된다.

참고문헌

김명, 김혜경, 김영복, 최은진, 임희진. (2005). 각급 학교를 통한 건강증진사업 추진전략과 프로그램 개발. 서울 : 이화여자대학교 · 건강증진기금사업지원단.

김명, 김혜경, 이은희, 권은주. (2007). 대학생 절주실천행위 변화단계 분포 및 관련요인 탐색. 한국알코올과학회지, 8, 1-16.

김혜경. (2004). 범이론적 모형에 근거한 성인의 건강증진 실천행위에 대한 분석. 이화여자대학교 박사학위논문.

김혜경. (2010). 건강행동 변화를 위한 보건 커뮤니케이션 전략 개발 : 금연을 위한 생태학적 접근전략의 적용. 보건교육건강증진학회지, 27(4), 177-188.

Ashworth, P. (1997). Breakthrough or bandwagon? Are interventions tailored to stage of change more effective than non-staged intervention? Health Education Journal, 56, 166-174.

Bandura, A. (1977). Social learning theory. Englewood Cliffs, NJ : Prentice-Hall.

DiClemente, C. C., Prochaska, J. O., Fairhurst, S., Velicer, W. F., Rossi J. S., & Velasquez, M. (1991). The process of smoking cessation : An analysis of precontemplation, contemplation and contemplation/action. Journal of Consulting and Clinical Psychology, 59, 295-304.

Erol, S., & Erdogan, S. (2008). Application of a stage based motivational interviewing approach to adolescent smoking cessation : The Transtheoretical Model-based study. Patient Education and Counseling, 72, 42-48.

Glanz, K., Rimer, B. K., & Viswanath, K. (2008). Health behavior and health education. San Francisco, CA : Jossey-Bass Publishers.

Janis, I. L., & Mann L. (1977). Decision making : A psychological analysis of conflict, choice and commitment. New York, NY : Free Press.

Miller, W. R., & Rollnick, S. (2002). Motivational interviewing : Preparing people for change. New York, NY : Guilford.

Prochaska, J. O., & DiClemente, C. C. (1983). Stages and process of self-change in smoking : Towards an integrative model of change. Journal of Consulting and Clinical Psychology, 51, 390-395.

Prochaska, J. O., DiClemente, C. C., & Narcross, J. C. (1992). In search of how people change : Applications to addictive behavior. American Psychologist, 47(9), 1112–1114.

Prochaska, J. O., Diclemente, C. C., & Velicer, W. F. (1993). Standardized, individualized, interactive and personalized self–help programs for smoking cessation. Health Psychology, 12, 399–405.

Prochaska, J. O., Velicer, W. F., Rossi, J. S., Goldstein, M. G., Marcus, B. H., Rakowski, W., . . .Rossi, S. R.(1994). Stage of change and decisional balance for 12 problem behaviors. Health Psychology, 13(1), 39–46.

Prochaska, J. O., & Velicer, W. F. (1997). The Transtheoretical model of health behavior change. American Journal of Health Promotion, 12(1), 38–48.

Strecher, V. J., DeVellis, B. M., Becker, M. H., & Rosenstock, I. M. (1986). The role of self–efficacy in achieving health behavior change. Health Education Quarterly, 13, 73-91.

Cancer Prevention Research Center at the University of Rhode Island. Trans–theoretical Model. Retrieved from http://www.uri.edu/research/cprc/TTM/detailedoverview.htm

제 5 장 Extended Parallel Process Model (EPPM)

EPPM은 인지적인 것(생각)과 감정(주로 공포) 모두를 통하여 행동을 일으키게 하는 것을 설명하는 모델이다. 이전에는 "공포 소구 이론(Fear Appeal theory)"이라고 불리우던 것이었는데 이유는 공포가 동기가 되어 행동으로 이어진다고 설명하는 이론이었기 때문이다.

1. 이론적 개념

공포는 내가 시대에 뒤처져있는 듯한 느낌을 받거나, 환자가 자신의 병에 대한 최근 상황을 잘 모르거나, 다른 사람으로부터 무시당하고 있다고 느끼거나 인터넷 사용법과 같은 새로운 기술을 잘 모를 때와 같은 상황에서 생겨나는 감정이다(Witte, 1998a). Extended Parallel Process Model은 그러한 공포란 감성을 이용하여 메시지작성에서 보다 생산적이고 적당한 행동으로 이어지도록 하는지 설명하는 모델이다. 예를 들면 공포란 감성을 자극하는 전략들로 음주 운전의 위험, 안전벨트 미착용에 대한 벌금, 에이즈 경각심, 금연 캠페인, 약물 오남용 등 여러 가지 보건 분야에서 공포 소구력을 응용하였음을 알 수 있다(Perloff, 2003).

EPPM(Witte, 1992)은 공포 소구를 응용한 설득적 메시지가 어떨 때, 왜 성공하고 혹은 실패하는지를 설명하는 가장 최근에 소개된 공포 소구 이론이다(Witte, 1992, 1994, 1998b ; Witte & Allen, 2000). 이 모델은 개개인이 위협적인 메시지에 어떻게 반응하고 처리하는지를 설명하는 이중적 혹은 평행적 접근방법으로 보여주고 있다(그림 2-11).

EPPM은 공포 소구 방법의 메시지 처리과정과 관련하여 그리고 이러한 소구 방법의 성공과 실패와 관련하여 감정적인 부분과 인지적인 요소들을 모두 설명하는 모델이다(Witte, 1992, 1994). Kim Witte는 이전의 공포 소구 이론(Fear Appeal theory)을 사

| 그림 2-11 | Extended Parallel Process Model

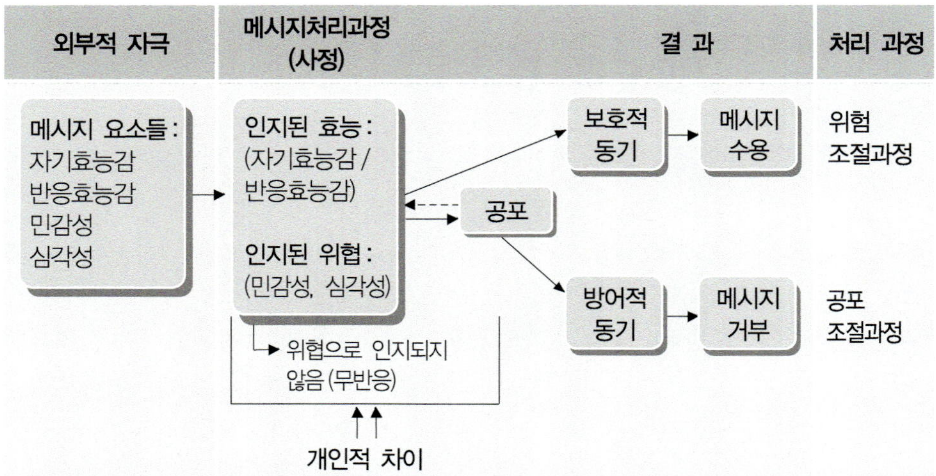

출처: Witte, 1992

용하여 레벤탈(Leventhal, 1970)의 확장 처리 모델(Expanded Process Model)을 기본적인 형식으로 정하고 이를 더 확장시킨 것이 현재의 EPPM이다. Witte는 Roger (1975, 1983)의 보호 동기 이론(Protection Motivation Theory)에서 설명하는 위험 조절 부분(danger control) (예를 들면 공포 소구가 언제 그리고 왜 성공하는지)과 Janis (1967)의 습득된 동력으로서의 공포 모델(Fear-As-Acquired Drive Model)에서 설명하는 일부분도 공포 조절 요소(Fear control)를 설명하는데 적용하여 모델을 발전시켰다(예를 들면 공포 소구가 언제 그리고 왜 실패하는지 설명하는 과정).

EPPM의 주요 원리에 의하면 개인은 공포 소구가 있는 메시지를 접할 때 그 메시지에 대하여 두 가지의 인지적 사정(cognitive appraisal)이 일어난다고 설명하였다. 첫 번째는 "위협에 대한 사정(appraisal of the threat)"이고 두 번째는 "메시지가 전달하는 추천하는 반응에 대한 효능감에 대한 사정(appraisal of the efficacy of the message's recommended response)"이다(Witte, Meyer & Martell, 2001). Perloff(2003)는 문제(위협)와 해결책(효능감에 대한 정보)으로 설명하였으며 Rosenstock(1974)은 민감성(susceptibility)과 심각성(severity)이 인지된 위협의 가장 중요한 두 가지 관점들이라고 하였다. 민감성이란 건강한 상태를 유지하는데 위협하는 위험에 대한 주관적인 인지를 말하며 심각성이란 어떤 질병에 걸렸을 때의 심각성과 그로 인해 어떤 사회적 결과(예를 들면 내가 어떤 병에 걸렸을 때 직장, 가족, 사회 관계 등에 미칠 영향)에 대한 개인의 감정이라고 할 수 있다. EPPM에서는 두가지의 효능감에 대하여 설명하는데 하나는 반응효능감(response efficacy)이고 다른 하나는 자기효능감(self efficacy)이다. 반응효능감이란 위협적인 것을 없애는데 추천하는 반응을 보이는 것에 대한 효과에 대한 믿음이다. 예를 들면 공익 광고처럼 독감 백신을 맞으면 나는 독감에 걸릴 위험이 줄어들 것이다 라고 믿는 것이다. 자기효능감이란 위협을 방지하기 위하여 추천된 반응을 실천할 수 있다는 개인의 능력에 대한 인지 부분을 말한다. 예를 들면 나는 독감 백신을 맞으러 갈 수 있다 라고 응답하는 것을 말한다(Bandura, 1977 ; Rogers, 1975, 1983 ; Witte, 1998b ; Witte et al., 2001).

이러한 두가지 사정에 의해 개인은 대부분 세가지 결과들 중 하나를 결정하게 된다 : (1) 무반응 ; (2) 메시지 수용 ; (3) 메시지에 대한 거부(Witte et al., 2001). EPPM은 공포에 노출된 이후 개개인들은 그 메시지가 전달하는 위협에 대하여 사정하고, 사정한 결과가 높은 수준의 위협으로 인지된다면(높은 수준의 민감성/높은 수준의 심각성), 공포로 인정하게 된다(Esterling & Leventhal, 1989 ; Lang, 1984). 두 번째 사정 과정을 거칠 동기가 생겨나고 추천된 반응에 대한 효능감에 대한 평가가 일어난다고 하였다(Witte, 1992). 그러나 위협이 상관없거나 매우 낮은 수준으로 인지된다면 혹은 중요하지 않거나 사소하다고 인지하는 경우 메시지를 처리하는 과정에 대한 동기가 없게 되고, 효능감에 대한 평가도 안 일어나고, 메시지가 전달하는 소구에도 반응을 보이지 않게 된다(Witte, 1992).

EPPM은 인지된 위협이 높은 수준이라면(어느 정도의 공포를 이끌어 내는) 효능감에 대한 사정결과 수준에 따라 개인은 다음 두가지 방법 중 하나를 정하게 된다. 하나는 위험 조절과정(danger control processes)이고 나머지는 공포 조절과정(fear control processes)이다(Witte et al., 2001). 인지된 위협과 효능감이 높은 수준이라면 개인은 위험 조절과정들을 선택하게 된다. 위험 조절과정이란 인지적으로 그 위협에 대하여 좀 더 주의를 기울이고 위협을 없애기 위한 가능한 해결방법에 주의를 기울이는 과정이다. 인지된 위협이 높지만 효능(자기효능/반응효능)은 낮다고 평가하였다면 개인들은 공포 조절과정을 선택하게 된다. 공포 조절과정이란 감정에 의존하여 부정, 저항, 기피 등과 같은 여러 가지 공포 표현을 통하여 그 위협에 대하여 부적절한 대처 반응을 거치게 되는 과정을 말한다(Witte, 1992, 1994, 1998b ; Witte et al., 2001). Witte에 의하면 성공적인 공포 소구 메시지는 개인이 위험 조절과정으로 이끌 수 있도록 기획되어야 한다고 설명하였으며, 그러기 위해서는 개인이 개인의 두려운 감정에 휩쓸리지 않도록 하며 위협을 평가하는 과정에서 개인의 효능감을 발휘할 수 있음을 설명하는 메시지로 작성되어야 한다고 하였다.

EPPM에서 주목하여야 하는 하나는 메시지에서 표현되는 공포부분에 대한 개념이 추천하는 반응에 대한 효능감 부분보다 더 중요하게 표현될 때이다(Witte, 1992). 그렇게 표현된 경우 개인은 위험 조절과정에서(인지적으로 위험을 조절하려는 것. 즉 추천한 대로 하려고 하는 위협에 대처하는 긍정적인 과정) 공포 조절 반응으로 전환하게 된다(개개인의 감정에 휩싸이게 되고 인지한 민감성에 대해 부인하게 되는 경우). 다시 말하면 이러한 전환점은 개인이 현재 일어나고 있는 위협을 피할 수 없다고 믿는 그 순간부터이며 그 순간부터 개인은 그 위협의 조절 가능성에 대하여 포기하게 되고 개인의 공포에 대한 대처 기전으로 돌입하게 되는 것이다(Witte, 1992, 1994 ; Witte et al., 2001).

2. 구성요소

EPPM의 변수, 세부변수들의 정의와 전달방법은 다음의 표와 같다.

표 2-7 EPPM의 주요변수와 정의 및 전달방법

변수	세부 변수	정의	전달방법
위협 Threat	위협의 심각성 severity of threat	문제에 대한 심각한 정도 혹은 위중한 정도	사람들은 정보의 부족이 심각한 문제라고 생각하지 않는 경우 : 메시지 기획 시 최신 의학 정보가 아닐 경우에 대한 위험 가능에 대하여 설명하여야 한다.
	위협에 대한 민감성 susceptibility to threat	문제를 겪을 위험에 처한 개인에게 인지된 위협 수준	개인들은 인터넷을 사용하지 않는다고 해서 부정적인 결과를 초래하는 문제를 겪을 것이라고 생각하지 않는 경우 : 메시지 작성시 그들과 비슷한 사람들이 인터넷 사용을 안 해서 경험한 부정적인 사람들의 예를 보여준다(예 : 최신 의학 정보를 사용하지 않은 결과로 소송을 당한 경우 등).
효능감 Efficacy	자기효능감 self efficacy	문제를 없애기 위하여 추천하는 것을 할 수 있다고 느끼는 정도	어떤 사람은 인터넷이 어디에 있는지 어떻게 쓰는지 모르는 경우 : 메시지는 어디서 인터넷 사용 방법 교육 교실이 있는지 알려주거나 유사한 기관을 알려준다.
	반응효능감 response efficacy	어떤 문제가 일으키는 것을 없애기 위하여 추천한대로 하겠다고 느끼는 정도	정확하고 활용할 가치가 있음을 인지하지 못하는 경우 : 메시지는 어떻게 그리고 어디서 정보들을 찾을 수 있는지 예를 들어 설명하고 그러한 정보들이 생명을 구할 수도 있음을 설명한다.

결과 Outcome	위험 조절 danger control	개인이 행동으로 옮길 만한 동기부여를 받고 할 수 있다고 믿을 때 적절하고 보호적인 행동을 취한다.	개인이 정기적으로 인터넷을 사용하고 사용방법을 알기 위해 교육을 받는다.
	공포 조절 fear control	행동에 옮길만한 동기부여는 받았으나 무엇을 할 수 있을지에 대한 의구심이 들 때 부적절하고 방어적인 행동을 취하게 된다.	교육시설과 교실이 있다고 알려주어도 그런 정보를 활용하라는 제언을 화를 내거나 거부하고 사용할 필요 없다고 거부한다. 이러한 경우 효능감을 높여주기 위한 메시지 작성이 필요하다.

요 약

1. Extended Parallel Process Model은 공포 소구를 응용한 설득적 메시지가 어떨 때, 왜 성공하고 혹은 실패하는지를 설명하는 가장 최근에 소개된 공포 소구 이론이다. 개개인이 위협적인 메시지에 어떻게 반응하고 처리하는지를 설명하는 이중적 혹은 평행적 접근방법이다.
2. 개인은 공포 소구력이 있는 메시지를 접할 때 그 메시지에 대하여 위협에 대한 사정과 메시지가 전달하고 추천하는 반응에 대한 효능감에 대한 사정이 발생한다. 이러한 사정에 의해 개인은 대부분 세 가지 결과 즉, 무반응, 메시지 수용, 메시지에 대한 거부 중 하나를 결정하게 된다.

참고문헌

Bandura, A. (1977). Self-efficacy : Toward a unifying theory of behavioral change. Psychological Review, 84, 191-215.

Easterling, D. V., & Leventhal, H. (1989). Contribution of concrete cognition to emotion : Neural symptoms as elicitors of worry about cancer. Journal of Applied Psychology, 74, 787-796.

Janice, I. L. (1967). Effects of fear arousal on attitude change : Recent developments in theory and experimental research. In L. Berkowits (Ed.), Advances in experimental social psychology (Vol.3, pp. 166-225). New York : Academic Press.

Lang, P. J. (1984). Cognition in emotion : Concept and action. In C. E. Izard, J. Kagan, & R. B. Zajonc (Eds). Emotions, cognition, and behavior (pp. 192-226). Cambridge, UK : Cambridge University Press.

Leventhal, H. (1970). Findings and theory in the study of fear communication. In I. Berkowitz (Ed.). Advances in experimental social psychology (Vol 5, pp. 119-186). New York : Academic Press.

Perloff, R. M. (2003). The dynamics of persuasion : Communicaiton and attitudes in the 21st century (2nd ed.). Mahwah, NJ : Lawrence Erlbaum.

Rogers, R. W. (1975). A protection motivation theory of fear appeals and attitude change. Journal of Psychology, 91, 93-114.

Rogers, R. W. (1983). Cognitive physiological processes in fear appeals and attitude change : A revised theory of protection motivation. In J. Cacioppo & R. E. Petty (Eds.), Social psycholophysiology (pp. 153-176). New York : Guilford.

Rosenstock, I. M. (1974). The health belief model and preventive health behavior. Health Education Monographs, 2, 354-349.

Witte, K. (1992). Putting the fear back into fear appeal : The extended parallel process model. Communication Monographs, 59, 320-349

Witte, K. (1994). Fear control and danger control : A test of the extended parallel process model (EPPM). Communication Monographs, 61, 113-132.

Witte, K. (1997). Preventing teen pregnancy through persuasive communications : Realities, myths, and the hard fact truths. Journal of Community Health, 22, 137–154.

Witte, K. (1998a). Theory–based interventions and evaluation of outreach efforts. Seattle, WA : National Network of Libraries of Medicine, Pacific Northwest Region Web site. http://www.nnlm.nlm.nih.gov/pnr/eval/witt.html.

Witte, K. (1998b). Fear as motivator, fear as inhibitor : Using the EPPM to explain fear appeal successes and failures. In P. A. Andersen & L. K. Guerrero (Eds.). The handbook of communication and emotion (pp. 423–450). New York : Academic Press.

Witte, K., & Allen, M. (2000). A meta–analysis of fear appeals : Implications for effective public health campaigns. Health Education & Behavior, 27, 591–615.

Witte, K., Meyer, G., & Martell, D. (2001). Effective health risk messages : A step–by–step guide. Thousand Oaks, CA : Sage.

제 3 편

개인 간 상호작용

제1장 사회인지이론

제2장 사회적 관계망과 사회적 지지

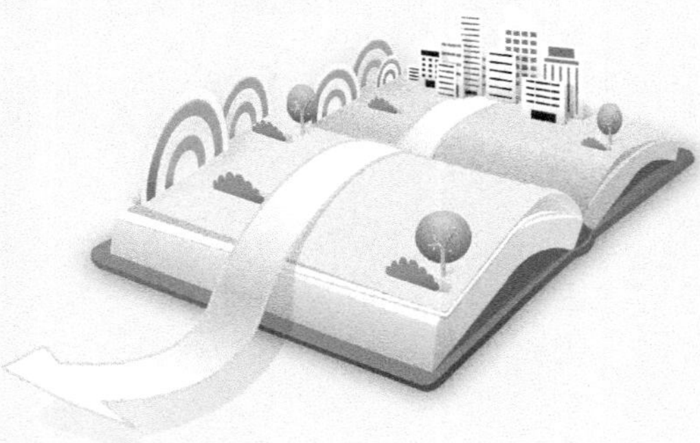

제 1 장 사회인지이론

Social Cognitive Theory, SCT

1. 이론적 개념

1941년 밀러(Miller)와 달라드(Dallard)가 처음으로 사회학습이론을 제안하였다. 1963년 반두라에 의해서 관찰학습과 대리강화의 개념을 적용한 보다 폭넓은 사회학습이론을 발표하였으며, 1977년에 자기효능감의 개념을 제안하였다. 사회인지이론은 알버트 반두라(Albert Bandura)의 사회학습이론에서 발전된 이론이며, 사회학습이론 중 인지적이고 정서적인 측면이 강조되면서 자신의 이론의 명칭을 사회인지이론으로 명명하였다. 사회인지이론은 인간의 행동은 환경이나 내적 힘에 의해서만 결정되지 않는다고 보는 전통적 행동주의 관점에 인지적 접근을 추가하였다. 청소년들을 대상으로 모델링 원리를 적용한 많은 연구들은 대중매체에서 보여 주는 폭력적인 공격성을 청소년들이 대리적 학습을 통해 모방하며, 개인이 어떤 행동을 관찰 시 그 행동을 어떻게 인지하느냐에 따라 행동에 영향을 준다는 것을 강조하였다. 또한 반두라(Bandura)는 개인이 환경에 영향을 미칠 수 있다는 믿음은 성공, 적응, 문제해결에 영향을 미친다는 것을 강조하였다.

사회인지이론은 사람들이 어떻게 행동패턴을 형성하고 유지하는지에 대해 설명하는 이론이므로, 사회인지이론을 적용하여 중재전략을 개발할 수 있기 때문에 보건교육에서 매우 중요한 이론이라 할 수 있다(Bandura, 1977).

사회인지이론은 직접 관찰할 수 없는 기대, 생각이나 신념과 같은 인지과정이 환경과 상호작용하면서 개인의 행동에 어떻게 영향을 미치는지에 대해서 설명한다. 인간의 행동은 ① 인지요인 혹은 개인요인(cognitive factors or personal factors), ② 행동요인(behavioral factors), ③ 환경요인(environmental factors)이 서로 상호작용하는 역동적인 삼각형 모형으로 이해된다. 한 개인의 행동은 위에서 제시한 세 가지 요인이 서로 상호작용함으로써 결정되는 데 반두라는 이를 상호결정주의(reciprocal determinism)라고 하였다.

개인적 요인은 행동을 상징화하고, 행동에 대한 결과를 예측하고, 다른 사람을 관찰함으로써 학습을 하며, 어떤 행동을 수행함에 있어서 자신감을 가지고, 자기를 조절하고, 자신의 경험을 반영하고 분석하는 능력을 말한다. 보건교육사와 행동과학자는 행동에 영향을 주는 인지적인 변수에 영향을 주는 과정이나 기술에 초점을 두어 연구하고 있으며, 사회인지이론을 적용하고 발전시킴으로써 행동변화의 가능성을 증가시키고자 하는 노력을 끊임없이 하고 있다. 사회인지이론은 인간이 행동을 어떻게 습득하고 유지하는지에 대한 설명을 제공해 줄 뿐만 아니라 어떻게 개입을 하면 효과적인지에 대하여 중재전략(intervention strategies)을 제시해 줌으로써 이론적 틀을 제공해 주고 있다.

사회인지이론은 사람들이 어떻게 생각하고 또 어떤 요인들이 그들의 행동을 결정하는가를 설명해 준다. 사회인지이론은 인간 행동이 인지요인, 환경요인, 행동요인들 사이의 상호관계에 의해 결정된다는 신념에 근거를 둔 학습이론이다. 이 이론의 주된 창시자인 알버트 반두라(Albert Bandura)는 다음과 같이 말한다. "사회인지이론은 인지적, 행동적, 그리고 환경적 요인들 사이의 끊임없는 상호작용에 의하여 인간행동을 설명한다(Bandura, 1977a)." 사회인지이론의 다음 세 가지 요인들 간의 상호작용으로 이루어진다.

① **인지요인**(개인요인) : 지식, 기대, 태도, 자기효능감

② **환경요인** : 사회규범, 지역사회 접근, 타인의 영향(자신의 환경을 변화시킬 수 있는 능력)

③ **행동요인** : 기술, 실천, 행동에 대한 자기효능감

사회인지이론에서의 환경은 인간의 행동을 결정적으로 지배하는 것이 아니며 개인적인 변수와 함께 상호작용을 하면서 행동을 결정하는 하나의 요인이다. [그림 3-1]에서 볼 수 있는 것처럼 환경과 행동과의 관계는 인간의 인지적인 능력과 상호작용하는 관계이며 이러한 세 가지 구성 요인들 간의 상호작용에 의해 인간의 행동이 결정된다. 같은 환경 속에 주어져 있는 인간이라도 자신의 행동을 통해 환경을 통제할 수 있다. 인간은 자신의 선택과 노력에 의해 주어진 환경을 자신에게 맞도록 실제적 환경을 만든다. 우리가 실제 생활 속에서 자신에게 주어진 환경을 그대로 받아들여 환경에 자신의 행동을 맞추려고 하기보다는 자신에게 유리하고 편한 상황을 만들어 그 안에서 행동한다. 이는 인간이 환경을 통제하는 예가 된다. 여기에서 개인 즉 인간의 인지활동이란 다른 사람들의 행동을 관찰함으로써 학습할 수 있는 능력, 행동이 갖는 의미를 상징화할 수 있는 능력, 주어진 일련의 행동유형들에 의해 결정될 수 있는 강화에 대한 예측능력, 자기 스스로 행동을 규제할 수 있는 능력 및 자신의 경험을 반추해보고 분석할 수 있는 능력 등을 의미한다.

| 그림 3-1 | 사회인지이론의 세 가지 요인의 상호관계

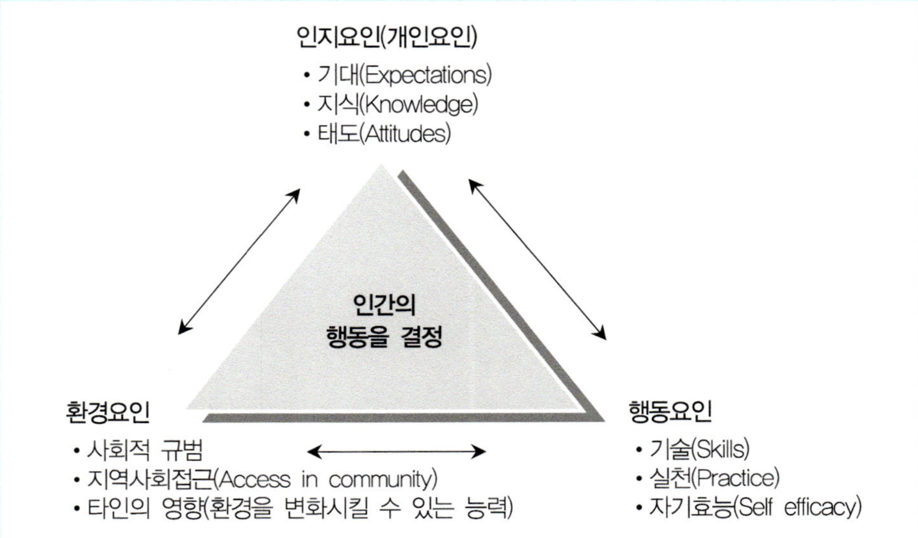

출처 : Bandura, 1986

이러한 능력은 개인에 따라 다르며 따라서 인간의 인지능력은 개인차가 있다는 것을 전제로 한다. 인간의 이러한 인지능력이 환경과 행동의 관계에 어떻게 영향을 미치는가? 기본적으로 환경이 인간 행동에 영향을 미치는 것은 모두에게 항상 일정하게 일어나는 기계적인 과정이 아니라 개인의 인지능력에 따라 해석되는 과정을 거친다. 개인의 행동에 대하여 환경으로부터 보상이 주어졌다고 할 때, 이러한 환경적요인 즉 보상이 그대로 개인의 다음 행동에 곧바로 영향을 미치는 것이 아니라 환경에서 주어진 보상에 대하여 개인은 인지적인 해석과 계산과정을 통해 자신에게 미칠 수 있는 의미를 저울질하게 되고 그것이 다음 행동에 반영되는 것이다. 이러한 맥락에서 보면 행동의 결과 또는 보상이 개인의 다음 행동에 영향을 미치는 것은 행동의 결과, 즉 사건(event) 그 자체가 아니라 그것에 대한 인지적 결과(perceived consequences)이다. 예를 들어 어떤 두 사람이 직업을 잃었다고 가정을 해 보자. 한 사람은 자신이 직업을 잃은 것을 사회적 원망이나 불운으로 여겨 자포자기 삶을 하는 반면에 다른 한 사람은 좀 더 자신을 개발하는 기회로 삼아 열심히 노력하여 더 좋은 직장을 갖기 위하여 노력한다고 가정을 해 보자. 이처럼 어떤 사건에 대해서 결과를 어떻게 인지하느냐에 따라 행동은 판이하게 달라짐을 알 수 있다. 다른 예를 들어볼 경우 어떤 두 사람이 운동을 시작하고 얼마 되지 않아서 근육이 붓고 뻣뻣해지는 것을 경험하였다고 해 보자. 이 때 어떤 사람은 이것을 신체에 무리가 오는 신호로 해석하여 그 운동이 자신에게 맞지 않는다고 인지하여 운동을 그만두었으나 다른 사람은 이러한 현상이 운동으로 인한 일시적인 근육통으로 해석하여 지속적으로 더 운동을 열심히 할 수 있다. 이상의 예에서 볼 수 있듯이 결과를 어떻게 인지하느냐가 행동결정에 중요한 요인이지 결과 그 자체는 중요하지 않다.

이상에서 보는 바와 같이 반두라는 전통적인 행동주의 관점은 학습에 대한 부분적인 설명을 해 주지만 충분하지 않다고 여기고 상황적인 측면, 특히 학습에 미치는 중요한 사회적 영향을 간과하고 있다고 여겨 사회인지이론을 제안하고 있다.

2. 구성요소

미쉘(Mischel, 1973)과 반두라(Bandura, 1977b, 1986)는 인간의 행동을 이해하고 이를 변화시키고자 하였다. 그들은 많은 연구를 통해 사회인지이론의 개념을 정립하여 발전시켰다. 각 사회인지이론의 구인의 개념과 적용을 요약하면 〈표 3-1〉과 같다.

1) 상호결정(Reciprocal Determinism)

사회인지이론에서 행동(behavior)은 환경과 개인이 서로 동시에 영향을 주어 발생된다. 개인의 특성, 그 사람의 행동 및 환경사이에서 일어나는 상호작용으로 인해 일어나는 행동이 결정되는 것을 상호결정이라고 한다.

2) 환경과 상황(Environments and Situations)

환경이라는 용어는 개인의 행동에 영향을 줄 수 있는 객관적인 것으로 설명될 수 있으나 구체적으로 살펴보면 눈에 보이는 개인의 외적 환경이라고 할 수 있으며, 사회적 환경과 물리적 환경으로 구분되어 진다. 사회적인 환경(social environment)의 예로는 가족구성원, 친구, 직장의 동료나 학급친구 등을 포함한다. 물리적인 환경(physical environment)은 교실의 크기, 주위의 온도, 특정한 음식을 이용할 수 있는 가능성을 포함한다.

상황(situation)이란 용어는 개인의 행동에 영향을 줄 수 있는 환경에 대한 정신적으로 어떻게 인지하느냐이다. 상황은 개인의 인지에 따라 현실적이거나 왜곡되거나 할 수 있다. 상황은 환경에 대한 개인의 지각(perception)과 장소, 시간, 신체적인 특징, 활동, 참여자 및 어떤 상황에서 그들 자신의 역할을 포함한다고도 할 수 있다. 이와 같은 상황의 개념은 레윈(Lewin)의 인생의 장(space)이나 브론펜브레너(Bronfenbrenner)의 미시체계(microsystem)의 개념과 조화를 이룬다. 환경과 상황은 행동을 이해하는데(Parraga,

표 3-1 사회인지이론의 주요 개념 및 적용

개 념	정 의	적 용
환경 Environment	개인의 물리적·사회적 외적환경	• 기회 및 사회적 지원을 제공한다.
상황 Situation	환경에 대한 개인의 지각	• 잘못된 개념은 바로 잡고 건강한 규범을 증진한다.
행동능력 Behavioral capability	주어진 행동을 수행하기 위한 지식 및 기술	• 행동에 대한 정보와 훈련을 제공한다. • 기술훈련을 통해서 완벽한 학습 기회를 제공한다.
결과기대 Outcome expectations	행동에 대한 예측된 결과	• 건강한 행동에 대한 긍정적 결과를 모델화한다.
결과기대가치 Outcome expectancies	주어진 결과에 대해 개인이 생각하는 가치	• 기능적 의미를 가지고 있는 변화의 결과를 제시한다. • 행동의 결과에 대한 조직화된 정보를 제공한다.
자기통제 Self control	목표를 설정한 행동 혹은 수행의 자기통제	• 스스로 감독하고, 목표를 세우고, 문제를 해결하고, 자신에게 보상을 주는 기회를 제공한다.
관찰학습 Observational learning	다른 사람의 행동이나 결과를 관찰함으로써 얻어지는 행동의 습득	• 목표행동에 대한 신뢰할 수 있는 역할 모델을 제공한다. • 타인의 행동을 관찰한다.
강화 Reinforcements	다시 발생할 가능성을 늘리거나 줄이는 개인행동에 대한 반응	• 상, 칭찬, 인센티브 등을 제공한다. • 자아를 보상한다. • 긍정적인 변화를 유도하기 위해 부정적인 반응이 나올 수 있는 상황을 줄인다.
자기효능 Self efficacy	어떤 행동을 수행함에 있어서 개인이 느끼는 자신감	• 성공을 확신할 수 있게 하기 위해서 조금씩 행동을 변화하려는 접근방법을 이용한다(작은 단계에서부터 행동변화에 접근). • 변화하고자 하는 것을 구체적으로 설정한다. • 설득과 격려를 사용한다.
정서적 대처 반응 Emotional coping responses	정서적 자극에 대처하기 위해 사용되는 전략(strategies) 및 기술(tactics)	• 문제를 해결하고, 스트레스를 관리할 수 있는 훈련을 제공한다. • 감정이 고조되는 상황에서 이에 대처할 수 있는 기술을 연습할 수 있는 기회를 제공한다.
상호결정 Reciprocal determinism	행동수행 시 일어나는 개인, 행동 및 환경요인의 역동적 상호작용	• 환경, 기술 및 개인변화를 포함한 행동변화에 대한 복합적인 방법에 대해서 고려한다.

출처 : Glanz et al., 2008

1990) 있어서 생태학적인 원리에 의해서 설명된다.

다른 한편으로, 환경은 자신도 모르는 사이에 행동에 영향을 미칠 수 있다. 예를 들면, 어떤 아동이 신선한 과일과 채소를 쉽게 접할 수 있는 환경에 살 경우, 그 아동은 자신의 식생활 패턴에 그러한 음식을 자연스럽게 포함하는 생활을 할 것이다. 그러나 신선한 야채나 과일을 섭취하는 것에 대한 중요성을 인식하지 않고 가치 있게 생각하지 않을 경우 그 개인이 다른 환경에 접할 경우 좋은 식생활을 유지할 가능성은 적다. 이처럼 한 개인이 자신을 둘러싸고 있는 환경이 중요하며 가치 있는 것으로 인식하지 못한다면 환경이 행동에 미치는 영향은 제한적일 수밖에 없다. 그러므로 환경뿐만 아니라 그 환경을 어떻게 인지하느냐 즉 상황은 어떤 행동을 이끌기도 하고 제한하기도 한다. 그러므로 사회적인 상황(social situation)과 물리적인 상황(physical situation)은 어떤 행동 양식을 채택하는데 중요한 계기를 제공한다(Rotter, 1955). 만약 저지방 우유를 쉽게 구할 수 있으며, 자신과 친한 친구가 그 우유를 마시는 것이 건강에 매우 유익하고 비만을 예방할 수 있다고 지각할 경우 저지방 우유를 마시는 행동을 할 가능성은 커지게 된다. 이처럼 상황은 즉각적인 주의를 요하는 어떤 문제를 제시할 수도 있으며 행동의 유형을 제한하고 불가능하게 할 수도 있다.

환경은 건강행동변화에 있어서 점점 더 중요하게 인식되고 있다. 흡연을 금하는 주나 직장에서의 정책은 흡연예방과 금연행동을 강화하게 된다(Biener, Abrams, Follick, & Dean, 1989). 잘 고안된 저지방 식이의 학교식당 메뉴는 학생으로 하여금 평소에도 저지방 식이를 할 수 있도록 행동을 촉진시키는 결과를 가져왔다(Simons-Morton et al., 1991). 〈표 3-2〉는 건강행동에 영향을 미치는 범주로 물리적 환경과 사회적 환경을 제시한 것이다.

3) 관찰학습(Observational Learning)

행동은 직접적인 경험을 통해서도 학습되지만 간접적인 경험을 통하여서도 학습된다. 비행기 조종사는 실제로 하늘을 날고, 뇌수술 전문 외과 의사들은 직접 수술을 하고 시행착오를 거쳐서 학습을 한다고 하면 큰일이 날 것이다. 다행히도 인간은 직접적인 경험을 통해서만 학습을 하지 않는다. 다른 사람의 기술을 먼저 주의 깊게 관찰함으로써 하나하나씩 배워가는 간접적인 경험을 통해서도 학습을 한다는 점이다. 반두라(Bandura, 1977)는 인간 행동의 대부분이 관찰에 의해서 학습된다고 하였다. 즉 다른 사람 혹은 모델이라고 여겨지는 사람의 행동을 관찰함으로써 학습이 일어난다. 한 실험에서 어린이가 인형을 격렬하게 치고 노는 장면을 다른 어린이에게 보여주었다(Bandura, Ross & Ross, 1963). 나중에 그것을 관찰한 어린이에게 장난감을 주었을 때 이전의 아동이 했던 행동

표 3-2 상호결정에서의 환경

환경 Environment	물리적 장소 Physical Location	인적변수	영향의 범주
기관 Institutional	정부기관	• 법제정자 • 행정가 • 고객	• 법, 규칙, 법률, 정책 • 조직의 분위기 • 동료 간 영향 • 기관과 고객 간 영향 • 기관의 식당 • 기관의 프로그램
지역사회 Neighborhood	집을 둘러싸고 있는 곳	• 이웃, 동료	• 이웃의 분위기 • 동료 간 영향
직업 Occupational	직장, 학교	• 관리자 • 직원, 고용자 • 교사 • 고객, 소비자, 학생	• 규칙, 규정, 정책 • 조직의 분위기 • 건강프로그램 (wellness programs) • 교사와 학생 간 영향 • 동료 간 영향 • 회사-고객 간 영향
소비자 Consumer	식품가게 편의점 패스트푸드점 식당 직원식당	• 관리자 • 고용자 • 소비자	• 규칙, 규정, 정책 • 조직의 분위기 • 동료 간 영향 • 가게-고객 간 영향
건강프로그램 Wellness programs	건강센터(wellness center) 혹은 직장	• 관리자 • 직원, 고용자 • 고객	• 규칙, 규정, 정책 • 조직적 분위기 • 프로그램 기술변화
가족 Family	집	• 부모 • 배우자, 파트너 • 자녀, 형제/자매 • 친척	• 규칙, 규정, 정책 • 가족 특성 • 배우자와의 관계 • 사회화 연습

출처 : 손애리, 2004

과 똑같이 인형을 치면서 노는 것을 볼 수 있었다. 이와 유사한 여러 가지 실험에서도 어린이들 대부분의 행동은 모방에 의하여 학습된다고 반두라는 밝히고 있다.

학습은 모방에 의해서 이루어지므로 환경은 사회인지이론에서 매우 중요한 요인으로 인식되며, 행동에 대한 모델을 제공해 준다고 할 수 있다. 개인은 다른 사람으로부터 강화를 받을 뿐만 아니라 그들을 관찰함으로써 학습한다. 관찰학습은 다른 사람의 행동을 관찰하고 그 사람이 받는 강화에 의해 발생한다. 이 과정을 이차적인 보상 및 경험이라고 부른다.

관찰학습은 복잡한 행동을 학습할 때 조건학습(operant learning)보다 좀 더 효율적인 방법이다. 조건학습에서 인간은 결과적으로 강화를 받은 행동만 수행한다. 시행착오 과정을 통하여 바람직한 수행에 가까워지기 위해 계속 반복하기 때문에 이러한 면에서 시행착오는 비효과적인 과정이다. 관찰학습에서 관찰자는 불확실한 상황에서 시간을 소모하는 과정을 겪을 필요가 없다. 그 대신 학습자는 다른 사람을 관찰하고 그 행동에 대한 강화를 관찰함으로써 행동에 필요한 규칙을 발견하게 된다. 개인은 다른 사람의 행동, 성공 및 실수를 관찰함으로써 적절한 학습을 한다.

많은 종류의 행동은 관찰학습을 통해서 학습될 수 있다. 같은 가족의 경우 비슷한 행동 성향을 보이고 있는데, 이는 가족이 서로를 관찰하여 학습을 하기 때문이라고 설명되어진다. 아동은 부모가 식사하는 것, 담배 피우는 것, 술을 마시는 것, 안전벨트를 착용하는 것 등등의 여러 행동을 관찰할 뿐만 아니라 그 행동을 함으로써 얻어지는 보상이나 벌도 함께 배운다. 예를 들면 학교에서는 담배를 피우면 처벌을 받거나 선생님으로부터 꾸지람을 심하게 받는 것을 관찰한 학생과 이와는 반대로 담배를 피워도 선생님이 못 본 척 눈을 감아주고, 주위 친구들로부터 어른으로서 인정을 해 주거나 좋은 이미지를 받는 보상을 관찰한다고 하자. 당연히 후자의 학생이 흡연할 가능성이 더 클 것이다. 이처럼 우리는 실제로 단순히 타인의 행동을 관찰함으로써 이것을 통해서도 중요한 것들을 학습하고 있으며, 이를 대리학습(vicarious learning)이라고 한다.

반두라는 관찰학습은 4단계를 거쳐서 일어난다고 하였다. 먼저 주의를 집중하고 다른 사람의 행동의 가장 결정적인 모습을 인지구조 속에 받아들인다. 다음으로 그 행동을 기억장치 속에 저장해 둔 다음 필요하다고 판단되는 상황에서 이를 재생시킨다. 마지막으로 이를 실행시키는 과정에 강화나 처벌의 효과가 나타난다. 이러한 학습의 단계는 꼭 의식적일 필요는 없다. 실제 생활에서 우리가 의식적으로 모방하려고 하지 않더라도 모방되는 경우는 얼마든지 찾아볼 수 있다. 공부하기 싫어서 가만히 앉아 있는 사람보다도 공부하는 사람을 지켜보고 있는 쪽이 더욱 효과적일 수 있다. 관찰학습 이론은 행동주의 이론으로 분류되고 있다. 그러나 이 이론은 사람의 내적 관심을 무시하고 전적으로 외부의 환경요소에 초점을 맞추는 순수한 행동이론이라기보다 논리적 요소인 정신활동에 더 많은 강조점을 두고 있는 혼합이론이라고 보는 것이 타당할 것이다.

4) 행동능력(Behavioral Capability)

"식사를 한다"는 것이 단순한 행동으로 인식될 수 있지만 이 행동을 하는 데는 복잡한 여러 수준을 거쳐서 일어나는 것이다. 식사를 하는 것은 어떤 음식을 선택하고, 그 음식을 먹는 것이며 또한 입안에서 그 음식을 얼마나 오랫동안 씹어야 하는 지 등과 같이 여러 수준이 작용되는 것이다(Frederiksen, Martin & Webster, 1979). 그러므로 행동의 변화를 유도하는 프로그램을 기획하는 보건교육사는 목표로 하는 행동을 매우 구체화시켜야 한다. 만약 인간이 특별한 행동을 수행한다면 무슨 행동을 해야 할지(지식 : knowledge), 어떻게 해야 하는지(기술 : skills)도 알아야 하며, 이를 행동능력이라 한다. 행동능력의 개념은 학습(learning)과 수행(performance)의 개념을 구별한다. 왜냐하면 과제(task)는 학습되어질 수는 있지만 아직 수행되지 않은 상태이고, 수행(performance)은 이미 학습되어진 것을 전제로 하기 때문이다.

무슨 행동(행동에 관한 지식)을 어떻게 수행해야 하는지(행동기술), 즉 행동능력을 가지고 있어야 행동을 할 수 있다. 어떤 행동을 학습했다고 해서 그 행동이 수행되는 것은 아니다. 그 행동이 수행되기 위해서는 학습이 우선되어야 한다. 행동능력은 개인의 훈련, 지적능력 및 학습스타일의 결과라고 할 수 있다. 행동변화를 유도하기 위해서는 행동에 관한 지식뿐만 아니라 기술훈련(skill training)을 통해 어떻게 행동이 수행되는지를 완전히 익히는 것이 필요하다.

행동능력은 개인의 훈련, 지적능력 및 배움의 양식의 결과라 할 수 있다. 완전학습이라 불리는 기술훈련방법은 만족할만한 행동 수준을 할 때까지 무엇을 수행해야 하는지에 대한 인지적 지식, 활동을 수행하는 것에 대한 연습, 성공적인 수행을 하기 위한 피드백을 제공한다.

5) 강화(Reinforcement)

강화는 학습이론의 조작적 조건화의 가장 기본적인 개념이다. 긍정적 강화 혹은 보상은 행동이 다시 일어날 수 있는 가능성을 증가시키는 개인의 행동에 대한 반응이다. 전통적 조작이론에서는 강화는 행동에 영향을 주는 알려지지 않은 기전으로 작용한다. 예를 들면, "잘 했어"라고 칭찬을 제공하는 것은 칭찬 받은 행동을 계속할 가능성을 증가시키는데, 특히 그 행동자가 칭찬하는 자의 의견을 가치 있게 받아들일 경우 그 가능성은 더 커진다. 부적 강화는 바람직한 행동이 수행되어졌을 경우 부정적 자극이 줄어듦으로써 행동의 가능성을 증가시킨다. 예를 들면 흡연은 부적 강화로 작용하는데 흡입된 니코틴은 우울, 걱정, 근심의 부정적 감정, 위축 및 갈망을 제거시키기 때문이다. 벌은 벌을 받을 것이라고 기대되는 상황에서는 어떤 행동을 할 가능성이 줄지만 다른 상황에서는 그렇지 않다. 예를 들면 비만아가 운동하는 것은 활발한 행동과 앉아있는 시간을 줄임으로써 두 가지 행동을 모두 강화하는 것이다.

사회인지이론은 3가지 종류의 강화, 즉 직접강화(direct reinforcement, 조작적 조건처럼),

대리강화(vicarious reinforcement, 관찰학습에서처럼), 자기강화(self-reinforcement, 자기통제로서)가 작용한다. 대리강화는 관찰 또는 대리학습에서 이미 설명한 것처럼 간접적인 강화를 의미하고 직접강화는 이에 대한 대응개념으로 본인 스스로 경험한 강화를 말한다. 한편 자기강화란 자기통제이며 본인 스스로가 통제하는 강화를 말한다. 이들 강화들은 다시 내적강화(internal reinforcement)와 외적강화(external reinforcement)로 구분된다(Lepper & Green, 1978). 외적강화는 강화를 예측할 수 있는 사건이나 행동의 출현이다. 내적강화는 어떤 사건이 가치가 있다고 느끼는 개인의 경험이나 인지라고 할 수 있다. 외적강화란 강화에 대한 가치가 이미 예측되어져 있는 행동이나 사건을 통한 강화를 지칭하고, 내적강화는 발생한 사건이나 행동이 이것을 경험한 본인의 인식이나 경험 속에서만 어떤 가치를 갖게 되는 강화를 말한다. 내적강화는 외적으로 강화되는 것이 아니며 외적인 강화와 반대로 작용될 수도 있다. 외적강화에서 보면 전혀 가치가 없거나 오히려 부정적인 가치를 갖는 행동을 왜 하는지 설명하기 위하여 내적강화의 개념이 필요하다. 예를 들면 상점에서 직원이 거스름돈을 더 많이 건네주거나 계산을 잘못하여 지불해야 할 금액이 적게 나왔을 경우 돈을 그냥 가지고 갈 수도 있지만 직원에게 돌려주는 것은 "옳은 것"이라고 생각하는 내적강화가 작용하였기 때문이다.

보건교육이나 건강증진프로그램을 계획할 때 이들 개념을 구분하는 것이 필요하다. 내적강화가 있는 행동에 외적강화가 주어지면 내적강화가 그 가치를 상실할 수 있다는 점을 상기할 필요가 있다. 예를 들면 본인 스스로 재미있어서 아침청소를 하는 사람에게(이 경우 재미를 느끼는 것이 내적강화임), 아침청소의 대가로 일주일에 얼마씩의 임금(외적강화)이 지급된다면 아침청소에 대하여 재미를 느꼈던 내적강화는 점점 줄어들 수 있으며 결국에는 없어질 수도 있다. 이러한 맥락에서 보건교육 프로그램에서 외적강화를 부여하려고 할 때는 내적강화가 감소되지 않도록 주의를 기울여야 한다. 개인이 어떤 행동을 하려면 행동수완능력(behavioral capacity)을 가지고 있어야 한다. 내적강화를 유도하는 교육프로그램은 좀 더 많은 학습과 학습의 유지를 가져오게 하며, 주제에 대해 더 많은 관심을 갖게 한다. 따라서 외적동기보다 내적동기가 높은 학습자의 경우 금연을 할 가능성이 크다.

보상체계에 대한 기전은 지나친 변호효과(overjustification effect)로 알려진 분야에서 매우 중요하다. 보건교육자와 행동과학자가 행동의 내적 호소를 유지하기 위해 모든 건강증진 활동에 대해 외적보상을 사용하지 않는 것은 당연하다. 그러나 치료사들은 행동변화프로그램의 일부분으로 매일 식습관을 기록하는 것처럼 프로그램의 끝에 끝을 낼 수 있는 행동은 행동에 대한 외적보상을 사용한다. 그러나 행동변화 그 자체가 목적일 경우에는 내적보상을 강조한다.

6) 결과기대(Outcome Expectations)

결과기대란 어떤 행동으로 특정한 결과가 초래될 것이라고 믿는 것을 의미한다. 예를 들면, 운동을 하게 되면 체중이 감소할 것이라는 확신이 클 경우 결과기대는 크다고 본다. 마찬가지로 의사가 처방해준 진통제가 통증을 감소하거나 사라지게 할 것이라는 기대를 갖고 진통제를 복용한다면 이는 결과기대가 큰 것이다. 다시 말해서 진통제가 통증을 없앨 것이라고 믿고 있기 때문이다.

인간은 어떤 특별한 상황에서 행동의 결과로 일어날 수 있는 사건을 학습한다. 습관이 형성되지 않은 행동에 대해서, 사람들은 그 행동이 수행될 경우 여러 상황을 기대하고, 그 상황에 대처할 수 있는 전략을 발전시키고, 그 행동의 결과로서 무슨 일이 일어날 것인지 기대한다. 사람들은 어떤 상황에 직면하기 이전에 '상황에 대한 기대'와 '결과에 대한 기대'를 발전시킨다. 대부분의 경우 기대적 행동은 걱정은 줄이고 그 상황을 조절할 수 있는 능력을 증가시킨다.

기대는 다음의 4가지 방법에 의해서 학습될 수 있다. 첫째, 비슷한 상황에 대한 과거의 경험(수행성취 : performance attainment), 둘째, 비슷한 상황에 있는 다른 사람을 관찰(대리경험 : vicarious experience), 셋째, 비슷한 상황에 처해있는 다른 사람으로부터 그 상황을 듣는 것 즉 사회적 설득(social persuasion), 넷째, 행동에 대한 감정이나 심리적 반응(psychological arousal)이다.

청소년의 흡연예방에 대하여 어떻게 기대가 발전되고 변화되는지 예를 들어보자. 일반적으로 청소년은 광고, 자신보다 나이가 많은 또래, 어른으로부터 기대를 통하여 학습한다. 예를 들면 흡연은 재미와 흥분으로 인지될 수 있고, 성인이 된 기분 혹은 매력적인 모습으로 기대될 수 있다. 보건교육 프로그램에서는 청소년은 흡연에 대한 부정적인 결과에 대해서 토의하게 하고, 다른 학생이 담배를 피우자고 할 경우 어떻게 대처해야 하는지 가르쳐야 한다. 이런 접근방법은 흡연을 시작하는 연령을 지연시키는데 효과가 있다. 이들 청소년에 대한 부정적 결과 즉 부정적 결과기대가 변화되기 때문에 성공될 수 있다.

7) 결과기대가치(Outcome Expectancies)

결과기대가치는 '한 개인이 특별한 결과에 대하여 가치를 두는 기대'이므로 결과에 대한 기대와는 다르다. 결과기대에 대하여 가치를 부여한 것을 결과기대가치(outcome expectancies) 또는 유인책(incentives, 인센티브)이라 칭하고 결과기대와 구분하고 있다. 결과기대와는 달리 결과기대가치는 크기로 나타낼 수가 있다. 긍정적이고 결과기대가치가 큰 행동이 결과기대가치가 적은 행동보다 동기화되기 쉽다. 장기적으로 나타나는 결과기대가치보다는 단기적으로 나타나는 결과기대가치를 더 선호하는 편이다. 청소년들을 위한 금연프로그램의 경우 금연이 가져다 줄 수 있는 결과기대가치 중 흡연의 장기적인 폐해인 폐암으로부터의 해방이라는 장기적인 기대결과가치보다는 담배냄새와 같은 악취로부터의 해방과 같은 단기적인 결과기대가치가 금연유도에 더 효과적일 것이다.

8) 자기효능감(Self Efficacy)

자기효능은 어떤 행동을 자신이 해낼 수 있는 능력이 있다고 믿는 자기믿음을 의미한다. 운동을 규칙적으로 계속할 수 있을 것인지? 또는 약 먹는 시간을 잘 지킬 수 있을 것인지? 운동을 하면 체중이 줄 것이라는 결과기대는 많지만 규칙적으로 운동을 할 수 있다는 자신감 즉 자기효능은 적을 수 있다.

자기효능은 상황에 따라 달라질 수 있다. 담배를 끊으려고 애쓰는 흡연자의 경우, 담배를 완전히 끊을 수 있다는 자기효능은 상황에 따라 바뀔 것이다. 아무도 담배를 피우지 않는 회의 시간에는 자신 있게 담배를 끊을 수 있으나 친구들과 어울리는 술자리에서는 담배를 끊을 수 있다는 자기효능은 아주 적을 것이다. 따라서 자기효능을 측정하고자 할 때는 단순히 자기효능을 가지고 있느냐 없느냐의 유무로 확인하는 것은 의미가 없고 특정 상황에서의 특정 행동에 대한 자기효능을 측정하는 것이 바람직하다. 금연 프로그램을 수료한 사람들에게 금연을 어느 정도 실천할 수 있는지에 대한 자기효능을 측정하는 것이 금연 프로그램을 평가하는 데에서는 매우 중요하다. 이를 정확하게 측정하기 위해서는 얼마나 오랫동안 금연할 수 있는 자기효능이 있는지와 일련의 여러 가지 상황을 기술하고 이러한 상황에서 금연을 실천할 수 있는 자기효능이 얼마나 되는지를 측정하여야 할 것이다. 실제로 이렇게 측정한 자기효능은 금연기간을 예측하고 어떤 상황에서 금연을 실천하기 어려운가를 밝히는 데 매우 유익한 것으로 보고된다. 반두라는 인간의 행동을 이해하고 예측하는 데에는 자기효능이 매우 중요한 역할을 하며 인간이 어떤 행동을 한 번 성공적으로 실행해 본 경험이 있다면 후에 똑같은 상황이 되었을 때는 이를 자신있게 할 수 있다고 하였다. 개인이 성공적으로 행동해 본 경험이 없더라도 대리경험을 통해서도 자기효능이 증대될 수 있다. 또한 의미 있는 타인에 의한 긍정적인 평가도 자기효능에 영향을 미칠 수 있다. 그 외에도 개인의 생리적 상태, 예를 들면 불안이나 우울에 따라 자기효능이 달라질 수 있다. 개인적 생리적 상태는 실제로 개인이 객관적으로 경험하고 있는 생리상태와 함께 개인이 인지하고 있는 주관적인 생리상태도 포함한다.

9) 수행 시 자기통제(Self Control of Performance)

수행(performance)이란 용어는 목표의 성취에 초점을 둔 인간의 행동을 말한다. 보건교육에서 최종적으로 바라는 목표는 자기 스스로의 통제 하에서 건강한 행동을 실천하는 것이다. 스스로 통제할 수 있을 때만이 건강한 행동이 학습될 수 있고 계속 유지될 수 있기 때문에 행동의 자기통제는 보건교육에서 매우 중요하다. 반두라(1991)는 자기통제 기전을 몇 가지 하부구조의 기능으로 설명하고 있다. 이 하부구조의 기능은 ① 자신의 행동에 대한 감시와 자기통제 결정인자 및 영향, ② 개인의 기준, 특히 개인이 세운 목표(self-set goal)와 행동을 비교하는 것, ③ 자기보상, 특히 감정적인 자기 반응(affective self-reaction)으로 구분할 수 있다. 여기서 자기효능은 행동변화를 어느 정도로 할 것인지 목표를 세우는 것과 자신 스스로가 만든 법규(self-regulation)를 어느 정도 실천할 것인지에 대해서 중요한 역할을 한다.

사회인지이론에서 자기통제는 목표로 삼고 있는 행동을 스스로 규제할 수 있는 것을 의미하며 건강한 행동을 얼마나 잘 유지해 나가는가를 본인 스스로 계속적으로 감시(self-monitoring)할 수 있어야 한다. 수행의 기준을 세우는 것, 즉 목표를 설정하는 것은 매우 중요하다. 자기통제를 증가하기 위한 전략 중의 하나는 목표로 하는 행동을 아주 구체적으로 정하는 것이다. 예컨대, 비만을 줄이기 위해 "단 것을 먹지 말자"라는 목표보다는 "하루에 먹는 과자를 8봉지에서 6봉지로 줄이자"라고 목표행동을 아주 구체적으로 정할 경우, 개인이 목표행동을 스스로 통제할 수 있는 능력은 증대될 것이다.

10) 감정의 조절(Management of Emotional Arousal)

반두라는 과도하게 감정이 유발되는 것은 학습과 수행을 방해한다는 것을 인식하였다. 그래서 어떤 자극은 공포감을 유발할 수 있다고 하였다. 이러한 공포감은 감정을 유발하여 방어행동을 하게 한다. 방어행동은 효과적으로 자극에 대처함으로써 공포, 걱정, 적대감 혹은 정서유발이 감소될 수 있다.

무스(Moos)는 정서와 생리적 유발에 대한 행동관리의 범주를 파악하였다. 첫 번째 범주는 부정, 억압 및 잠재 등과 같은 심리적 방어, 즉 정신적 방어기제를 의미한다. 두 번째 범주는 문제를 재구성하는 좀 더 많은 인지적 기술이다. 세 번째 범주는 정서적 스트레스로 인한 증상을 치료할 수 있는 스트레스 관리, 예를 들면 휴식이나 이완 및 운동 등을 의미한다. 네 번째는 감정적 스트레스의 원인을 분석하여 스트레스를 풀 수 있는 방법을 효과적으로 선택하고 수행하는 방법이다.

사회인지이론의 구성개념(construct)과 방법은 주로 행동관리기술을 학습할 경우 사용된다. 많은 프로그램이 행동관리기술을 사용할지라도, 이러한 전략은 개인과 문화에 따라 매우 다를 수 있다. 예를 들면, 체중이 많이 나가는 사람은 그들의 상태를 부정하거나 스트레스를 많이 받아서 식욕을 억제하기 어렵다. 보통 사람들은 이렇게 체중이 많이 나가는 사람들에게 부정적 가치를 부여하기 때문에 체중이 증가하면 스트레스나 걱정이 초래된다. 비만자일 경우 이러한 걱정이 오히려 스트레스를 유발하여 더 많이 먹는 행동을 가져오게 할 수 있다. 이처럼 걱정을 많이 하는 감정은 보건교육사가 건강메시지를 전달하는 것을 힘들게 한다. 그러므로 보건교육사 및 행동과학자는 피교육자의 행동변화를 돕기 전에 감정유발을 최소화하는 방법을 배워야 할 것이다.

11) 상호결정의 재조명(Reciprocal Determinism)

상호결정에 대한 개념과 사회인지이론의 구인을 재조명하고자 한다. 만약 개인, 환경 혹은 행동변화, 상황변화가 있다면, 행동요인, 상황요인(환경요인 및 개인요인)은 재평가되어야 한다. 예를 들면, 어떤 사람이 운동을 매우 싫어하고 그 사람의 친구들도 그가 계속 운동을 하지 않는 생활(sedentary life style)을 한다고 가정을 해 보자. 그 사람은 그가 운동할 수 있는 물리적 혹은 사회적 환경 예를 들면, 체육관 혹은 운동장을 피함으로써 운동에 대한 기대(expectations), 그 사람이 운동을 하지 않을 것이라는 기대는 강화된다. 그러나 그 사람의 인생에 있어서 큰 변화, 예를 들면 그의 가장 친한 친구가 심장병으로 죽었고 그 친구가 운동을 하지 않아서 죽었다는 소식을 접하게 될 경우 그는 운동을 시작해야겠다는 마음을 가지게 될 것이다. 그러나 그와 똑같이 움직이지 않는 좌식생활을 하는 친구들이 운동을 할 필요가 없다고 한다고 하자. 이러한 부정적인 압력을 피하기 위해 그는 그가 운동하는 것에 가치를 두고 지원하는 새로운 친구(새로운 사회적 환경)를 찾을지도 모른다. 이러한 변화는 그 사람이 운동을 시작하도록 더욱 동기를 유발시킬 것이다. 그 사람은 운동을 하지 않는 다른 친구를 변화시키거나 아니면 운동에 흥미를 가지고 있는 새 친구를 사귈 것이다.

3. 중재전략

1) 상호결정론을 적용한 중재전략

지금까지 살펴 본 사회인지이론은 여러 가지 행동변화 프로그램의 이론적 근거가 되는 유용한 이론으로 현재 널리 활용되고 있다. 특히 사회인지이론이 보건교육에 함축하는 것을 고려하여 프로그램을 준비하는 것이 필요하다고 여겨 사회인지이론을 요약하면서 그것의 의미를 살펴보기로 한다. 인간의 행동은 역동적인 성격을 가지며 이는 서로 동시에 영향을 미치는 환경과 인간적인 특성들과의 계속적인 상호작용에 의해 결정되는 것이다. 이러한 상호 결정론이 의미하는 것은 인간의 행동변화는 환경, 행동기술, 개인의 인지능력의 변화가 함께 있어야 생길 수 있다는 점이다. 어느 한 요인의 변화에 의한 것이 아니라 여러 요인에 의해 행동변화가 결정된다(전국보건관리학교육협의회, 2012).

(1) 개인요인 – 지식, 기대, 태도

올바른 건강에 대한 지식을 갖고 있으며, 행동에 대한 결과를 긍정적으로 인지(결과기대)할 경우 건강한 행동을 할 가능성이 높아진다.

예를 들면 청소년들은 음주광고를 통해 술을 마시는 장면에 대하여 매우 어른스럽고 술을 매우 섹시한 어떤 것으로 인식한다면, 청소년은 술에 대하여 긍정적인 결과를 하므로 술을 마실 가능성이 높아진다. 이러한 문제점을 수정하기 위해서는 술에 대한 부정적인 사회적 결과에 대해서 생각해보게 하고 토론을 통하여 긍정적인 결과기대를 부정적인 결과기대로 바꾸어 줘야 한다.

또한 결과기대에 대한 가치(outcome expectancy)를 어떻게 인지하느냐도 중요하다. 결과기대가치는 양적인 가치로 −1부터 +1까지 연속적인 가치이고, 쾌락주의의 원칙에 따라 긍정적인 결과는 최대화 시키고, 부정적 결과기대를 최소화시키는 행동을 선택한다. 그러므로 프로그램 계획 시 긍정적 결과기대가치를 알아내는 것이 중요하다. 예를 들면 절주를 할 경우 간암을 예방할 수 있다는 결과와 섹스를 할 경우 성적 능력이 저하된다는 결과를 기대를 한다고 가정을 해 보자. 청소년은 현재 건강하기 때문에 건강에 대한 가치는 크지 않으며, 성행동은 관심이 있어서 성적 능력이 저하되는 것에 걱정을 하게 된다면 전자보다는 후자를 강조하는 것이 절주를 성공하게 할 가능성이 클 것이다. 또한 결과에 대한 기대가 단기적으로 발생하는 것이냐 혹은 한참이 지난 후에 장기적인 효과를 보는 것이냐도 결과기대가치에 영향을 준다. 금연을 하게 되면 지금 당장 나타나는 단기효과(좋아하는 여자친구가 담배냄새를 싫어하므로 금연을 결심했다면 혐오스러운 냄새의 감소)가 폐암을 예방하거나 건강에 도움을 줄 수 있다는 장기효과보다 행동을 변화시키는데 영향을 줄 수 있다.

자기효능감(혹은 자기확신)은 특정 행동을 수행하는 능력에 대한 개인의 자신감의 정도를 의미하므로 행동에 대한 노력이나 그 행동을 얼마나 지속시키는지에 영향을 준다. 반복적으로 학습을 하게 할 경우 잘 할 수 있다는 기대를 변화시키기 때문에 자기효능감을 높일 수 있다.

(2) 환경요인 – 지역사회 규범, 사회적 물리적 환경변화

인간은 스스로 하지 않더라도 주변에서 그 행동을 하고 긍정적인 결과를 경험하는 것을 관찰하거나 이야기를 들어서도 학습할 수도 있다(=관찰학습, 대리경험). 행동변화란 관찰에 의한 대리학습에 의해서도 가능하다는 측면에서 행동변화를 유도하기 위해서는 신뢰할 수 있는 역할모델(role model)을 활용하는 것도 좋은 방법이 될 수 있다. 역할모델(role model)의 활용은 사회인지이론에 기초한 전략으로 유명인이나 주변의 중요인물, 예를 들면 매직 존슨의 HIV 감염사례 또는 안전한 성행동 실천 홍보가 HIV 검사와 안전한 성행동 증진에 영향을 끼치는 경우가 이에 해당된다. 특히 건강한 행동의 결과기대가 긍정적이라는 것을 이러한 역할모델을 통해 또는 직접적인 학습을 통해 알 수 있도록 프로그램을 기획하여야 한다.

(3) 행동요인 – 행동능력, 자기모니터링, 계약

우리는 종종 어떤 행동을 바꾸어야 한다는 것을 알고 있지만 어떻게 행동하여야 하는지는 잘 모른다. 구체적인 행동에 대한 기술을 가지지 않을 경우 행동변화는 성공할 수 없는 것이기 때문에 행동변화에 필요한 구체적인 기술을 학습시키는 것은 매우 중요하다. 이는 구체적인 행동수정기술(behavior modification techniques) 뿐만 아니라 사회적 기술(social skill)을 학습하는 것도 포함된다. 물론, 행동을 변화시키는 것 자체에 관한 것뿐만 아니라 변화된 행동을 오랫동안 유지할 수 있는 기술들을 습득하는 것도 효과적인 행동변화에 매우 중요하다. 이외에도 사회인지이론에 근거한 구체적인 학습방법으로 자기모니터링(self-monitoring)과 계약(contracting)이 있을 수 있다. 이 방법들은 자신의 목표 달성을 위해 스스로를 감시하는 것으로 우리가 계약서를 작성하는 것처럼 행동변화의 목표를 위해 자기 자신 또는 제3자와 계약서를 작성하고 이것을 실천하는 방법으로 행동변화를 도모하려는 방법이다. 그래서 우리가 건강행동 실천을 할 경우 주위의 사람에게 알리는 방법이 좋은 이유도 그 때문이다.

2) 적용전략

(1) 모델링(Modeling)

보건교육 전문가는 역할모델을 찾고 목표행동을 따라 하도록 하는 학습활동을 설정하는 데 창조적일 필요가 있다. 특정집단의 목표행동을 위한 적절한 모델을 선정하는 데는 질적인 요구도 조사가 유용하기도 하지만 이야기를 전하거나 사진, 비디오테이프를 통해서도 가능하다. 모델링의 구체적 방법은 다음과 같다.

첫째, 학습자가 모델과 목표행동에 주의를 집중하는 것이 중요하다. 모델은 학습자와 연령, 성, 능력 면 등에서 가장 비슷한 사람으로 선정한다. 모델의 행동은 학습자의 가치관과 심각하게 상반되지 않아야 한다. 모델링은 역할극과 같은 생생한 모델로 표현되거나 실제 상황에서 유용할 경우 더 효과적이다.

둘째, 일단 학습자가 목표행동을 긍정적으로 보게 되면 다음 단계는 이 행동을 습득하고 기억하게 하는 것이다. 모델이 시범 보인 목표행동을 설명해주거나 시범 후에 토론을 통해 행동의 의미를 명백하게 하는 것 등도 기억에 도움이 된다. 만일 학습과정에서 바람직한 행동을 실행하는 것이 불가능한 경우는 마음속으로 연습해보는 것이 필요하다.

셋째, 모델링 후에 즉시 행동으로 연습하는 것이 매우 중요하다. 운동 재생 과정은 행동을 기억하게 하는 부수적인 방법이다. 기술이 필요한 복잡한 행동인 유방자가검진을 수행하는 것같이 지도와 연습을 병행하면 그 연습한 내용이 효과적으로 활용될 가능성이 높아진다.

넷째, 모델링을 통해 습득한 행동을 지속하기 위해서는 행동의 결과에 대해 인위적인 보상이나 긍정적인 해석을 하는 것이 좋다. 학습자가 간접적인 보상, 즉 모델이 긍정적인 보상을 받는 것을 관찰하면 노력을 유발할 수 있다. 그러나 모델이 마약과 같이 바람직하지 않는 행동을 한 결과가 너무 비극적이나 불행할 경우, 학습자는 이를 무시하거나 아예 받아들이지 않는 경향이 있음을 주의해야 한다.

(2) 기술훈련(Skill Training)

기술발달은 목표행동을 효과적으로 수행할 수 있도록 하며 학습자가 그 행동을 시도할 가능성을 높여준다. 기술발달의 단계는 일반적으로 다음과 같다.

첫째, 필요한 기술에 대해 설명하고 시범을 보인다.

둘째, 학습자가 그 기술을 다시 교사에게 시범을 보이도록 지도한다.

셋째, 잘못된 부분을 고쳐주고 다시 반복할 것을 요구한다.

복잡한 기술은 세부적인 부분으로 나누어 학습한다. 사회적 기술, 특히 자기주장훈련과 같은 경우에, 학습자가 학습상황에서 충분한 신뢰감을 형성했다면 역할극이 효과적일 수 있다. 역할극을 통해 학습자는 무엇을 해야 하는지 들은 바는 없지만 다양한 상황에 처할 때 대응하는 법을 배우게 된다. 동료의 흡연이나 음주 제안을 거절하는 능력을 향상시키기 위해서는 이러한 특수한 기술을 필요로 하는 자기주장훈련이 필요하다. 학습자들은 처음에 모델이 거절하는 것을 관찰하면서 제안을 거절하는 것을 연습한다. 그리고 마지막으로 이들의 거절 결심을 무너뜨리도록 고안된 다양한 교묘한 상황에 대처하여 거절하는 것을 연습할 기회를 갖는다.

(3) 자기모니터링(Self Monitoring)

자기모니터링은 필요한 변화를 생각하고 구체적인 목적을 설정하는 방법으로 이용한다. 예를 들어, 올바른 식습관을 형성하기 위한 학교 보건교육 프로그램에서 학생들에게 자기감시를 하도록 요구하여 건강에 유익한 음식을 섭취할 때마다 이를 기록하게 한다. 기록의 빈도가 미리 설정된 기준[수(數)]을 넘게 되면 자신의 이름을 교실 내의 포스터에 올려 전체 학급에 대한 시각적 감시역할을 하도록 한다. 집단의 변화를 추구할 때는 개인보다는 집단 전체에 대한 감시를 실시하는 것도 효과적이다. '안전벨트 착용' 교육에서 집단 감시 방법을 활용할 수 있는데, 한 회사의 직원주차장에 감시 게시판을 만들어 주차장을 이용하는 운전자의 안전벨트 착용비율을 표시하게 한다. 이 게시판에는 교육 시작 시 착용률, 현재 착용률, 그리고 목표로 하는 착용률을 선명하게 표시하여 대상자들이 전체 집단의 안전벨트 착용률 현황을 파악하고 실행하도록 유도하는 것이다.

(4) 계약(Contracting)

계약은 사회적인 영향을 주요한 요인에 포함시킨 매우 유용한 행동변화 기술이다. 계약에는 보상이 포함되어 있더라도 다른 사람을 만족시키거나 좋은 인상을 주려는 시도도 함께 포함되어 있다. 계약의 내용은 다음의 사항을 포함한다.

첫째, 두 사람 이상이 계약에 동의한다.
둘째, 수행할 구체적 행동을 명시한다.
셋째, 성공적인 수행을 측정할 방법과 기준을 설정한다.
넷째, 성공적인 수행을 위한 보상내용을 명시한다.
다섯째, 서명을 한다.

계약을 실제 활용한 프로그램의 예를 간략하게 기술하면 다음과 같다. 건강한 음식섭취를 목표로 하는 학교 보건교육 프로그램에서 학생들에게 건강에 해로운 간식을 건강에 좋은 간식으로 대체하는 계약서를 파트너와 작성하게 한다. 계약서는 학생 당사자와 파트너가 서명하고, 건강에 좋은 간식을 식단에 포함시킨 내용이 구체적으로 기술되어 있어야 한다. 계약의 성공여부는 학생 파트너가 판정하며, 보상으로 학교식당에서 건강에 좋은 음식을 살 수 있는 쿠폰을 준다.

4. 적용사례

대부분의 사람들은 변화의 한 가지 방향만을 생각하지 말아야 하는 것이 얼마나 중요한지 간과하고 있다. 상호결정은 행동 그 자체만 변화시키는 것이 아니라 환경과 개인을 변화시키는 것에 초점을 두어 프로그램을 개발해야 한다.

1) CATCH(Child and Adolescent Trial for Cardiovascular Health) 프로그램

최근의 환경과 개인의 변화를 포함하여 사회학습이론에 근거한 건강증진 프로그램인 CATCH(Child and Adolescent Trial for Cardiovascular Health) 프로그램은 영양과 육체적 활동을 증진시키기 위하여 고안되었다. 교실수업과 환경적 변화를 통해 인지요인을 변화시키고자 하는 프로그램을 3학년부터 5학년에게 시행하였다. 행동능력, 자기효능, 교실에서 지각된 규범을 언급함으로써 음식서비스 프로그램과 체육프로그램을 통한 교육(intervention)은 상호결정이 일어났다. 그 프로그램은 아이들이 학교식당과 체육교육을 통해 새로운 실천을 할 수 있는 기회를 제공하였고, 아이들의 환경에 매우 중요한 타인, 예를 들면 교사나 부모로부터 강화를 받을 수 있도록 하였다. 프로그램의 평가결과 인지변수, 환경상태 및 영양과 육체활동에 대한 행동변화가 유의하게 나타났다.

2) 청소년 절주 및 금주프로그램

6학년부터 12학년의 학생을 대상으로 절주 및 금주프로그램을 사회인지이론에 근거하여 중재프로그램이 수행되었다. 프로그램은 3년에 걸쳐서 수행되었으며, 그 프로그램은 크게 ① 행동변화를 위한 보건교과과정, ② 부모의 참여, ③ 지역사회의 활동으로 구성되었다. 결론적으로 학생들은 프로그램에 참여하지 않은 학생보다 음주를 하지 않는 것으로 나타났다. 프로그램 후에 학생들은 관찰학습, 음주에 대한 부정적 기대, 부모와 의사소통하는 행동능력(behavioral capability)이 증가한 것으로 나타났다. 그러나 10학년 말에는 프로그램에 참여하지 않은 학생과 유의한 차이를 보이지 않았다.

11학년에는 알코올 소비를 감소하기 위하여 새로운 프로그램이 도입되었는데, 그 프로그램은 고등학생의 알코올 소비에 대한 지역사회의 규범을 변화시키는 것이 주요한 개념이었다. 프로그램은 크게 다섯 가지, ① 지역사회 참여(community attention), ② 부모교육(parental education), ③ 알코올이 없는 행사 후원(support of alcohol free events), ④ 술을 제공하지 않는 미디어 홍보(media projects to don't provide alcohol) and ⑤ 수업시간 토의(classroom discussions)로 구성되었다. 이 프로그램은 알코올에 대한 접근을 감소시켰고, 10대가 음주하는 것은 바람직하지 않다는 사회적 규범을 부모가 갖도록 하였다. 지역사회 수준에서의 접근은 10대 음주를 감소시키는 데 효과적이었다. 알코올에 대한 접근을 감소시키고 사회적 규범을 변화시키는 전략은 10대가 술을 쉽게 구입할 수 없도록 하는 환경과 음주에 대한 기대를 변화시키는 데 효과적인 것으로 나타났다.

요 약

사회학습이론의 기본적인 전제인 상호결정론은 개인(person), 행동(behavior) 그리고 그 행동이 수행되는 환경(environment)이 끊임없는 동적인 상호작용을 한다는 이론이다. 개인적 요인은 행동을 상징화하고, 행동에 대한 결과를 예측하고, 다른 사람을 관찰함으로써 학습을 하며, 어떤 행동을 수행함에 있어서 자신감을 가지고, 자기를 조절하고, 자신의 경험을 반영하고 분석하는 능력을 말한다. 환경은 개인이 특정기능을 수행해야 하는 사회적, 물리적 상황을 제시하며 또한 행동을 장려하거나 억제하게 하는 것들을 제공한다. 개인은 행동할 수 있는 능력과 자신의 행동을 통제할 수 있는 잠재력을 가지고 있다. 또한 특정 행동으로 인한 결과를 예측하고 이에 대응할 수 있다. 행동이란 개인의 현 상태나 환경을 반영한 것으로 개인과 환경에 영향을 줄 수 있다. 사회인지이론은 인간이 행동을 어떻게 습득하고 유지하는지에 대한 설명을 제공해 줄 뿐만 아니라 어떻게 개입을 하면 효과적인지에 대하여 중재전략(intervention strategies)을 제시해 줌으로써 이론적 틀을 제공해 주고 있다.

참고문헌

손애리, 고승덕. (2001). 금주 혹은 절주를 위한 행태변화 전략 : Transtheoretical Model (TTM)과 변화단계(Stages of Change) 이론 적용. 한국알코올과학회지, 2(1), 41-51.

손애리, 조원웅, 천성수. (2002). 아름다운 인간의 성 - 성교육 이론과 실제. 삼양출판사.

손애리, 조병희. (2003). 전국 도시주민들의 콘돔사용 실태 및 콘돔사용에 영향을 미치는 요인 : 의사결정균형과 자기효능이론을 바탕으로. 한국보건통계학회지, 28(2), 76-94.

손애리. (2004). 보건행태 및 보건교육 이론. 삼육대학교 출판부.

전국보건관리학교육협의회. (2012). 보건교육학. 서울 : 한미의학.

Bandura, A. (1977a). Social learning theory. Englewood Cliffs, New Jersey : Prentice Hall.

Bandura, A. (1977b). Self-efficacy : Toward a unifying theory of behavioral change. Psychological Review, 84, 191-215.

Bandura, A., & Walters, R. H. (1963). Social Learning and Personality Development. New York : Holt, Rinehart & Winston.

Bandura, A. (1986). Social foundations of thought and action : A social cognitive theory. Englewood Cliffs, New Jersey : Prentice Hall.

Bandura, A. (1995). Self-efficacy in changing societies. New York : Cambridge University Press.

Bandura, A. (1997). Self-efficacy : The exercise of control. New York : Freeman.

Bandura, A. (2001). Social cognitive theory : An agentive perspective. Annual Review of Psychology, 52, 1-26.

Bandura, A., Ross, D., & Ross, S. (1963). Imitation of film-mediated aggressive models. Journal of Abnormal and Social Psychology, 66, 3-11.

Becker, M. H. (1974). The health belief model and personal health behavior. Health Education Monographs. Vol. 2 No. 4.

Becker, M. H., & Maiman, L. A. (1980). Strategies for enhancing patient compliance. Journal of Community Health, 6, 113-135.

Bussey, K., & Bandura, A. (1999). Social cognitive theory of gender development and differentiation. Psychology Review, 106, 676-713.

Cash, K., & Anasuchatkul, B. (1993). Experimental educational interventions for AIDS prevention among Northern Thai Single Migratory Female Factory Workers. ICRW Report-in-Brief. Women and AIDS Research Program. ICRW.

Center for Health Training. (2000). Blueprint for male involvement. Seattle, WA.

Condiott, M. M., & Lichtenstein, E. (1981). Self efficacy and relapse in smoking session program. Journal of Consulting and Clinical Psychology, 49950, 648-658.

Glanz, K., Lewis, F. M., & Rimer, B. K. (Eds). (1997). Health behavior and health education theory, research & practice. Second edition. San Francisco, CA : Jossy-Bass Publishers.

Glanz, K., Rimer, B. K., & Lewis, F. M. (2002). Health behavior and health education. Theory, research and practice. San Fransisco : Wiley & Sons.

Glanz. K. et al. (1994). Stages and change in adopting healthy diets : Fat, fiber & correlates of nutrient intake. Health Education Quarterly 21, 1994 : 499-519.

Graham, S., & Weiner, B. (1996). Theories and principles of motivation. In D. C. Berliner & R. C. Calfee (Eds.). Handbook of educational psychology (pp. 63-84). New York : Simon & Schuster Macmillan.

Green, L. W., & Kreuter, M. W. (1991). Health promotion planning : An educational and environmental approach. Mayfiled Publishing Company.

Green, L. W., Kreuter, M. W., Deeds, S. G., & Partridge K. B. (1980). Health education planning : A Diagnostic approach. Mayfield Publishing Company.

Miller, N. E., & Dollard, J. (1941). Social learning and imitation. New Haven, CT : Yale University Press.

Pajares, F., & Schunk, D. H. (2001). Self-beliefs and school success : Self-efficacy, self-concept, and school achievement. In R. Riding & S. Rayner (Eds.), Self-perception (pp. 239-266). London : Ablex Publishing.

Parraga, I. M. (1990). "Determinants of food consumption". Journal of American Dietetic Association, 90, 661-663.

Pender, N. J., Walker, S. N., Sechrists, K. R., & Stromborg, M. F. (1990). Predicting health promoting lifestyles in the workplace. Nursing Research,

39(6), 326–331.

Prochaska, J., & DiClemente, C. (1992). Stages of change in the modification of problem behaviors. Progress in Behavior Modification, 28, 183–218.

Prochaska, J., & DiClemente, C. (1982). Toward a more integrative model of change. Psychotherapy : Theory, Research & Practice, 19, 276–288.

Prochaska, J., & Goldstein, M. (1991). Process of smoking cessation : Implications for clinicians. Clinics in Chest Medicine, 12, 727–735.

Prochaska, J., DiClemente, C., & Norcross, J. (1992). In search of how people change : Applications to the addictive behaviors. American Psychologists, 47(9), 1102–1114.

Rosenstock, I. M. (1960). What research in motivation suggests for public health. American Journal of Public Health, 50, 295–301.

Rosenstock, I. M. (1966). "Why People Use Public Health Services." Milbank Memorial Fund Quarterly, 44, 94–124.

Rosenstock, I. M. (1974). Historical origins of the health belief model. Health Education Monographs, 2(4), 328–335.

Rossi, J., Blais, L., Redding, C., & Weinstock, M. (1995). Preventing skin cancer through behavior change : Implications for interventions. Dematologic Clinics, 13, 613–622.

Rotter, J. R. (1954). Social learning and clinical psychology. New York : Prentice–Hall.

Rotter, J. B. (1995). The role of the psychological situation in determining the direction of human behavior. In M. R. Jones(ed.), Nebraska Symposium on Motivation. Lincoln : University of Nebraska Press.

Schunk, D. H., & Pajares, F. (2002). The development of academic self–efficacy. In A. Wigfield & J. Eccles (Eds.), Development of achievement motivation (pp. 16–31). San Diego : Academic Press.

Simons–Morton, B. G., et al., (1991). Promoting diet and physical activity among children : Results of a school based intervention study. American Journal of Public Health, 81, 986–991.

Simons–Morton, B. G., Greene, W. H., & Gottlieb, N. H. (1995). Introduction to health education and health promotion. Second edition. Prospect Heights,

IL : Waveland Press, Inc.

Strecher, V. J., & Rosenstock, I. M., (1997). The health behavior model. in K. Glanz, F.M. Lewis, B.K. Rimer (2nd eds.), Health behavior and health education, Jossey-Bass Inc.

Strecher, V. J., Devillis, B. M., Becker, M. H., & Rosenstock, I. M. (1986). The role of self efficacy in achieving health behavior change. Health Education Quarterly, 13(1). 73-92.

Swanson, J. M., & Forrest, K. (1987). Men's reproductive health services in family planning settings : A pilot study. American Journal of Public Health, 77(11), 1462-1463.

반두라(Albert Bandura : 1925-)

반두라는 1925년 캐나다 Alberta에 있는 작은 농촌에서 폴란드인 아버지와 우크라이나 출신인 어머니사이에서 6남매 중 막내이며, 외동아들로 태어났다. 반두라는 2명의 교사와 20명의 학생밖에 없는 그 지역의 유일한 학교에서 고등학교까지 다녔다. 그는 다른 급우들과 마찬가지로 독학을 하였으며, 이 독학이 모든 졸업생들이 성공적인 직업경력을 쌓는데 도움이 되었다고 회상한다. 고등학교를 졸업하고 난 후 그는 밴쿠버에 있는 British Columbia대학에 진학하여 학사학위를 받았으며, 그 당시 심리학과가 가장 장래성이 있으리라고 보고 아이오와대학 대학원에 들어가 석, 박사학위를 받았다. 그는 1953년부터 지금까지 미국 스탠퍼드 대학의 심리학과 교수로 재직 중이며, 가장 영향력 있고, 활동적인 심리학자로 손꼽히는 동시에, 사회과학의 많은 영역에 걸쳐서도 광범위한 지식을 갖춘 학자로 여겨지고 있다. 그는 조건형성과 인지이론을 통합하여 사회학습이론을 제안했는데, 현재 이 이론은 모방이나 공격성, 행동 치료 연구에 많이 활용되고 있다.

제 2 장 사회적 관계망과 사회적 지지

Social Network and Social Support

1. 이론적 개념

개인의 건강행동과 건강상태는 주변사람과의 상호작용에 의해 영향을 받는다. 특히 영향력이 큰 가족, 친구, 직장 동료, 이웃 등은 개인의 건강행동과 관련된 지식, 태도, 믿음 등을 변화시켜 건강행동의 실천에 영향을 미치고 건강상태를 변화시킨다. 사회적 관계망과 사회적 지지 이론은 이러한 개인 간 상호작용이 건강에 미치는 영향력을 강조하면서 개인이 속한 사회적 관계의 특성과 함께 사회적 관계로부터 발생되는 사회적 지지가 개인의 건강행동과 건강상태에 영향을 준다고 설명한다.

1) 사회적 관계망(Social Network)

사회적 관계망이란 사람들 간의 연계를 의미하는 것으로(Glanz, Rimer & Viswanath, 2008), 사회체계 내 구성원들 간의 관계를 이해하는 분석 틀이다(Bartholomew, Parcel, Kok, Gottlieb & Fernández, 2011). 사회적 관계망의 크기와 특성은 건강상태와 연관되어 있고 질병을 발생시키는 생리적 과정에도 영향을 주는 것으로 알려져 있다. 바람직한 건강행동은 사회적 관계 내 존재하는 타인의 행동을 관찰함으로써 시작(모델링) 또는 유지(강화)될 수 있다, 또한 사회적 관계에서 오는 지지가 스트레스의 건강영향을 완충시키거나 스트레스 대처자원의 활용을 가능하게 해준다. 문화, 사회경제적 요인, 정치적 요인 등 사회구조적인 상황이 사회적 관계망의 특성을 형성하기도 한다. 따라서 비만, 흡연, 의료서비스이용행동 등 건강문제와 건강행동의 분포는 관계망의 특성에 따라 달라진다.

사회적 관계망은 다양한 기능을 한다. 즉, 사회적 지지를 제공하고 규범을 형성한다. 또한 사회적인 통제를 가하기도 하고 자원에 대한 접근성을 향상시키기도 한다. 그 외 사회적 관계망의 특성과 기능은 다음의 〈표 3-3〉과 같다. 사회적 관계망은 사람들 간 관계의 특성과 관계망 전체의 특성으로 구분하여 기술할 수 있다. 사람들 간의 관계 측면에서 본다면 두 사람이 관계 속에서 자원과 지지를 주고받는 정도를 호혜성(reciprocity)이라 한다. 호혜성은 형평성, 상호간의 존중 측면에서는 긍정적이다. 그러나 지지를 받은 후에는 반드시 주어야 하는 의무감이 부담으로 작용할 가능성이 있다. 정서적으로 친밀한 관계인지는 강도(intensity or strength)로 표현된다. 정서적으로 친밀한 관계에서는 구성원들의 결속력이 강하여 지지를 얻을 가능성이 높지만 순응이 강요되는 단점이 있을 수 있다. 공식적인 조직 내 존재하는 관계인지는 공식성(formality), 관계가 다양한 기능을 하는 지는 복잡성(complexity), 관계망의 구성원들의 인구학적 특성이 비슷한지는 동질성(homogeneity)으로 기술된다. 성, 연령, 인종 등 인구학적 특성이 비슷하면, 이해와 공감의 장점이 있으나, 다른 특성을 지닌 집단의 구성원과의 접촉을 통해 성장하는 과정이 원활하지 않을 수도 있는 단점이 존재한다. 한편 중심인물과 가까운 거리에서 생활하고 있는지 및 구성원들이 서로 알고 상호작용하는지는 지리적 분산(geographic dispersion)과 조밀도(density)로 표현된다. 또한 방향성(directionality)이란 구성원들이 같은 크기의 힘과 영향력을 갖는지의 특성을 의미한다.

2) 사회적 지지(Social Support)

사회적 관계망의 가장 중요한 기능은 사회적 지지의 제공이다. 어려운 상황에서 가족, 친구, 이웃 등 사회적 관계망의 구성원들이 정서적, 물질적 도움을 주는 것이다. 사회적 지지는 항상 도움을 주려는 의도로 제공되므로 긍정적인 측면만을 나타내므로 사회적 관계망의 다른 기능과 차별화된 특성을 보유한다. 따라서 스트레스를 받는 상황에서 받는 사회적 지지는 스트레스가 건강에 미치는 부정적 영향을 완화시키는 보호요인으로서의 역할을 한다. 사회적 지지는 다음과 같은 4개 형태의 지지적 행동으로 구분된다(House, 1981). 그러나 이러한 유형의 구분은 개념적으로 가능할 뿐 서로 연관되어 있다. 즉, 한 유형의 사회적 지지는 다른 유형의 사회적 지지에 영향을 주기도 한다.

(1) **정서적 지지**(Emotional Support) : 보살핌이나 사랑을 받고 있다는 믿음을 갖도록 도와주는 것
(2) **도구적 지지**(Instrumental Support) : 물질적인 도움 또는 서비스를 주는 것으로 돈을 빌려주거나 교통수단을 제공하는 등과 같이 타인을 도와주는 것
(3) **정보적 지지**(Informational Support) : 문제해결에 유용한 충고 또는 제안 등을 하는 것
(4) **평가적 지지**(Appraisal Support) : 자기평가에 활용할 수 있는 정보를 제공하는 것

표 3-3 사회적 관계망의 특성과 기능

개념	정의
사회적 관계망의 구조적 특성	
호혜성(상호주의) Reciprocity	사회적 관계 속에서 자원 및 지원을 주고 받는 정도
강도 Intensity or Strength	사회적 관계가 정서적 친밀감을 주는 정도
복잡성 Complexity	사회적 관계가 다양한 기능을 수행하는 정도
공식성 Formality	조직(기관) 내 역할 상황에서 사회적 관계가 존재하는 정도
조밀도 Density	관계망 구성원들이 서로 알고 교류하는 정도
동질성 Homogeneity	관계망 구성원들이 인구학적인 특성 측면에서 비슷한 정도
지리적 분산 Geographic dispersion	관계망 구성원들이 중심인물과 근접하게 생활하는 정도
방향성 Directionality	구성원들이 동등한 권력과 영향력을 행사하는 정도
사회적 관계망의 기능	
사회적 자본 Social capital	호혜성과 사회관계 신뢰의 특징으로 묘사되는 자원
사회적 영향 Social influence	생각과 행동이 다른 사람의 행동에 의해 변화되는 과정
사회적 약화 Social undermining	타인이 부정적 감정 또는 비판을 표출하거나 개인의 목적 성취를 방해하는 과정
동료애 Companionship	관계망의 구성원들과 여가생활이나 다른 활동을 함께 함
사회적 지지 Social support	사회관계와 개인 간 거래에서 주고받은 도움이나 원조
사회적 지지의 형태	
정서적 지지 Emotional support	공감, 사랑, 신뢰, 보살핌을 표현
물질적 지지 Instrumental support	유형의 도움이나 서비스
정보적 지지 Informational support	충고, 권유 및 정보
평가적 지지 Appraisal support	자기평가에 도움이 되는 정보

출처 : Glanz et al., 2008

2. 사회적 관계망 및 사회적 지지가 건강에 미치는 영향

사회적 관계망과 지지가 건강에 미치는 영향은 [그림 3-2]에서 제시한 개념적 모형으로 설명할 수 있다. 모형에서 1번 경로는 사회적 관계망과 지지가 건강에 미치는 직접적 영향을 표현한 것이다. 친밀감 및 소속감과 같이 인간의 기본욕구를 충족시켜주는 경우 스트레스 여부와 관계없이 건강에 긍정적 영향을 줄 수 있음을 의미한다. 반면 2번과 4번 경로는 사회적 관계망과 지지가 개인과 지역사회의 대처자원에 미치는 가상적인 효과를 표현하였다. 사회관계를 통해 얻은 정보를 활용하여 개인의 문제해결 능력을 강화시키거나 문제를 보다 긍정적인 방향으로 재해석할 수 있음을 나타낸 것이다. 스트레스의 완충효과(stress buffering effect)는 2a와 4a 경로에 해당한다. 스트레스를 유발하는 사건을 경험했을 때 사회적 관계망과 지지는 개인의 스트레스 대처과정에 영향을 주고 스트레서가 건강에 미치는 영향을 완충시키는 작용을 하게 된다. 한편 3번 경로는 사회적 관계망과 지지의 특성이 스트레서에 폭로되는 빈도와 기간에 영향을 줄 수 있음을 제

| 그림 3-2 | 사회적 관계망/사회적 지지와 건강 간의 관계에 대한 개념적 모형

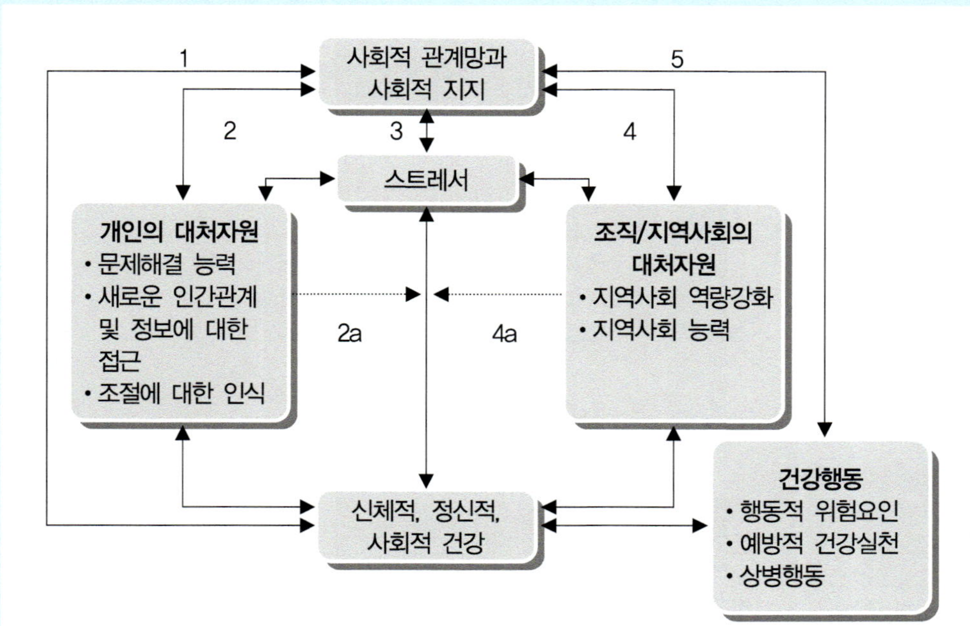

출처 : Glanz et al., 2008

시한다. 예를 들어 직장의 상사나 동료가 지지적인 경우 직장에서 스트레스 유발요인(스트레서) 자체가 존재하지 않을 수 있다. 마지막으로 5번 경로는 사회적 관계망과 지지가 건강행동에 영향을 미치는 과정을 나타낸다. 사회적 관계망과 지지의 특성은 흡연, 음주, 식습관 등의 건강행동 실천에 영향을 미치며, 이는 다시 신체적, 정신적, 사회적 건강상태와 영향을 주고받게 된다.

3. 사회적 지지 강화 프로그램 유형

히니(Heaney)와 이스라엘(Israel)은 사회적 지지를 향상시키는 중재 프로그램에 4개의 유형이 있음을 확인하였다(Glanz, Rimer & Viswanath, 2008). 중재 프로그램의 유형에는 현 사회적 관계망 강화, 새로운 관계망 개발, 토착적인 자연 조력자(natural helper) 또는 지역사회 보건의료인 활용을 통한 관계망 강화, 그리고 참여적 문제해결을 통한 지역사회 수준의 관계망 강화가 포함된다.

1) 현 사회적 관계망 강화

기존의 사회적 관계망을 통한 사회적 지지의 제공은 관계망의 구성원들에게 지지제공 기술훈련을 실시하고 관계망을 활성화하고 유지하도록 하는 훈련을 통해 가능해진다. 예를 들면 금연 프로그램 참여자의 금연과정을 지지하기 위해 가족 또는 영향력 있는 주변 사람이 지지제공 기술 훈련을 함께 받는 것이다. 지역사회 또는 국가 차원에서는 사회적 관계망을 강화하는 법이나 정책을 실시할 수도 있다.

2) 새로운 사회적 관계망 개발

현재의 관계망에서 사회적 지지를 기대하기 어려울 때 또는 개인이 사회적으로 고립되어 있는 경우 새로운 관계망을 개발함으로써 사회적 지지의 제공을 도모할 수 있다. 특히 건강행동의 변화를 시도하는 개인 주위에 이를 지원해주는 사람이 있거나 행동변화 과정에 파트너로 동참하는 사람이 있다면 행동변화 과정은 촉진된다.

멘토 프로그램(mentor program), 버디 시스템(buddy system), 그리고 자조그룹(self-help group)이 대표적인 새로운 관계망 형성의 사례이다. 멘토 프로그램에서는 건강문제 해결에 먼저 성공한 사람 또는 경험이 많은 사람이 문제해결을 위해 노력하는 개인의 멘토가 된다. 같은 건강문제를 갖고 있는 사람들이 함께 모여서 경험을 나누고 서로 지지하는 그룹은 자조그룹이라 한다. 두 명으로 구성된 지지그룹은 버디 시스템이라 한다.

사회적 관계망 형성은 개인 간 뿐 아니라 집단 간에도 형성될 수 있다. 또한 문제해결에 직접적인 목적은 없으나 같은 문제를 가진 사람들이 함께 모여서 사회적 상호작용을 할 수 있도록 하는 활동도 도움이 될 수 있다. 개인들이 관계망을 형성하게 되면, 자신의 문제를 해결하는데 도움이 될 수 있는 유용한 관계를 형성하려는 경향을 보이기 때문에 사회활동을 통해 간접적으로 문제해결에 도움을 주고받을 수도 있다.

3) 자연 조력자(natural helper) 또는 지역사회 보건의료인을 통한 관계망 강화

자연 조력자(natural helper)는 지역사회 주민이며 다른 구성원들이 상담이 필요하거나, 정서적 또는 물질적 지지를 받고자 할 때 도움을 청하게 되는 사람을 말한다. 지역사회와 공적 서비스 전달체계를 연계하는 역할을 하는 경우가 많다. 또한 지역사회 봉사하는 일을 담당할 수도 있고 미용사나 동네상점의 주인과 같이 일상적으로 많은 사람들을 접하는 사람들인 경우도 있다. 이들은 지역사회 주민들의 신뢰를 받으며, 다른 사람들에게 기꺼이 도움을 주고자 하는 지역사회 구성원이다. 이들은 지지를 직접 제공하기도 하고, 사람들 간의 관계망을 구성하기도 한다. 지역사회 내 보건의료인도 훈련을 통해 사회적 지지 제공자의 역할을 수행할 수 있다.

자연 조력자를 활용한 사회적 지지 강화 프로그램은 자연 조력자를 선정하는 과정으로 시작한다. 전문가들은 자연 조력자 선정 기준을 개발하고, 그 기준에 맞는 사람을 지명하도록 지역사회 주민들에게 조사를 실시하며, 가장 많이 호명된 사람을 자연 조력자로 선정한다. 자연 조력자를 활용한 프로그램의 목적은 건강증진에 도움이 되도록 사회적 관계망을 전반적으로 강화시키는 것이다. 이러한 목적달성을 위한 훈련과정에는 건강고위험인 발견, 건강증진법, 서비스 의뢰, 응급처치, 시청각자료 활용, 관계망 구성, 상담기술 등이 포함된다.

4) 지역사회 역량강화 및 문제해결을 통한 관계망 강화

지역사회 주민의 자율적 참여를 통해 지역사회의 문제를 스스로 파악하고, 이를 해결하기 위해 목적으로 설정하고 전략을 활용하는 과정은 지역사회의 사회적 관계망을 강화시키는 역할을 한다. 이러한 과정에서 지역사회 구성원들은 새로운 사회적 관계망을 형성하기도 한다.

4. 적용사례 : Promoting Social Networks and Support(Martin et al., 2011)

사회적 관계망과 지지 향상(Promoting Social Networks and Support)프로그램은

개인이 사회적 관계망을 개발하고, 관계망에서 보다 많은 지지를 확보함과 동시에 인지적 비뚤림과 연관된 것들에 도전함으로써 지지에 대한 인식수준을 향상시키도록 하는 목적으로 개발되었다. 사회적 지지 수준이 낮은 81명의 성인(17~74세)을 중재군과 통제군에 무작위배정 한 후 중재군은 그룹형태의 10주간의 프로그램에 참여하였고, 통제군은 대기자 명단에 올려 다음 회차의 중재 프로그램에 참여할 수 있도록 하였다. 중재 프로그램은 사회적 지지에 관한 심리-교육(사회적 지지 개론, 사회적 지지 강화, 관계망의 구성과 장애요인 제거), 인식(인지의 왜곡과 사회적 지지, 쓸모없는 생각에 대한 반박), 사회적 불안(불안의 영향, 불안에 대한 행동전략), 사회적 기술과 문제해결(언어적, 비언어적 커뮤니케이션 기술, 자기주장 커뮤니케이션, 기술의 개선과 문제해결)로 구성되었다.

중재 프로그램 전 후와 10주 후 사후조사를 실시하여 효과를 평가한 결과, 중재군 참여자의 기능적 지지 향상(사회관계에서 발생된 정서적, 정보적 지지)에 유의한 효과가 있었으나 구조적 지지(사회적 관계망에 통합된 정도) 향상에는 효과가 없었던 것으로 파악되었다. 또한 자기 노출(self-disclosure)의 사회적 기술이 향상되었고 우울증이 감소된 효과를 얻었다. 이러한 효과는 10주 후에도 지속되는 것으로 확인되었다. 사회적 지지가 건강에 미치는 영향을 분석한 기존 문헌에서 제시한 바와 같이 본 중재 프로그램은 사회적 지지를 강화하는 프로그램이 스트레스 영향을 완화하는 목적에는 유용하다는 결론을 얻었다. 그렇지만 적절한 사회통합과 관련된 일반적인 건강증진 효과를 발생시키는 데는 유효하지 않을 수도 있음이 함께 제시되었다.

요 약

사회적 관계망과 사회적 지지 이론은 개인이 속한 사회적 관계의 특성과 사회적 관계로부터 발생되는 사회적 지지가 개인의 건강행동과 건강상태에 영향을 준다고 설명한다. 사회적 관계망의 중요한 기능은 사회적 지지의 제공이며, 사회적 지지는 정서적, 물질적, 정보적, 평가적 지지로 구성된다.

사회적 지지는 스트레스가 인체에 미치는 영향을 완화시키는 역할을 하여 건강에 긍정적으로 작용한다. 따라서 사회적 지지를 강화시키는 중재 프로그램이 개발되어 그 효과를 검증하는 다양한 연구들이 진행되고 있다. 중재 프로그램은 기존의 관계망을 강화하거나 새로운 관계망을 개발하는 방안, 지역의 조력자를 파악하고 조력자에 대한 교육과 훈련을 통해 사회적 관계망과 지지를 강화하는 방안, 지역사회 역량강화 및 문제해결을 통한 관계망 강화 방안으로 그 유형이 구분된다.

참고문헌

Bartholomew, L. K., Parcel, G. S., Kok, G., Gottlieb, N. H., & Fernáandez, M. E. (2011). Planning health promotion programs : An intervention mapping approach (3rd ed.), San Francisco, CA : Jossey-Bass.

Glanz, K., Rimer, B. K., & Viswanath, K. (2008). Health behavior and health education. San Francisco, CA : Jossey-Bass Publishers.

Martin, P. R., Reece, J., Lauder, S., & McClelland, A. (2011). A randomized controlled trial of a social support intervention. Applied Psychology: Health and Well-being, 3(1), 44-65.

제 4 편

집단 및 사회 변화

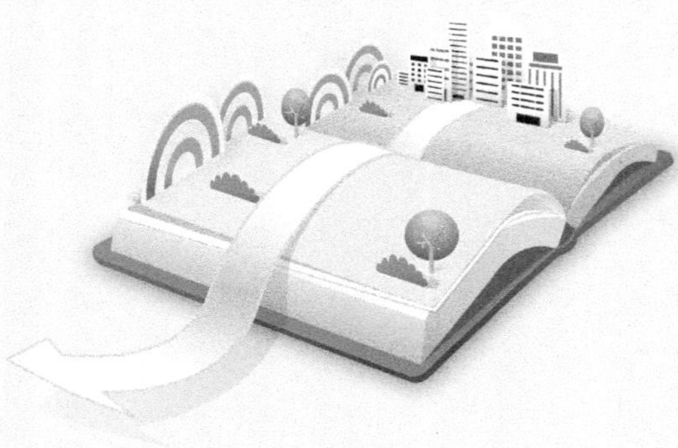

제 1 장 조직변화이론

Theories of Organizational Change

집단을 대상으로 하는 건강증진 프로그램은 건강증진사업의 대표적 생활터인 학교와 직장과 같은 조직(또는 기관) 수준에서 수행되는 경우가 빈번하다. 학교에서는 학생들의 건강생활실천을 위해 체계적인 보건교육을 실시하며, 회사에서는 직원들의 건강증진을 위해 금연상담 서비스를 제공하고 스트레스관리 프로그램을 운용한다. 이 과정에서 학교와 직장의 건강관련 환경은 직, 간접적으로 구성원들의 건강증진활동에 영향을 주게 된다. 학교에서 건강한 식습관 형성을 위한 보건교육을 실시하는 동시에 학교매점에서 건강에 유해한 탄산음료의 판매를 금지하거나 급식의 메뉴를 건강식으로 제공하는 정책을 마련한다면 학생들의 올바른 식습관 형성은 촉진된다. 마찬가지로 회사 내 금연정책을 강화하고 직원들의 건강증진을 위해 회사 내 피트니스 센터를 마련한다면 이 또한 직원들의 건강지지적 환경이 되므로 건강증진활동은 촉진된다. 이처럼 조직의 환경적 특성이 구성원들의 건강생활실천을 촉진 또는 방해하는 결과를 초래하므로 조직의 특성을 이해하고, 조직의 바람직한 변화를 유도하는 것은 조직수준의 건강증진활동에서 중요하다.

건강증진전문가들이 조직변화를 유도하기 위해 활용하였던 초기의 이론들은 대부분 경영학 분야에서 개발되고 활용된 것들이었다. 그러나 레빈(Lewin, 1951)의 단계이론과 로저스(Rogers, 2003)의 혁신확산이론이 개발, 적용되면서 조직변화에 유용한 기초를 제공하고 있다. 조직변화는 조직 내의 변화와 조직과 조직 간의 협력을 유도하는 방안으로 구분할 수 있다. 조직 내 변화를 설명하는 이론은 단계이론과 조직개발이론이 대표적이며, 조직 간 협력의 기초가 되는 이론은 조직 간 관계이론과 지역사회 연합활동이론이다(그림 4-1).

| 그림 4-1 | 조직변화이론의 종류

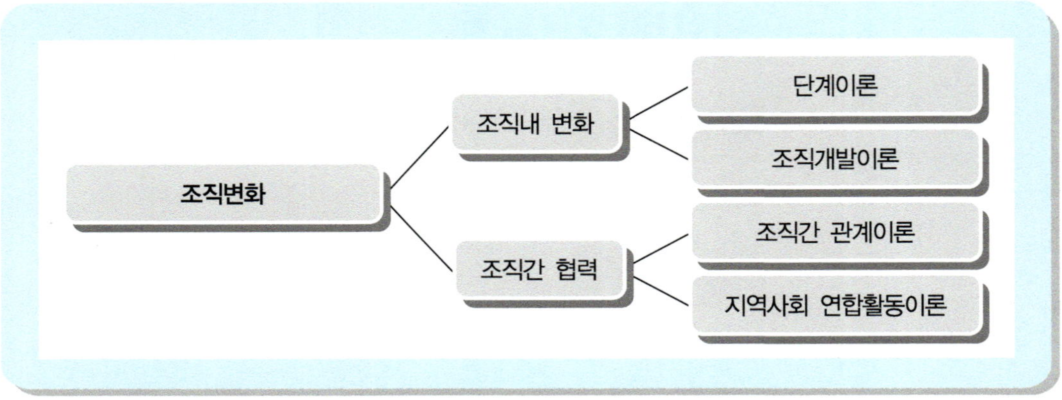

1. 조직 내 변화

1) 단계이론(Stage Theory)

단계이론은 조직이 변화를 할 때 일련의 단계를 거친다는 이론이다. 스테클러, 굿맨과 케글러(Steckler, Goodman & Kegler, 2002)는 건강증진을 위해 조직변화를 유도할 때 적용할 수 있는 4단계 이론을 제안하여 조직마다 다른 특수한 상황을 분석하고 변화를 위한 계획을 마련하는 방법에 대한 기틀을 제공하였다. 이 이론은 조직변화의 단계가 있음을 인식하고, 각 단계에 적절한 변화 촉진전략을 적용하는 것의 중요성을 강조한다. 조직변화의 단계는 인식제고(awareness raising), 채택(adoption), 수행(implementation), 제도화(institutionalization)로 구성된다.

(1) 인식제고(Awareness Raising)의 단계

조직의 환경에 존재하는 건강 관련 문제점을 명확하게 밝히고 이를 해결하기 위한 대책들을 제안함으로써 간부수준에서 조직변화의 필요성에 대한 관심과 지지를 유도한다. 예를 들어, 학교에서 집단 따돌림 문제가 심각하다면 이를 이사회에 알린다. 따돌림이 학생들에게 미치는 부정적 영향과 현 교육 시스템 안에서 활용 가능한 예방대책을 제시함으로써 이에 대한 학교 운영진의 관심을 유도할 수 있다.

(2) 채택(Adoption) 단계

첫 단계에서 기술된 문제들을 해결할 수 있는 정책, 프로그램 또는 다른 혁신적인 방안을 채택하기 위해 계획을 세우는 단계이다. 수행에 필요한 자원을 파악하는 일도 포함된다. 조직의 독특한 특성과 문화에 맞도록 대책 안을 절충하고 수정하는 과정이 요청되기도 한다. 이 단계에서는 조직의 일상적 운영에 밀접하게 관여하는 관리자의 역할이 중요한데, 예를 들어 학교에 따돌림 방지 정책을 세우고 실시하는데 있어 교장이 주도적인 역할을 할 수 있다. 이 단계에서 건강증진전문가는 조직의 의사결정권자와 수행자들에게 채택에 관련된 정보를 제공하기 위해 과정자문을 제공한다.

(3) 수행(Implementation) 단계

프로그램의 전달과정에 관련된 기술적인 측면과 관련된 단계이다. 변화의 시작을 위해 필요한 훈련과 물질적인 지원을 제공하는 것들이 포함된다. 이 단계에서 발생하는 역량구축은 조직의 변화를 시작하고 지속하는데 있어 필수적인 요소이다. 해결방안을 실시하는 과정과 직접적인 연관성이 있는 사람들이 이 단계에서 적극적인 역할을 하게 된다. 예를 들어 따돌림 방지 정책이 성공적으로 수행되기 위해서는 교사들이 따돌림 사건이 발생하였을 때 효과적으로 대처하는 능력을 키울 수 있도록 하는 훈련과정이 필요할 수 있다.

(4) 제도화(Institutionalization) 단계

이 단계는 변화의 장기적인 지속을 위해 노력하는 단계이다. 고위관리자의 역할이 중요해지는 단계로 제도화에 대한 장애요인을 극복하고 자원과 훈련에 지속적인 투자를 하면서 모니터링과 질 관리 체계를 수립하게 된다.

단계이론은 어떠한 단계를 거치면서 조직의 변화가 성취되는지와 각 단계에서 조직 내

| 그림 4-2 | 조직변화를 위한 단계이론의 적용

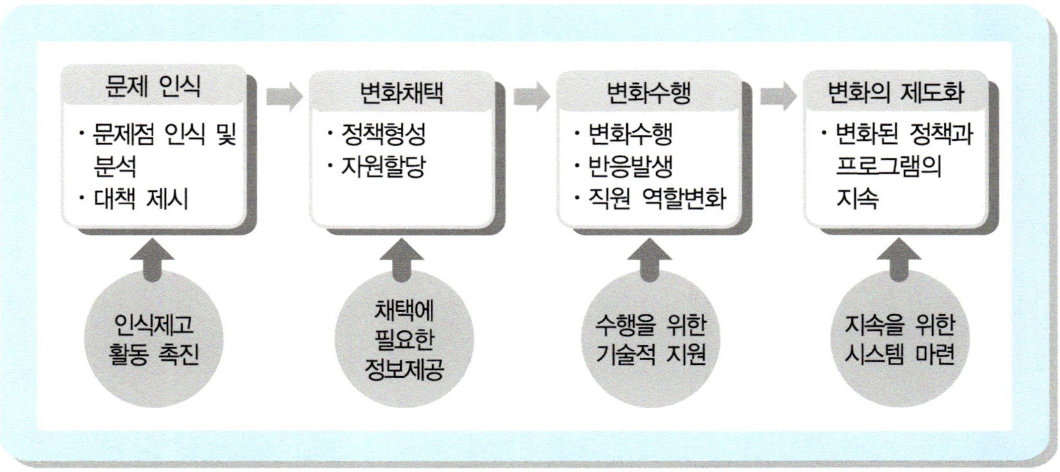

어느 수준에서의 적극적 참여가 요청되는지에 대해 설명하므로 이미 개발된 프로그램이나 정책을 조직이 채택하는 입장에 있을 때 가장 유용하게 활용할 수 있다(그림 4-2).

2) 조직개발이론(Organizational Development Theory)

조직개발(organizational development [OD])이란 "행동과학의 지식을 조직변화에 적용하고, 조직의 성과를 효과적으로 달성하도록 하는 전략, 디자인 요소, 과정을 개발하는 조직체계의 전반에 걸쳐 진행되는 과정"이다(Cummings, 2004). 지속적인 진단, 활동계획, 수행, 평가의 과정을 통해 조직이 지식과 기술을 전수받고 스스로 문제를 해결하며 미래의 변화를 관리할 수 있는 역량(capacity)을 함양하게 된다.

조직개발이론의 주요개념은 조직풍토(organizational climate), 조직문화(organizational culture), 조직역량(organizational capacity)이다. 조직풍토는 조직의 분위기(mood) 또는 특성(personality)으로 '조직의 심리학'으로 표현될 수 있다. 반면에 조직문화는 조직 구성원들이 공유하는 가설(assumptions)과 믿음(beliefs)을 나타내는 것으로 조직의 인류학으로 표현된다. 조직역량은 조직의 하부체계가 최적으로 기능함을 나타낸다.

(1) 조직풍토(Organizational Climate)

조직의 업무관행에 대한 태도와 신념이 조직의 풍토를 구성한다. 이러한 인식은 구성원의 집단적 행동에 영향을 주게 된다. 리더십, 자유로운 의사소통 여부, 참여경영(직장의 의사결정과정에 직원들을 참여시키고 그룹토의과정을 통해 의사결정을 진행하는 리더십 형태), 역할의 명료성, 갈등해결의 방법 등이 풍토를 구성한다. 학교나 직장의 조직풍토는 조직변화의 채택과 수행 과정에 영향을 미치므로 궁극적인 조직변화의 효과가 달라질 수 있다. 조직의 풍토는 상황에 따라 변화하는 특성이 있다.

(2) 조직문화(Organizational Culture)

조직풍토와 밀접한 관련이 있다. 구성원들이 공유하는 가치관, 규범, 행동패턴 등을 의미하며, 오랜 기간에 걸쳐 형성되므로 변화되기 어려운 특성이 있다. 건강문화(a culture of health)를 형성하는 것은 직장의 건강증진 프로그램, 정책, 수당 그리고 환경적 지지를 통해 직원들의 건강과 안전에 높은 가치를 부여하고, 지원하며 증진시키는 직장환경을 조성하는 것을 의미한다. 건강문화의 형성은 조직 모든 수준에서의 참여가 요구되고, 직장의 건강 프로그램이 총괄적인 사업목적과 병행하는 사업운영의 일상적 과정으로서 설립되어야 한다.

이 조직문화의 변화 성과는 직원들의 참여와 역량강화, 의료비 지출 감소, 직원들의 생산성 향상으로 나타난다. 조직의 구조, 정책, 운영절차 업무관행 등이 건강을 지원 또는 유지하는 방향으로 조정될 때 건강지지적 조직문화가 형성된다.

(3) 조직역량(Organizational capacity)

조직의 역량이란 조직의 하위조직들이 최적의 기능을 하는 상태를 의미한다. 조직의 역량은 조직풍토와 문화의 영향을 받아 조직기능의 효과성 및 효율성이 달라진다. 프레츠비와 완더스맨(Prestby & Wanderman, 1985)은 조직의 생존능력 체계를 제시하면서 조직역량의 4요소를 제안하였다. 네 개 요소는 자원의 획득(resource acquisition), 조직구조(organizational structure), 활동(actions or activities), 성과(accomplishment)이다. 따라서 적절한 자원을 획득하지 못하였거나 자원획득과 작업수행을 위한 구조가 개발되지 못한 경우, 그리고 자원을 효과적, 효율적으로 동원하지 못하고 가치있는 성과가가 없는 조직은 운영이 멈추게 된다. 이후 플로린 등(Florin et al., 2001)은 지역사회연합에 개방시스템을 적용하였다. 투입(inputs)은 정보, 외부펀딩, 스태프, 그리고 기술지원을 포함하며, 투과량(throughput)은 구성원과 지역사회 부문들의 동원, 구조설립과 기능설정, 구성원과 조직의 능력구축이 포함된다. 산출(outputs)은 활동계획과 프로그램 수행으로 정의된다.

(4) 조직개발이론의 적용

조직개발이란 궁극적으로 직장생활의 질 향상을 추구하므로 조직진단을 통해 직원에게 긍정적 또는 부정적 영향을 미칠 직장생활의 다양한 측면을 파악하는 것으로부터 시작한다. 현장연구(action research)가 보편적으로 적용되는데, 조직을 발전시키기 위한 4단계, 즉 진단(diagnosis), 활동계획(action planning), 중재(interventions), 평가(evaluation)로 진행된다. 조직진단을 기반으로 변화를 위한 계획을 세우고 이를 수행하게 되는데, 중재방법으로 조직발전에 도움이 되는 t-groups와 같은 특수한 기법, 서베이, 문화중재 및 과정자문과 같은 기법을 활용한다.

2. 조직 간 협력

1) 조직 간 관계론(Interorganizational Relations Theory)

조직들이 어떠한 방법으로 협력할 수 있는지에 초점을 두는 이론이다. 이 이론은 건강, 사회 문제 등의 복잡성이 증가되고 있는 현 시점에서 한 조직에 의한 문제해결보다 지역사회 조직들 간의 협력을 통한 포괄적이고 통합적인 접근을 하는 것이 문제해결의 효과성을 향상시킬 수 있다는 가정에 근거하고 있다. 조직 간 연계의 특성은 다음과 같이 구분할 수 있다.

(1) **교환 네트워크**(exchange or obligational networks) : 자원을 교환하고 극소수의 협력활동을 실시하는 관계. 조직 간 업무의 조정과 통합을 담당하는 개인들에 의해 유지되는 느슨한 연계
(2) **활동 네트워크**(action or promotional networks) : 조직의 목적에 수반된 협력적 활동의 성취를 위해 자원을 공유하고 자원 풀을 구성하는 연계
(3) **체계적 네트워크**(systematic networks) : 조직들이 협력 상품 또는 서비스를 생산하기 위해 장기간 공식적으로 유지하는 관계

2) 지역사회 연합활동이론(Community Coalition Action Theory, CCAT)

연합(coalitions)은 과거 20여 년 동안 보건의료를 포함한 다양한 분야에서 급속하게 발전하여 왔다. 연합은 활동중심의 파트너쉽을 통해 지역사회의 문제점을 분석하고 자료수집을 통해 요구도를 진단하고 파악된 해결방안의 적용을 계획하고 수행한다. 또한 사회변화를 유도함으로써 지역사회의 문제를 예방하거나 경감시키는 것에 중점을 둔다.

지역사회 연합활동이론(Community Coalition Action Theory, CCAT)은 연합구축과정을 포괄적으로 다루는 이론 중 하나이다(Butterfoss & Kegler, 2002). 지역사회 연합활동이론은 1990년대 정의된 지역사회 연합이란 “공통의 목적을 성취하기 위해 협력하기로 동의한 지역사회 내 다양한 조직, 당파 또는 선거구를 대표하는 사람들의 집단”이라는 관점을 채택하여 지역사회 연합을 특수한 형태의 연합으로 판단하였다(Butterfoss & Kegler, 2002). 연합의 구성원들에게 최대한의 혜택을 제공하기 위한 목적으로 연합을 구성하며, 특히 지역사회 연합은 지역사회 구성원 공통의 목적을 성취하고 건강증진의 영역 안에서 공통의 사업을 수행하고자 하는 의도로 발전되어 왔다. 지역사회 연합활동이론은 지역사회 변화를 유도하는 연합 내적인 요인들을 파악함으로써 연합의 효과를 측정할 수 있는 방안을 제공한다(Kegler, Rigler & Honeycutt, 2010).

지역사회 연합활동이론은 14개의 구성요소(constructs)와 이 구성요소를 근거로 개발되고 실천경험으로 증명된 23개의 제안(propositions)으로 구성된다. 구성요소와 제안들은 효과적인 지역사회 연합의 과정과 구조 및 성과를 이해하기 위한 틀을 제공한다. 다양한 문헌들이 이러한 구성요소들을 지지하며 나아가 중기 및 장기적인 건강성과를 가져올 수 있는 효과적인 연합에 대한 지식의 영역을 확장하고 있다. CCAT의 개발자 중 한명인 버터포스(Butterfoss)는 이 이론적 틀은 주단위의 연합구축 활동에도 적용할 수 있다고

표 4-1 지역사회 연합활동이론의 구성요소

구성요소	정 의
개발의 단계 stages of development	연합이 진행되는 단계로 형성, 수행, 유지, 제도화를 포함한다.
지역사회 상황 community context	지역사회의 특성으로 연합의 기능을 강화시키거나 방해할 수 있으며, 연합이 발달되는 방법에 영향을 줄 수 있다. 지리적 여건, 인구학적 특성, 정치, 사회자본, 지역사회 부문 간의 신뢰, 지역사회의 준비도 등이 포함된다.
주관기관 lead agency /관리자 집단 convener group	연합을 주관하는 조직. 기술적 도움과 재정적, 물질적 지원을 제공한다.
연합 멤버쉽 coalition membership	건강 또는 사회적 문제들을 해결하고자 모인 다양한 이해집단을 대표하는 사람과 조직들
운영과 과정 operations and processes	연합을 구성한 상태에서 활동들이 수행되는 방법 ; 스태프와 구성원들의 의사소통, 의사결정, 갈등관리 등을 촉진시키고 조직의 풍토와 구성원의 참여에 영향을 준다.
지도력과 직원구성 leadership and staffing	협력과정과 연합기능을 촉진시키는 자원봉사 지도자들과 고용된 스태프들
구조 structure	연합에서 발생된 공식적인 조직의 규칙, 역할, 절차, 비전 또는 미션 설정, 목적과 목표, 조직도, 운영위원회, 실행집단 등을 포함한다.
구성원 및 외부자원의 풀 pooled member and external resources	현물의 기부, 기증, 부과금, 보조금으로 기부된 또는 획득된 자원
구성원의 참여 member engagement	연합활동에서의 구성원의 참여, 헌신, 만족의 정도
진단과 기획 assessment and planning	전략 수행에 선행하는 진단과 기획 활동
전략 수행 implementation of strategies	지역사회의 정책, 실천, 환경의 변화를 성취하도록 돕는 연합의 전략적 활동
지역사회 변화 성과 community change outcome	지역사회의 역량 및 건강/사회적 성과와 관련되어 있는 지역사회 정책, 사업, 그리고 환경의 측정가능한 변화
건강/사회적 성과 health/social outcome	연합의 효과성에 관한 궁극적 지표인 지역사회의 건강상태/사회적 상황의 측정가능한 변화
지역사회 역량 community capacity	사회적, 공중보건문제를 파악하고, 가동화시키고, 그리고 해결하는 능력에 영향을 미치는 지역사회의 특성

출처 : Glanz et al., 2008

주장한다(Butterfoss, 2008). Butterfoss & Kegler (2009)의 연구에서 파악된 14개의 구성요소는 〈표 4-1〉과 같다.

연합은 형성(formation), 유지(maintenance), 제도화(institutionalization)의 단계를 거쳐 개발된다(그림 4-3). 형성단계에서는 주도적인 조직이 관심사인 이슈를 파악하고 운용절차를 개발할 지역사회 파트너들의 그룹을 결성한다. 유지단계에서는 구성원들의 참여를 유지시키며 집단 시너지를 발생시키고 자원을 확보하고 수행을 통해 사업 또는 정책의 변화를 유도한다. 제도화 단계에서는 효과적인 전략 활용의 결과로 성과가 발생한다. 이러한 효과적 전략들은 조직들이 채택하게 되고 장기적인 연합으로 이어진다. 이러한 단계의 진행은 직선적인 형태가 아닌 순환적인 형태를 취하게 되므로 새로운 이슈가 발생되면 이전의 단계로 후퇴하는 경우도 발생한다(Butterfoss & Kegler, 2009).

| 그림 4-3 | 지역사회 연합활동이론(Community Coalition Action Theory, CCAT)

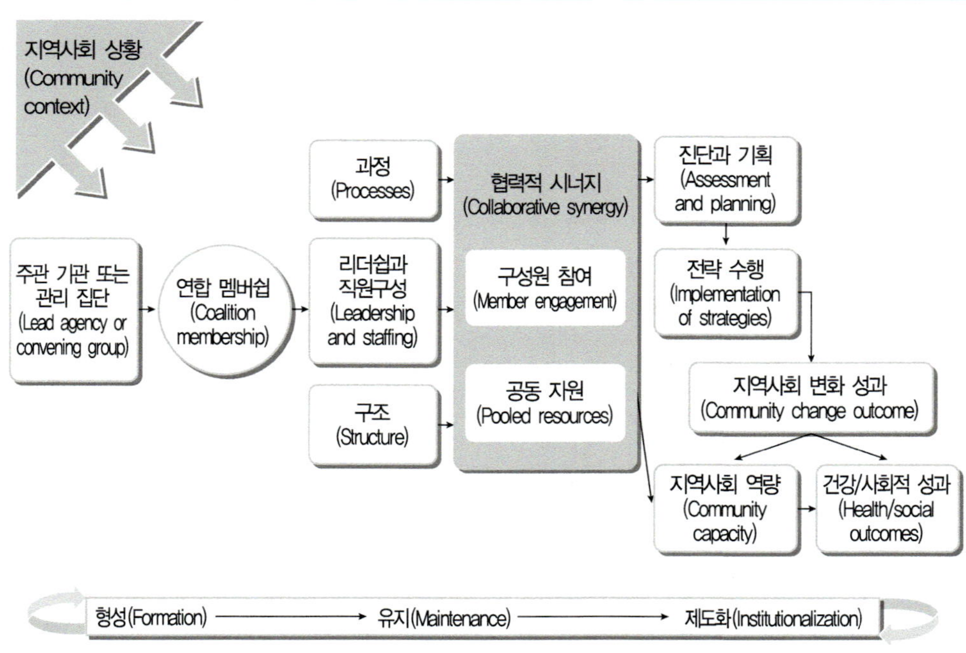

출처: DiClemente et al., 2009

3. 적용사례 : 미국 버지니아와 캘리포니아 지역사회 연합활동

건강증진 분야에서 지역사회 연합활동이론의 적용은 점차로 증가하고 있다. 특히 비만, 신체활동, 암 예방, 당뇨병 예방의 영역에서 활발히 적용되고 있다. 그러나 다소 복잡한 이론의 특성 상 이론의 적용은 인과관계의 경로보다는 주요 구성요소에 중점을 두는 경향을 보였다.

1992년에 미국의 질병관리 및 예방 본부에서는 미국 버지니아 주에서 형성된 Norfolk 아동 면역 컨소시엄(Consortium for Immunization of Norfolk's Children, CINCH) 사례를 통해 지역사회 연합이 2세 이하 어린이의 예방접종률을 향상시킬 수 있음을 제시하였다. CINCH는 지역사회 연합활동이론에 근거하여 다양한 지역사회가 효과적인 전략을 개발하고 수행하여 아동의 예방접종률을 17%까지 향상시켰다(Butterfoss & Kegler, 2009). 케글러와 스완(Kegler & Swan, 2011)은 캘리포니아 건강 도시 및 지역사회 프로그램(California Healthy Cities and Communities, CHCC)은 20개의 지역사회가 참여한 연합으로 연합개발의 형성과 유지단계에서의 특정부분의 관계를 검증하는 연구를 실시하였다. 그 결과 구성 지역사회의 특성 즉, 연합에 참여한 지역사회의 수가 연합의 성과에 영향을 주었는데 이는 협력적 시너지 때문인 것으로 추정되었다. 또한 이들은 형성단계에서 연합의 크기가 유지단계에서의 참여와 자기자본[주주자본]에 비해 높은 비율의 차입금과 상관관계가 있는 것으로 연구되었다. 이와 같은 결과들은 지역사회 연합활동이론에서 강조하는 협력적 시너지가 지역사회의 변화를 유도하고 지역사회의 역량을 강화하였음을 제시하는 것이었다.

요 약

1. 조직의 환경적 특성이 구성원들의 건강생활실천을 촉진 또는 방해하는 결과를 초래하므로 조직의 특성을 이해하고, 조직의 바람직한 변화를 유도하는 것은 조직수준의 건강증진활동에서 중요하다.
2. 건강증진사업에서 조직의 변화는 조직 내의 변화와 조직과 조직 간의 협력을 유도하는 방안으로 구분할 수 있다. 조직 내 변화를 설명하는 이론은 단계이론과 조직개발이론이 대표적이며, 조직 간 협력의 기초가 되는 이론은 조직 간 관계이론과 지역사회 연합활동이론이다.
3. 단계이론은 조직이 변화를 할 때 일련의 단계를 거친다는 이론이다. 건강증진을 위해 조직 변화를 유도할 때 적용할 수 있는 4단계 이론을 제안하여 조직마다 다른 특수한 상황을 분석하고 변화를 위한 계획을 마련하는 방법에 대한 기틀을 제공하였다. 조직변화의 단계는 인식제고, 채택, 수행, 제도화로 구성된다.

4. 건강증진과 관련된 조직개발이란 지속적인 진단, 활동계획, 수행, 평가의 과정을 통해 조직이 지식과 기술을 전수받고 스스로 문제를 해결하며 미래의 변화를 관리할 수 있는 역량함양을 의미한다. 조직개발이론의 주요개념은 조직풍토, 조직문화, 조직역량이다. 조직풍토는 조직의 분위기 또는 특성으로 '조직의 심리학'으로 표현될 수 있다. 반면에 조직문화는 조직 구성원들이 공유하는 가설과 믿음을 나타내는 것으로 조직의 인류학으로 표현된다. 조직역량은 조직의 하부체계가 최적으로 기능함을 나타낸다.
5. 조직 간 관계론은 조직들이 어떠한 방법으로 협력할 수 있는지에 초점을 두는 이론이다. 이 이론은 건강, 사회 문제 등의 복잡성이 증가되고 있는 현 시점에서 한 조직에 의한 문제해결보다 지역사회 조직들 간의 협력을 통한 포괄적이고 통합적인 접근을 하는 것이 문제해결의 효과성을 향상시킬 수 있다는 가정에 근거하고 있다.
6. 지역사회 연합활동이론은 활동중심의 파트너쉽을 통해 지역사회의 문제점을 분석하고 자료수집을 통해 요구도를 진단하고 파악된 해결방안의 적용을 계획하고 수행한다. 또한 사회변화를 유도함으로써 지역사회의 문제를 예방하거나 경감시키는 것에 중점을 둔다. 연합은 형성, 유지, 제도화의 단계를 거쳐 개발된다.

참고문헌

Butterfoss, F. D. (2007). Coalitions and partnerships in community health. San Francisco : Jossey-Bass.

Butterfoss, F. D., & Kegler, M. C. (2002). Toward a comprehensive understanding of community coalitions : Moving from practice to theory. In Emerging theories in health promotion practice and research. R. DiClemente, R. Crosby, & M. Kegler (Eds.) (pp. 157-193). San Francisco : Jossey-Bass.

Butterfoss, F. D., & Kegler, M. C. (2009). The Community Coalition Action Theory. In R. J. DiClemente, R. A. Crosby, and M. C. Kegler (Eds.) Emerging theories in health promotion practice and research. (2nd ed.) (pp. 237-276). San Francisco : Jossey-Bass.

Cummings, T. (2004). "Organizational development and change." In J. Boonstra (ed.), Dynamics of organizational change and learning. West Sussex, England : Wiley.

Florin, P., Mitchell, R., Stevenson, J., & Klein, I. (2000). "Predicting intermediate outcomes for prevention coalitions : A developmental perspective." Evaluation and Program Planning, 23, 341-346.

Kegler, M. C.,, Rigler, J. & Honeycutt, S. (2010). How does community context influence coalitions in the formation stage? A multiple case study based on the community coalition action theory. BMC Public Health, 10(90), 1-11.

Kegler, M. C., & Swan, D. W. (2011). An initial attempt at operationalizing and testing the community coalition action theory. Health Education & Behavior, 38(3), 261-270

Lewin, K. (1951). Field Theory in Social Science. New York : Harper & Row.

Prestby, J., & Wandersman, A. (1985). "An empirical exploration of a framework of organizational viability : Maintaining block oganizations." The Journal of Applied Behavioral Science, 21(3), 287-305.

Rogers, E. M. (2003). Diffusion of Innovations. (5th ed.) New York : Free Press.

Steckler, A., Goodman, R. M., & Kegler, M. C. (2002). "Mobilizing Organizations for Health Enhancement." In K. Glanz, B. K. Rimer, and F. M. Lewis (eds.), Health behavior and health education : Theory, research, and practice. (3rd ed.) San Francisco : Jossey-Bass.

제 2 장 지역사회 조직화

Community Organizing

1. 지역사회 건강증진과 보건교육

보건교육은 건강을 위한 판단과 행동에 관련된 개인의 지식, 태도, 기술, 생활습관, 집단 내에서의 교류, 규범, 상호영향력을 발전시키는 전략과 기법을 다룬다. 사람들이 생활 속에서 건강에 관련된 문제를 인식하고 이에 대한 해결방안을 선별하고 개발할 수 있게 전략적으로 정보를 제공하고 기술을 개발하는 것이 보건교육의 역할이라면, 지역사회 건강증진은 지역사회 구성원들이 보건교육을 포함한 건강 지향적 활동의 중요성과 필요성을 공감하고, 따라서 이러한 활동을 뒷받침하는 사회 여건, 제도, 정책, 환경, 역량을 개발하고 강화하는 것이다. 생태학적 접근에서 설명하듯이 걷기 좋은 환경, 자전거 타기에 안전한 도로환경과 운행제도, 먹거리 안전성, 음주 문화, 건강증진 프로그램의 접근성 등은 개인이나 일부 집단의 노력으로는 한계가 있는 문제이다. 지역사회나 사회제도가 공동체의 건강증진을 주요 안건의 하나로 인식하여 건강증진 활동을 추구하도록 일깨우고, 구성원들의 능력을 배양하고, 사회활동과 제도, 환경이 구축되는 과정이 지역사회 건강증진이다. 이 과정의 이해를 돕기 위해 몇 가지 개념을 정리해보면 다음과 같다.

1) 지역사회(Community)

커뮤니티란 지리적 • 행정적 단위의 '지역'사회이기도 하지만, 관심사나 정체성, 사회적 관계, 목적, 성향 등 어떤 특성을 공유하는 사회적 공동체를 말하기도 한다. 즉 지역사회는 주민들이 활동하는 생활의 장(場)이자 구성원들이 서로 소통하고 공동의 목적이나 관심사를 위하여 집합적인 행동을 하거나 계획을 구상하여 실천하는 공동체이다. 특히 인터넷과 IT 기기, 소셜미디어를 이용한 관계형성과 모임이 가능한 현 상황에서는 시간이나 장소, 지역의 제한 없이 공동체가 구성되어 건강에 관한 정보전달, 의사결정, 연대 행동 등의 주체가 될 수 있다. 지역사회를 어떻게 정의하느냐는 지역사회 건강증진 전략과 활동의 내용, 형식, 개발에 영향을 미친다.

2) 지역사회 역량(Community Capacity)

지역사회의 문제나 관심사를 파악하고, 지역사회의 자원을 활용하고, 문제를 해결할 수 있는 능력, 또는 이러한 능력과 관련된 지역사회의 특성을 말한다. 예를 들어 참여, 리더십, 자원, 사회적 연결망, 비판적 성찰, 공동체 의식, 지역사회의 역사와 배경에 대한 이해, 지역사회가 공유하는 주요 가치, 문제해결 및 활동촉진 기술, 지역사회의 영향력 등(Goodman et al., 1998)이 해당된다.

3) 역량강화(Empowerment)

참여, 조율, 비판적 인식 함양 등을 통해(Zimmerman, 2000) 지역사회나 구성원들이 자신의 삶과 환경에 대한 통제권과 결정권을 가지게 되는 변화의 과정(Rappaport, 1984)이자, 그러한 변화가 일어난 상태(Wallerstein, 2006)이다. 역량강화는 개인의 역량강화뿐만이 아니라 회사, 학교, 마을, 도시 등 집단과 사회의 다차원에 해당하는 사항(Zimmerman, 2000)이다.

4) 비판적 인식(Critical Consciousness)

지역사회의 현재 상황이 일어나게 된 사회적, 정치적, 경제적 요인과 배경에 대한 깊은 이해, 지역사회 내의 불균형·불평등에 대한 각성, 현 상황에 대응하여 변화를 추구하는 활동에 따라 형성되는 인식을 말한다. 비판적 성찰에 의한 비판적 인식은 지역사회 조직화의 중요한 시작점이다.

5) 사회적 자본(Social Capital)

특정 목적을 이루기 위해 형성된 사회관계를 통해 만들어진 자원(Coleman, 1988), 예를 들어 지역사회 구성원 간의 신뢰, 상호관계, 시민참여(Kawachi et al., 1997) 등을 말한다. 최근 지역사회와 사회적 연결망에서 형성된 사회적 자본이 구성원의 건강과 삶의 질에 긍정적으로 기여한다는 연구가 증가하고 있다.

6) 참여(Participation)

지역사회 구성원들이 공통의 관심을 가지고 동등한 협력자 관계로 관여하는 것을 말한다. 지역사회 구성원들이 설문 응답, 보건교육 프로그램 참석을 하는 정도가 아니라, 지역사회의 문제점이나 지향목표를 파악하고, 해결 전략과 활동을 개발하여 수행하고, 평가에 직접 개입하여 의견을 내고 역할을 담당하는 차원의 참여이다.

2. 지역사회 조직화 모형

지역사회 조직화(community organizing)는 대표적인 지역사회 건강증진 모형의 하나로, 지역사회를 구성하는 개인과 단체가 서로 공감하는 지역사회의 문제점이나 과제를 파악하여 자신들의 상황과 목적에 적합한 전략을 개발하고, 지역사회의 자원과 네트워크를 활용하여 전략을 실행하고, 건강문제 해결 과정에서 성취감과 주인의식 향상, 역량강화를 도모하는 일련의 과정을 통해 이루어진다(Minkler & Wallerstein, 2004). 지역사회의 건강은 사람들, 사람들이 이루는 집단, 그들이 사는 곳과 사는 상황에 관한 것이므로 그 중심에 있는 지역사회 구성원들이 참여와 활동을 통해 지역사회의 건강문제를 인식하고, 문제해결 과정에서 역량이 강화되는 과정인 지역사회 조직화는 지역사회 건강증진의 주요 모형으로서 의미가 있다.

널리 알려진 지역사회 조직화 모형의 하나는 지역성 개발(locality development), 사회기획(social planning), 사회운동(social action)이라는 3가지 유형으로 구성되었다(Rothman, 2001). 그리고 이 모형은 지역사회 역량개발(community capacity development), 사회기획과 정책(social planning and policy), 사회옹호(social advocacy)로 재구성되기에 이르렀다(Rothman, 2007, 2008: Minkler & Wallerstein, 2012에서 재인용). 지역사회 역량개발은 합의와 협동을 중심으로 하여 집단 정체성과 문제해결능력을 함양하는 것이 목적이다. 사회기획과 정책은 자료와 근거에 기반을 둔 문제해결과 참여적 기획 및 정책 개발을 함께 강조한다. 사회옹호에서는 권력불균형을 바로잡기 위한 변화를 추진하는 과정에서 대립과 압력행사 등의 전략이 대두된다. 이들 세 가지 유형은 하나의 주된 유형에 나머지 유형들을 조합하는 식으로 혼용될 수 있다.

지역사회 조직화 모형은 그 출발점과 성격에 따라 분류해 볼 수 있다. 지역사회 조직화의 출발점이 요구・결핍・문제점인가(=요구 기반형), 자원・강점인가(=장점 기반형), 지역사회 조직화의 성격이 사회적 불균형이나 권력 갈등을 해소하기 위한 사회운동인가(=갈등 중심형), 합의와 조화 위주의 지역사회 현안 해결인가(=합의 중심형)에 따라 지역사회 조직화의 유형은 〈표 4-2〉와 같이 구분된다(Minkler, Wallerstein & Wilson, 2008).

표 4-2 지역사회 조직화 유형 분류

	합의 중심형	갈등 중심형
요구 기반형	지역사회 개발 Community development	사회운동형 지역사회 조직화
장점 기반형	지역사회 구축 Community building	역량강화형 지역사회 조직화

출처 : Minkler et al., 2008

전통적인 사회운동형 지역사회 조직화는 지역사회 내에서 비판적 문제 인식과 문제에 대한 대립·갈등을 부각하여 기존 권력에 대한 도전과 사회변화를 통해 갈등·대립을 해소하고 문제해결을 시도하는 요구 기반형 + 갈등 중심형이다. 역량강화형 지역사회 조직화는 지역사회 보건문제를 비판적으로 인식하되 지역사회가 가지고 있는 자원·강점을 강화하는 방향으로 사회변화를 추구하는 장점 기반형 + 갈등 중심형이다.

이에 반해 지역사회 개발과 지역사회 형성은 지역사회 조직화와는 구별되는 개념으로, 지역사회 개발은 지역사회의 문제, 결핍 요소에 대해 주로 외부 전문가의 주도에 의해 협동과 합의 위주로 문제해결을 하는 요구 기반형+합의 중심형의 과정이다. 지역사회 구축의 경우, 협동과 합의 위주라는 점에서는 지역사회 개발과 유사하나 문제점, 결핍 요소를 부각하기보다는 지역사회가 가지고 있는 자원·역량을 강화는 방향으로 공동체로서의 결정권·통제권을 형성하여 지역사회의 발전·변화의 과정에 참여하는 장점 기반형+합의 중심형 과정이다.

3. 지역사회 조직화 과정

지역사회 조직화는 일련의 단계를 거치는 과정으로 이루어진다. 모형에 따라 단계 구성에 차이가 있을 수 있으나, 일반적으로 이해 형성, 참여자 조직 구성, 지역사회 사안의 파악과 지역사회 진단, 우선순위 결정과 목적 설정, 해결방안과 전략 선정, 수행-평가-지속의 과정을 포함한다.

1) 이해 형성 : 지역사회의 특성과 상황에 대한 이해

지역사회의 발전적 변화와 공동체의 역량강화를 추구하는 노력은 현재 상황에 대한 비판적 성찰을 통해 해결이 필요한 문제점을 발견하거나 지역사회가 가진 자원과 능력을 활용하려는 의도에서 출발한다. 이러한 인식과 의도는 지역사회 구성원들 사이에서 내부적으로 형성될 수도 있고, 지역사회 외부에서 전문가나 유사 경험자, 사업 담당자 등이 제안하는 경우도 있다.

인식과 의도가 지역사회 내부에서 형성되었을 때에는 지역사회의 다양한 구성원들 간에 참여와 소통이 있어야 보다 폭넓은 기반이 만들어지고, 그에 따라 지속가능성이나 주인의식이 발생하여 지역사회 조직화 노력이 활성화될 수 있다. 그러므로 지역사회 구성원들 간에 지역사회 현황을 되짚어보고 지역사회 조직화의 필요성과 중요성을 이해하고 공유하는 과정이 필요하다. 한편 지역사회 조직화의 필요성이나 주요 사안이 외부로부터 제시되었을 때에는 그 배경과 사안 내용에 대해 지역사회 구성원들이 이해하고 동의하여 참여하는 과정이 특히 중요하다. 마찬가지로 지역사회 외부에서 동참하는 사람들도 지역사회의 상황, 배경, 문화, 주요 이해관계자에 대한 이해를 가지고 지역사회에 동화되어야 한다.

지역사회 내・외부의 이해 형성을 촉진하는 역할은 지역사회 내에서 영향력이 있고 지역사회에 대한 지식과 경험이 풍부한 사람들이 담당한다. 대부분 이들은 지역사회의 주요 기관이나 조직의 대표, 지도자, 활동가, 장기간 거주자들로 리더십과 네트워크를 가지고 있는 경우가 많아 지역사회의 내부와 외부를 연결할 수 있고, 지역사회를 위해 누가 어떤 역할을 할 수 있는지, 파악된 사안이 지역사회에서 어떻게 받아들여질지에 대한 이해가 높기 때문에 지역사회 조직화의 중심축을 이루게 된다.

2) 참여자 조직 구성

지역사회 조직화의 참여 대상은 개인, 집단, 민간, 공공을 모두 포함하는 다양하고 폭넓은 지역사회 구성원들이다. 그리고 여기서 말하는 참여는 설문응답이나 행사참석 차원이 아닌 기획, 수행, 평가에서 중심 역할을 하는 적극적 관심과 참여이다. 규모, 이해관계, 특성과 배경이 각기 다른 다양한 구성원들이 모여 지역사회 조직화를 진행하기 위해서는 편의와 효율을 위해 회의 및 의사결정 기구를 구성하여 운용하게 된다.

핵심기구는 운영/기획위원회 유형이 일반적이다. 지역사회의 사안에 대한 경험・지식・역량을 갖춘 사람들, 그 사안으로부터 가장 영향을 많이 받는 집단, 지역사회 조직화 경험과 기술이 있는 사람들 위주로 지역사회의 여러 계층과 영역을 대표하도록 안배하여 위원회를 구성하고 진행을 담당할 코디네이터나 주관기관을 선정한다. 주관기관과 담당자는 지역사회 건강증진을 위해서는 사회적 변화와 역량강화, 관계형성이 중요한 가치임을 인식하고 이에 전념하는 자세가 필요하다. 또한 기술적으로는 비판적 성찰과 분석, 의견 수렴 및 결정 조율, 의사소통, 인간관계와 대외관계, 갈등 조정 및 중재, 지속적 참여의 유지, 세부작업 수행을 위한 소집단 형성과 유지, 기금조성, 조직관리, 비전(vision)

유지, 리더십 개발 등의 능력과 작업이 요구된다.

지역사회 조직화의 세부 과정마다 특성과 전문성을 살리고 지역사회로부터 균등한 참여와 의견, 지지를 얻어 진행하기 위해서는 한정된 규모의 핵심기구가 단독으로 활동할 것이 아니라 폭넓은 참여자 기반이 있어야 하고, 소위원회나 작업팀을 구성하여 핵심기구와 역할을 연계할 필요가 있다. 이러한 과정에서 지역사회 주요 사안에 관련된 조직, 단체, 후원기관, 전문가 등으로 구성된 연합체(coalition)가 형성되기도 한다. 연합체는 장기적인 협력을 목적으로 민간, 공공, 산업, 학계, 보건의료계, 복지부문 등 여러 분야가 공식 결연을 맺고 자원과 전문성을 결합하여 효과적이고 효율적으로 지역사회 문제해결과 발전을 이루고자 하는 전략이다.

3) 지역사회 사안의 파악과 지역사회 진단

구체적인 지역사회 사안이 이미 파악되어 문제해결 필요성이 형성된 상황에서 지역사회 조직화를 추진하는 경우에는 핵심기구와 소위원회, 연합체 등 참여자 조직들이 지역사회 사안을 재확인하고, 사안의 발생원인, 사안을 해결하지 않으면 발생할 결과, 사안 해결을 위해 필요한 자원과 역량을 진단하게 된다. 반면 아직 구체적인 사안은 결정되지 않은 채 지역사회의 긍정적 변화와 발전을 목적으로 형성된 참여자 조직이 지역사회 조직화 사안을 결정하기 위해 지역사회 진단을 할 수도 있다. 지역사회 사안의 파악 방법은 토론회, 공청회, 연구조사 보고서 발표, 설문조사, 면접조사, 방문, 관찰 등 다양하다.

지역사회 진단은 지역사회 문제점 진단과 지역사회 자산(community asset) 진단으로 구성된다. 현재 지역사회에서 무엇이 문제인지, 무엇이 필요한지, 무엇이 잘 되지 않고 있는지를 알아내는 것은 지역사회 조직화를 위한 작업의 일부에 지나지 않는다. 지역사회 조직화가 추구하는 것은 지역사회의 문제점과 요구를 해결하기 위해 지역사회 내의 가용 자원과 역량을 파악하고 동원하는 것이자 그러한 과정을 통해 지역사회 스스로가 문제해결 능력을 갖추고 변화를 일으켜 지속적으로 노력할 수 있게 되는 것이다. 따라서 지역사회의 유형・무형의 자원과 역량을 파악하고 이해하는 지역사회 자산 진단이 문제점 진단과 함께 이루어져야 한다. 이때 지역사회의 자산이란 예산이나 재정 위주로 생각하기 쉽지만 그 외에 구성원의 역량, 지역사회에 대한 관심과 참여, 보건의료부문을 포함하여 교육, 정부, 사업체, 연구, 시민조직 등 민간・공공의 다양한 기관・단체 및 연합체, 지역 내 여러 부문 간의 소통, 관련 제도와 시설, 물리적・문화적 환경 등 유형・무형의 자원을 포함한다. 지역사회 자산 진단의 결과는 목록으로 작성하거나 도표화・도식화할 수도 있고, 지도화(mapping)되기도 한다.

4) 우선순위 결정과 목적 설정

지역사회 진단 결과 중 우선순위는 참여자 조직과 이해관계자들이 합의를 거쳐 결정하게 된다. 우선순위와 목적을 판단할 때에는 해당 사안이, ① 현실적으로 해결 가능한 것인가, ② 구체적이고도 명료해서 간단명료하게 설명되고 이해될 수 있는가, ③ 해결과정에서 참여자 조직 구성원들이 결속될 성질의 사안인가, ④ 지역사회에 미치는 영향력이 커서, 이 문제의 해결이 지역사회를 강화할 것인가, ⑤ 거시적인 차원의 지역사회 발전·강화에 연결되는 사안인가를 고려해야 한다. 결정된 우선순위는 정리하여 목록으로 작성하고, 목록상의 우선순위별로 각 사안에 대해 성취해야 할 것과 기대결과를 지역사회 조직화 목적으로 재구성하여 기술한다.

지역사회 사안에 대해 이해관계자들의 입장은 서로 다를 수 있고, 경우에 따라서는 반대의견이 대립하기 때문에 합의에 이르는 과정은 어렵고 복잡할 수도 있다. 합의 과정을 이끌어 가기 위해서는 경험과 역량이 있는 진행자가 필요하고, 합의의 원칙이 있어야 한다. 합의 원칙으로 중요한 것은 서로 다른 의견을 조율할 때 이분법적 사고로 유일한 최선의 방법을 찾고자 하기 보다는 다각도에서 바라보고 지역사회 전체에 도움이 되는 결정을 내려야 한다는 점이며, 이를 위해서는 경청과 이해의 태도가 요구된다.

5) 해결방안과 전략 선정

참여자 조직 소위원회에서는 각자의 전문성과 특성에 따라 우선순위 사안에 대한 다양한 전략대안들을 개발한다. 기대결과, 수용가능성, 장단기 효과, 소요 자원 등의 측면에서 각 전략의 장점과 한계점을 검토하여 가장 적절한 전략을 선정하고, 선정한 전략을 실제로 수행할 일련의 활동항목을 결정한다. 이 과정은 소위원회의 협의와 합의도출에 의해 이루어지는데, 각각의 소위원회가 채택하고 수행하는 해결방안과 전략 개발 활동이 조화를 이뤄 지역사회 조직화에 기여하는 것이다. 소위원회가 개발한 활동계획은 제안서 형태로 작성하여 전체 회의에서 최종승인을 받게 된다.

우선순위 해결과정에서 합의 중심의 지역사회 구축 모형에서는 협력(collaboration)이 강조되는 한편 갈등 중심의 지역사회 조직화 모형에서는 지역사회의 문제점과 대립의 쟁점화와 사회 변화의 옹호(advocacy)가 강조되는 특성이 있다. 다만 다음의 주요 전략들은 두 모형에 공통적으로 적용된다.

① 대중을 기반으로 한 조직화
② 지역사회 내의 기구·단체들을 연합한 연합체 형성
③ 일반인을 보건인력으로 양성·활용
④ 리더십 개발

⑤ 비판적 성찰
⑥ 지역사회 정체성 형성
⑦ 정치적 활동과 정책 참여
⑧ 미디어 옹호
⑨ 지역사회 특성에 부합하는 해결방안과 전략의 문화적 민감성과 적합성 함양

6) 수행-평가-지속

지역사회 조직화의 이후 단계는 계획한 전략과 활동을 수행하고, 결과를 평가하고, 성취한 결과를 유지하고, 필요에 따라 앞 단계들을 반복하며 지역사회 조직화 과정을 수정·보완하는 것이다. 전략을 수행하기 위해서는 필요한 자원을 확보하고 적절한 일정계획을 수립해야 한다. 지역사회 내·외의 자원을 파악하고 동원하는 과정에서는 부문간(예 : 민간-공공)·차원간(예 : 상부기관-하부기관, 본부-지부) 연계와 협력이 필수적이다.

평가는 과정평가와 총괄평가로 구성된다. 과정평가는 지역사회 조직화 과정의 질적 향상을 위해 진행과정을 검토하여 평가하는 것이고, 총괄평가는 지역사회 조직화의 목적과 성취 결과를 대비하는 것에 핵심이다.

지역사회 조직화 과정은 한 번의 실행으로 끝나기보다는 앞 단계로 되돌아가 실행을 반복하는 순환적 과정이다. 지역사회 조직화의 성과를 지속하기 위해서는 그만큼의 열정과 노력이 지속되어야 하고, 사람들의 관심과 참여 또한 지속되어야 하며, 자금과 체제, 협약 사항 등도 계속 유지되어야 한다. 이 작업은 지역사회 조직화 과정 중 가장 난이도가 높다고 할 정도로 장기간의 노력과 역량이 필요하므로 지속가능성과 준비도를 면밀히 타진해보아야 한다.

4. 지역사회 조직화 사례

1) The Youth Empowerment Strategies (YES!) Project (Minkler et al., 2008)

YES! 프로젝트는 미국 질병관리본부의 지원으로 수행된 캘리포니아 주 청소년 대상의 3개년 방과 후 프로그램으로 장점 기반 역량강화 모형을 따르고 있다. 고등학생과 대학생들이 훈련된 진행자 역할을 담당하여 총 5개 학교에서 37개 사회운동 소그룹(그룹 당 4~12명으로 구성)을 운영하면서 다양한 조직화 기법과 토의를 통해 학교 주변 환경과 지역사회의 자원과 장점을 파악하고 그들이 생각하는 지역사회 건강문제를 해결하기 위한 실천계획을 마련하였다.

YES! 프로젝트는 포토보이스(photovoice) 기법을 중심으로 하여, 참가 학생들이 학교 주변 지역사회의 건강관련 환경과 사안에 대한 사진을 촬영하고 소감문을 작성하고 지도를 만드는 작업을 실시하였다. 이 과정에서 학생들은 사진에 어떤 상황이 담겼는지, 그 상황이 어떤 원인이나 과정 때문에 발생했는지, 그 상황이 학생들의 생활에 어떤 의미가 있고 어떤 영향을 미치는지, 상황의 개선이나 해결을 위해 어떤 행동이 필요한지에 대한 의견을 교환하였다. 학생들은 끊임없이 '왜?' '어떻게?'라는 질문을 던지고 그에 대한 답을 함께 구상하는 비판적 인식과 소그룹 단위로 의사결정을 하고 다른 소그룹과 협력하는 과정을 통해 지역의 건강문제에 대한 비판인식을 가지게 되고, 문제해결을 위한 협력적 구상을 하게 되었다. YES! 프로젝트의 총 37개 소그룹 중 36개 그룹이 나름의 지역사회 조직화 주제를 선정하고 활동계획을 만들어 수행하는 단계까지 발전했고, 이들의 주요 주제와 활동은 다음과 같다(표 4-3).

표 4-3 YES! 프로젝트에서 기획한 사회운동

(1) 학교 여건에 대한 의식고취 캠페인
- 낙서, 파손된 학교시설 보수 요청 투표
- 교사인력 감축 반대 포스터 캠페인

(2) 건강한 학교생활 캠페인
- 촌극(주제 : 소문이 싸움으로 이어지는 예, 관심끌기의 좋은 예와 나쁜 예, 고민에 대해 털어놓는 방법 등)

(3) 학교 환경 개선 프로젝트
- 화장실 낙서 지우기
- 운동장 쓰레기 청소

(4) 학교 정신 함양
- T셔츠와 학교앨범 만들기

YES! 프로젝트는 성인들의 지역사회 조직화에 비해 활동이 소박한 점이 있으나 학생들이 모여 스스로 주제를 선정하고 그에 대한 해결방안을 개발하여 실제로 수행해본 과정에서 느낀 성취감과 할 수 있다는 자신감이 의미 있는 결과라고 평가된다.

2) Healthy Neighborhoods Project (HNP) (El-Askari & Walton, 2004)

HNP는 문화적, 인종적 다양성을 가진 지역사회의 당면 보건과제에 대한 장점 기반 지역사회 조직화 사례로, 미국 캘리포니아 주 콘트라 코스타 카운티(Contra Costa County)에서 이루어졌다. 이 지역에서는 그동안 지역 보건당국이 추진하는 보건사업의 주제와 지역사회 주민이 실제 생활에서 체감하는 보건 주제가 서로 달라서 이로 인한 불신과 이

해 부족이 쌓여있었다. 이러한 문제점을 인식하고, 보건당국은 정책적으로 추진하는 보건사업 주제 외에 현장에서 체감하는 문제를 해결하기 위한 지역사회 내의 노력들을 지원하게 되었고, 기존과는 다른 지역사회 건강증진 접근법을 모색하게 되었다. 초기에는 몇몇 뜻 있는 지역사회 지도자들과의 비공식적인 교류와 대화로부터 시작하여, HNP는 지역사회 지도자, 지역보건당국, 보건학자와 전문가들이 모인 사업으로 결성되었다.

HNP는 지역사회의 자원과 역량을 발굴하고 활용하여 지역사회에서 체감되는 보건 문제들에 대해 지역사회 구성원들이 주도하는 계획과 전략을 수행하기를 목적으로 하였다. 이를 위해 1명의 프로젝트 담당자와 6명의 훈련된 지역사회 주민 활동가들이 지역사회 주민 중 프로젝트에 관심이 있고 최소 1년 간 활동을 지속하기로 한 120명을 모아 지역사회 활동팀을 구성하였다. 이웃・동네 차원으로 나누어 추진하게 될 활동팀의 초반 활동은 지역사회 조직화를 위한 역량을 키우는 훈련과정으로, 팀 구성원들은 지역사회의 다양성을 반영하도록 구성되었고, 지역사회 조직화, 지역사회 자원 파악, 역량강화, 참여형 평가방법, 자료 분석과 해석법, 팀워크 등에 대해 2~3일 간의 연수교육을 거쳤다. 지역사회 주민 활동가들도 연간 격주로 회의 진행, 구성원 모집, 발표 기술, 지역사회 보건과 건강증진에 관한 미디어 전략 등에 대한 보수교육을 받았다.

이후 활동팀은 지역사회 자원 파악을 위해 공청회를 개최하고 조사도구 개발을 거쳐 500여 지역사회 가구를 대상으로 지역사회의 장점, 자원, 기대되는 발전방향에 대한 방문 설문조사를 실시하였다. 조사 이후 활동팀 구성원들은 자료 분석과 해석에도 참여하여, 지역사회 구성원의 시각에서 결과 해석을 하는 역할을 담당하였다. 지역사회 내에서도 문화적 배경을 비롯한 특성에 따라 건강문제에 대한 시각과 해결방안이 다르고, 특히 HNP 참여를 통해 지역사회 구성원들의 관심과 기대가 높아짐에 따라 지역사회 내 보건 서비스, 프로그램 담당자, 정책 관련자들도 보조를 맞추기 위해 교육을 받거나 활동에 참여하게 되었다.

지역사회의 건강과 삶의 질 향상을 위한 지역 단위 보건관련 서비스와 환경 발전에 대하여 HNP 활동팀은 지역사회 조사와 논의 결과를 기초로 안전, 폭력, 중독 문제에 관해 지역사회 내의 여러 곳의 다양한 차원에서 활동을 펼쳤다(표 4-4).

HNP에 참여하여 성과를 거둔 경험을 기초로 활동팀 구성원과 지역사회 주민들은 보건당국의 사업들에 대해 더 이해하게 되고, 지역사회 사안에 관심이 증가하여 다른 프로그램이나 사업에도 참여하기에 이르렀다. 또한 지역 보건당국도 장점 기반의 주민 참여형 보건사업의 과정을 이해하고 가치를 인정하여 지역사회 건강증진사업에 대해 변화된 태도를 갖게 되었다.

표 4-4 HNP 활동 내용과 성과

- 안전을 위한 과속방지턱 설치
- 야간 및 주말 버스운행시간 확보
- 청소년 대상의 담배 광고판 제거
- 청소년 스포츠 프로그램 지원 기금 확보
- 취업 훈련 프로그램 기금 확보
- 지역사회 주민 대상 컴퓨터 강좌 개설
- 지역 예술가와 청소년들이 합작한 건강한 지역사회의 비전(vision) 벽화 제작
- 경찰 순찰 강화
- 야간 가로등 증설
- 쓰레기 수거 방법 및 횟수 개선

요 약

1. 지역사회 조직화는 현장의 현실적인 보건문제에 대해 직접 참여와 협력에 의한 인식과 문제 해결과정이며, 이를 통해 건강증진은 물론 환경과 여건, 사회 변화를 추구한다.
2. 지역사회 조직화는 지역사회의 특성과 상황을 파악하여 주요 안건을 도출하고, 이를 해결하기 위한 지역사회 기구를 조직하여 전략을 개발, 수행하고 이러한 노력을 지속하고자 하는 일련의 과정으로 구성된다.
3. 지역사회 조직화 과정에서는 지역사회 역량의 파악과 강화, 비판적 인식의 함양, 리더십 개발이 주요 요소가 된다.
4. 지역사회 구성원의 참여가 강화되고, 지역사회 보건문제나 자원에 대한 인식이 형성되어 참여와 협력에 의한 대응전략이 구현되기까지는 시간과 발전과정이 소요된다. 따라서 이러한 노력을 유지하기 위한 지속성이 뒷받침되어야 한다.
5. 지역사회 조직화가 추구하는 건강과 보건의 변화는 건강지표 상의 변화만이 아니라 지역사회 역량, 정책과 제도, 환경, 시민의식 등의 변화도 포함한다. 따라서 지역사회 조직화를 지향하는 보건교육·건강증진 프로그램의 기획과 평가에는 이러한 특징이 반영되어야 한다.
6. 지역사회에는 다양한 부문과 입장을 가진 사람, 조직이 함께 존재하고 있고, 이들의 이해관계나 생각이 서로 다를 수 있다. 균형과 조화가 이루어지는 건강한 지역사회를 위한 전략은 다양성을 중시하고 협력과 갈등 해소를 위한 접근법을 감안해야 한다.

참고문헌

Coleman, J. S. (1988). Social capital in the creation of human capital. American Journal of Sociology, 94, S95–S121.

El–Askari, G., & Walton, S. (2004). Local government and resident collaboration to improve health : A case study in capacity building and cultural humility. In M. Minkler (Ed.), Community organizing and community building for health, 2nd ed. (pp. 254–271). New Brunswick, NJ : Rutgers University Press.

Goodman, R. M., Speers, M. A., McLeroy, K., Fawcett, S., Kegler, M., Parker, E., . . . Wallerstein, N. (1998). Identifying and defining the dimensions of community capacity to provide a basis for measurement. Health Education and Behavior, 25(3), 258–278.

Kawachi, I., Kennedy, B. P., Lochner, K., & Prothrow–Stith, D. (1997). Social capital, income equality, and mortality. American Journal of Public Health, 87, 1491–1497.

Minkler, M., & Wallerstein, N. (2004). Improving health through community organization and community building : A health education perspective. In M. Minkler (Ed.), Community organizing and community building for health, 2nd ed. (pp. 26–50). New Brunswick, NJ : Rutgers University Press.

Minkler, M., & Wallerstein, N. (2012). Improving health through community organization and community building: Perspectives from health education and social work. In M. Minkler (Ed.), Community organizing and community building for health and welfare, 3rd ed. (pp. 37–58). New Brunswick, NJ: Rutgers University Press.

Minkler, M., Wallerstein, N., & Wilson, N. (2008). Improving health through community organization and community building. In K. Glanz, B. K. Rimer, & K. Viswanath (Eds.), Health behavior and health education : Theory, research, and practice, 4th ed. (pp. 287–312). San Francisco, CA : Jossey–Bass.

Rappaport, J. (1984). Studies in empowerment : Introduction to the issue.

Prevention in Human Services, 3(2/3), 1–7.

Rothman, J. (2001). Approaches to community intervention. In J. Rothman, J. L. Erlich, & J. E. Thompson (Eds.), Strategies of community intervention (pp. 27–64). Itasca, IL : Peacock Publishers.

Rothman, J. (2007). Multi modes of intervention at the macro level. Journal of Community Practice, 15(4), 11–40.

Rothman, J. (2008). Multi modes of community intervention. In J. Rothman, J. L. Erlich, and J. E. Tropman (Eds.), Strategies of community intervention, 7th ed. (pp. 141–170). Peosta, IA: Eddie Bowers.

Wallerstein, N. (2006). What is the evidence of empowerment strategies to improve health? : Health Evidence Network report. Copenhagen, World Health Organization Regional Office for Europe. Retrieved from http://www.euro.who.int/Document/E88086.pdf

Zimmerman, M. A. (2000). Empowerment theory : Psychological, organizational, and community levels of analysis. In J. Rappaport & E. Seidman (Eds.), Handbook of Community Psychology (pp.43–64). New York, NY : Kluwer Academic/Plenum Publishers.

제 3 장 혁신확산이론

Diffusion of Innovations

1. 이론적 개념

사람들은 새로운 것에 흥미를 느끼지만 항상 선호하거나 빨리 받아들이려 하지 않는다. 대표적인 예로, 1940년대 미국 아이오와 주에서는 새로 개발된 하이브리드 옥수수 종자를 모든 농부들이 사용할 것이라 기대하였지만 실제로 7년이란 긴 세월이 걸렸다고 한다. 기존의 씨앗에 비해 수확량이 더 많고, 가뭄에 강하며 황무지 같은 불모의 땅에서도 잘 자라지만 무슨 이유인지 농부들은 빨리 결정을 하지 못했다. 이러한 현상을 이해하고자 라이언과 그로스(Ryan & Gross, 1943)가 연구를 시작하였으며 마침내 로저스(Rogers, 2003)가 혁신확산이론을 완성하였다.

혁신이란 무엇인가 새롭고 독창적인 아이디어, 상품, 프로그램, 서비스, 정책 등을 포함한다. 확산은 이러한 혁신이 전파되어 가는 과정을 뜻하는 것으로 이 이론은 소통채널과 시간, 사회체계로 구분지어 설명한다. 즉, 새로운 것이 확산되어 가는 과정에서 어떤 매체를 이용하면 효과적이면서도 빠르게 전달할 수 있는지, 시간과 개인의 특성에 따른 전파의 속도가 어떠한지, 직장이나 지역사회의 체계적인 특성에 따라 확산이 어떻게 다른지를 보여 준다. 그러므로 보건 프로그램 전문가들은 혁신과 확산에 관여하는 여러 구조적인 요인들을 이용해 효과적인 프로그램을 고안하고 대상 인구 집단에게 관련 서비스와 정책을 효율적으로 전달할 수 있는 방안을 지속적으로 연구하여야 할 것이다.

2. 구성요소

1) 혁신(Innovation)

혁신은 새로운 생각, 태도, 행동, 실천, 프로그램, 서비스, 법과 정책 등을 포함한다.

기존에 없던 어떤 새로운 형태를 의미하기도 하고, 이전의 단점을 보완해 업그레이드된 형태도 포함한다. 예를 들면 여성형 콘돔이나 비아그라 등은 기존에 존재하지 않았던 새로운 상품으로 많은 사람들의 관심을 끌었다. 인삼 또는 홍삼이 들어간 캔디나 음료수 등의 건강 상품은 기존의 인삼제품에 비해 가격이 저렴하고 쉽게 복용할 수 있으므로 노인이나 외국인을 위한 선물로 자주 이용된다. 이와 같이 혁신이란 기존에 비해 새로운 면이 부각된 모든 것을 의미하지만, 혁신 자체가 지닌 성질을 사람들이 어떻게 긍정적으로 인식하는 지에 따라 혁신이 채택되어 진다. 다음은 혁신이 지닌 구성요소로 사람들은 새로운 것을 대할 때 기존의 것과 비교해 어떤 이점과 혜택이 있는지를 생각하고 다른 사람들을 관찰하기도 하며 사회적으로 어떻게 인식될 수 있는 지도 염두에 둔다.

(1) 상대적 이점(Relative Advantage)

혁신은 이미 존재하는 것보다 비용-효율적인 면에서 우수하다고 판단될 때 또는 기존에 없던 제품이 새로 개발되었을 때 채택될 가능성이 커진다. 어떤 경우이든지, 혁신은 질적과 양적인 면에서 상대적 이점과 혜택을 지녀야 한다.

고기만 먹으면서 탄수화물의 섭취량을 줄이는 황제 다이어트는 기존의 생각을 뒤엎는 새로운 다이어트 방법으로 서구 사회에서 많은 인기를 끌었다. 고기를 맘껏 먹을 수 있으면서 동시에 체중 감량의 효과를 단기간에 얻을 수 있었기 때문이다. 고단백식이에 따른 부작용과 심장질환의 위험성도 부각되었지만 사람들은 배가 고픈 기존의 다이어트에 비해 포만감과 고기를 좋아하는 개인의 미각을 만족시키는 이점을 더 높게 생각했다.

이동용 유방 X선 촬영은 상대적 이점을 가진 또 다른 혁신의 예이다. 차량에 설치된 유방X선 촬영장치는 병원과 동일한 서비스를 제공하면서도 지역사회 주민들이 이용하기에 편리하고, 시간 및 교통비를 절약해 준다(NCI, 2003). 이외에도 약을 먹기 싫어하는 아이들을 위해 개발된 캔디 비타민제와 초콜릿 여성 칼슘제 등 기존의 제품이나 서비스에 비해 상대적인 이점을 가진 혁신의 예를 주변에서 많이 볼 수 있다.

(2) 시도가능성(Trialability)

혁신은 채택하기 전 시도해 볼 수 있어야 한다. 시간과 비용 또는 노력이 들지 않는 시도의 기회가 제공되는데 주로 신제품 마케팅 시 사람들에게 나누어 주는 샘플이 이에 해당된다. 제약회사가 새로운 약을 개발한 다음 병원이나 개인 의사들에게 무료 샘플을 제공하고 환자들의 반응을 직접 살펴보게 하는 행위도 여기에 해당된다. 즉, 무료 샘플 약은 의사의 채택 가능성을 높이고 환자에게 이 무료 샘플약을 나누어 주었을 때 채택 과정은 수월하게 이루어진다(Kane & Mittman, 2002). 다른 쉬운 예시로는 시력 교정 방법의 채택이 있는데, 여러 가지 방법 중 안경 착용이 가장 쉽게 할 수 있는 시도가 되고 다음은 시간과 노력이 조금 더 필요한 콘택트렌즈를 시도할 수 있다. 그러나 라식 수술은 단 한 번의 시도라도 이전 상태로 돌아갈 수 없는 영구적인 시력 교정이므로 시도 가능성은 제로이다.

(3) 복잡성(Complexity)

혁신의 복잡성 또한 채택의 가능성에 영향을 미칠 것이다. 이해하거나 사용하는 방법이 복잡할수록 사람들은 혁신을 채택하지 않는다. 예를 들어 여성콘돔은 처음에 사용하기 쉽지 않았다(Piot, 1998). 성교 전 정확한 위치에 삽입해야 하고, 성교 이후에 조심스럽게 제거해야 하기 때문이다. 여성이 제대로 삽입할 수 있어야 하고, 제자리에 있는지 확신할 수 있어야 하며 정확하게 제거해야 하는 부담감 등은 복잡한 사용과정을 요하므로 처음 사용 이후 재사용할 가능성은 높지 않아 결국 이 제품을 채택할 가능성이 낮아지게 된다(Hollander, 2004).

반대로, 금연을 위한 니코틴 패치는 사용법이 아주 간단하다. 첫째, 털이나 상처가 없고 물기가 없는 상체의 피부표면을 선택한다. 둘째, 제품을 뜯은 다음 니코틴 패치의 보호 필름지를 벗기고 마지막으로 패치를 피부에 부치면 된다.

(4) 적합성(Compatibility)

혁신이 채택되어지기 위해서는 가치관과 문화, 사회적 환경, 주변 사람들의 요구와 부합되어야 한다(Rogers, 2003). 예를 들면, 여성 콘돔 사용은 성적으로 여성이 억압된 사회나 여성이 자신의 성기를 만지는 것을 금기시하는 문화에서 또는 피임을 금지하는 종교적 신념을 가진 여성과 배우자는 이를 채택할 가능성이 낮아진다(Hayden, 2009).

1980년대 미국에서 처음으로 도입되었던 젤 타입의 손 세정제는 훌륭한 아이디어를 가진 발명품으로 생각되었다. 하지만 실제로 사회에서 인정받지 못하였고, 광범위하게 사용되지 못했다. 특히 식당에서 고객을 위해 손 세정제를 제공하면 고객은 오히려 식당의 청결함을 의심하였다. 시간이 흘러 지금은 사람들이 세균에 대한 공포를 가지고 있기 때문에 학교, 레스토랑, 상점 등 여러 장소에서 손 세정제를 제공하면 고객들은 더 좋아한다(Yee, 2007). 최근 신종 인플루엔자 등 여러 바이러스 감염 질환을 예방하기 위해 사람들은 개인용 손 세정제를 직접 휴대하고 다니며 오히려 이러한 제품을 공급하지 않는 학교나 여러 기관 사업장은 사회적으로 환영받지 못하고 있는 실정이 되었다(Hayden, 2009).

(5) 관찰가능성(Observability)

혁신이 정말로 이점이 있는지를 알기 위해 사람들은 대중 매체의 소식과 더불어 혁신을 직접 채택한 사람들을 관찰 하거나 입소문에 귀를 기울인다. 혁신을 채택함으로써 얻어지는 효과가 쉽게 눈에 보인다면 또한 가족 구성원, 친구, 이웃 등 주위의 많은 사람들이 여러 혜택을 이야기 한다면 채택 가능성이 높아질 것이다.

서구 사회에서 침술, 지압, 카이로프랙틱 같은 통증 완화를 위한 대체의학요법은 매우 새롭고 혁신적인 의술로 받아들여졌다. 그러나 입소문과 관찰에 의해 지금은 광범위하게 사용되고 있다(McCarthy & Milus, 2000). 특히 교통사고 후 목과 허리 등 만성 통증에 시달리고 있는 사람이 치료 후 활동량이 늘어난 것을 관찰할 수 있기 때문에 지금은 많은 사람들이 병원 의사보다는 침술과 지압 요법 전문의를 찾는다. 이외에도 음식과 운동 등 다이어트 산업에서 사용 전과 후를 비교하거나 고객의 사용 경험담을 광고하는 내용을 흔히 볼 수 있다.

이외에도 혁신이 가진 구성요소 또는 주요 개념으로 사회적 관계의 영향력(impact of social relations), 복원성(reversibility), 의사소통(communicability), 시간(time), 위험과 불확실성 수준(risk and uncertainty level), 의무적 참여(commitment), 수정 가능성(modifiability)이 있다. 다음의 표는 로저스(Rogers, 2003)가 제시한 것으로 채택의 범위와 속도, 확산과정에 영향을 주는 혁신의 특성을 파악할 때 보건교육사가 생각하고 결정할 수 있는 핵심 질문들을 요약한 것이다.

표 4-5 혁신의 특성과 이를 파악하기 위한 핵심질문

혁신의 특성	핵심 질문
상대적 이점	혁신이 기존이나 현재의 것에 비해 더 좋은가?
시도가능성	혁신을 적어도 한 번 시도해 볼 수 있는가?
복잡성	혁신의 사용 방법이 간단한가?
적합성	혁신은 개인이 속한 사회와 문화, 그리고 개인적인 특성에 적합한가?
관찰가능성	혁신의 결과를 관찰하고 측정할 수 있는가?
사회적 관계의 영향력	혁신이 사회적 환경에 부정적인 영향을 미칠 가능성이 없는가?
복원성	혁신을 채택하였으나 도중에 중단하여도 이전의 상태로 돌아갈 수 있는가?
의사소통	혁신을 쉽고 명확하게 이해할 수 있는가?
시간	혁신을 채택하는데 걸리는 시간은 짧은가?
위험과 불확실성 수준	혁신이 가진 불확실성과 위험성은 없는가?
의무적 참여	적정량의 노력만으로 혁신을 효과적으로 사용할 수 있는가?
수정가능성	시간이 지나면서 혁신이 더 새로워지고 발전될 수 있는가?

출처 : Glanz et al., 2002

2) 의사소통 채널(Communication Channel)

혁신을 전달하기 위해 사람들은 대인간 소통 또는 매스미디어 등 어느 특정 매체를 통해 의사소통을 시작한다. 사람들 간의 활발한 교류를 통해 혁신에 대한 정보가 공유되고 관심이 생기며 개인의 생활에 이점이 있다고 확신되면 혁신을 채택하기로 결정하고 시도도 해 보며 생활의 일부로 채택하게 된다. 이러한 채택과정을 가속화시키는 효과적인 매체 또는 채널에 대한 연구가 활발하며 TV, 인터넷, 신문, 라디오 등의 매스미디어가 효율적으로 알려졌다. 대중매체 채널이 가장 빨리, 그리고 광범위한 인구 집단에게 전달할 수 있는 장점이 있으며 시청각적인 매체로서 새로운 상품이나 메시지를 정확하게 인식할 수 있게 만들기 때문이다. 그러나 이 방법은 채택을 보증하는 최상의 매체는 아니다(Hayden, 2009). 오히려 친구나 이웃, 동료들 간의 의사소통에 의해 채택될 가능성이 더 높을 때가 많다. 예를 들면, 니코틴 패치를 이용해 금연을 하고자 할 때 텔레비전 광고의 영향보다는 흡연자인 직장 동료의 사용 경험과 추천에 의해 니코틴 패치를 구입하게 되는 경우를 종종 보기 때문이다. 이와 같이 사회적인 확산 과정의 하나로 대인간의 의사소통을 들 수 있는데 이는 동일한 인구학적인 특성을 지닌 사람들 간의 정보 전달일 때 더욱 효과적이다. 자신이 지니고 있는 신념과 가치관이 같거나, 교육수준, 직업 등 동질성(homophilius, Rogers, 2003)을 지닌 친구나 이웃, 직장 동료들의 말에 더 귀를 기울이고 관심을 가지며 개인의 결정에 많은 영향을 미친다.

3) 시간(Time)

혁신이 채택 또는 기각될 때까지 매우 긴 시간이 소요되는데 로저스(Roger, 2003)는 이 과정을 다음과 같이 지식, 설득, 결정, 수행, 확증의 다섯 단계로 구분하였다(그림 4-4). 이 일련의 단계는 과거의 혁신확산이론에서 인식(awareness), 관심(interest), 시도(trial), 결정(decision), 수용(adoption)이라고 하였다. 즉, 혁신에 대한 이점과 혜택이 인지되면 관심이 생기므로 더 많은 정보를 찾고 다른 사람을 관찰한다. 시간과 비용, 노력이 많이 필요하지 않다면 시도를 해 본 다음 개인의 경험에 따라 혁신을 채택하기로 결정하고 점점 더 많이 사용하면서 마침내 개인의 생활양식으로 자리 잡는다.

(1) 혁신-결정 과정(The Innovation-Decision Process)

① **지식**(Knowledge)

먼저 새로운 상품이나 아이디어, 서비스, 정책이 존재한다는 것을 대상 인구 집단에게 알려야 한다. 텔레비전, 신문, 잡지, 인터넷, 우편물 등을 통한 광고로 시작할 수 있다.

| 그림 4-4 | 혁신–결정과정

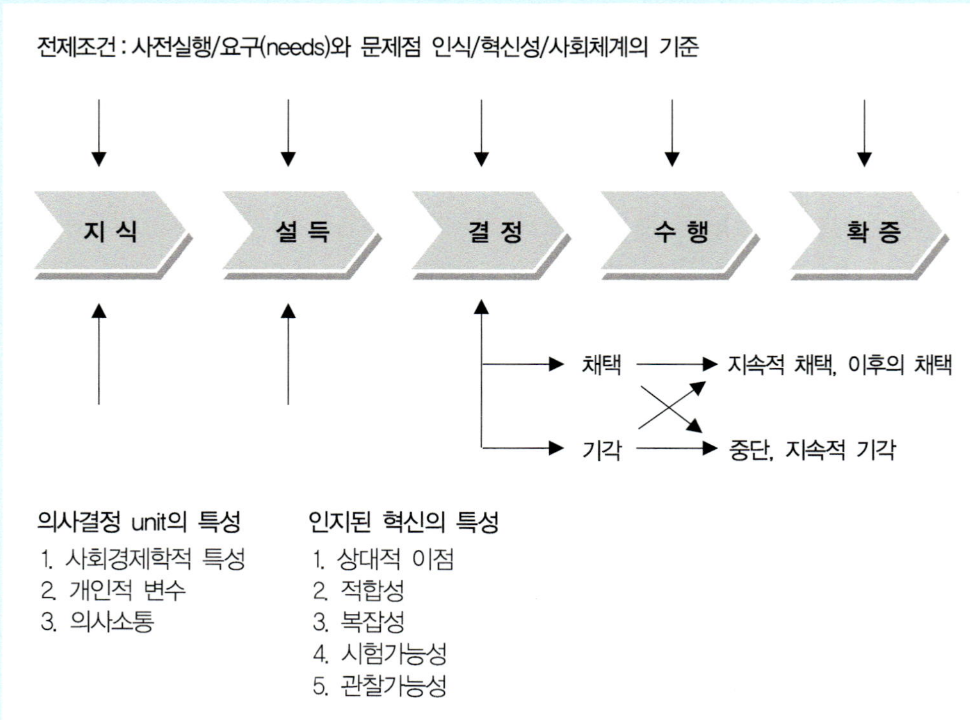

출처 : Rogers, 2003

또한, 대중에게 잘 알려진 연예인이나 유명 정치인 등 역할 모델이 될 수 있는 사람을 이용해 신속하고 긍정적인 반응이 되도록 유도한다.

2006년 미국에서는 자궁암 예방을 위한 인유두종(HPV) 백신 접종을 장려하기 위해 9세~26세 여성을 대상으로 캠페인을 시작하였다. 세계에서 최초로 자궁암 백신인 가다실(Gardasil)을 개발한 머크(Merck & Co.) 제약회사는 이 사실을 알리기 위해 모든 대중매체를 통해 "Tell Someone"이란 이름으로 질병인식과 보건교육에 중점을 두었다. 예를 들면, 이 캠페인 웹사이트는 방문자에게 "흔한 바이러스 하나가 자궁암을 일으킨다는 사실을 알고 있나요"라는 개별화된 전자카드를 친구나 동료들에게 발송할 수 있도록 하였다.

② **설득**(Persuasion)

혁신에 대해 긍정적인 태도를 형성하도록 설득이 이루어진다(Haider & Kreps, 2004).

혁신을 명확하게 인식할 수 있도록 상세한 정보와 지식이 주어지고 수용적인 태도를 지향하기 위해 사회적으로 여론을 주도하는 지도자를 설득하기도 한다.

만일 병원의 산후클리닉이 가정폭력을 선별하는 혁신적인 프로그램을 시행하고자 한다면 우선 담당 직원들에게 프로그램의 적절성과 이득에 대해 교육을 받도록 한다. 막 분만을 마친 산모들에게 가정폭력을 물어보는 것이 기존의 관습에 맞지 않을 수 있지만 의사나 간호사들에게 긍정적인 태도를 가지고 잘 행할 수 있도록 참여방식의 훈련이 주어지도록 한다. 즉, 가정폭력을 실제적으로 느낄 수 있도록 생존자와 직접 대화하고 사례를 공유하며 임상적인 연구결과를 접할 수 있도록 한다(Janssen, Holt & Sugg, 2002).

③ **결정**(Decision)

지식과 설득의 단계를 거쳐 혁신에 대해 긍정적인 태도를 형성하게 되면 사람들은 혁신을 수용하기로 결정을 한다. 그러나 혁신에 대한 정보가 잘 전달되지 못하고 개인적인 이득이 인지되지 못하면 필요성, 유용성, 중요성 등에 대한 태도가 형성되지 못해 혁신을 수용하지 않기로 결정한다. 이는 범이론적 모형(Transtheoretical Model)의 의사결정균형(decisional balance) 방법을 적용해 혁신을 채택함으로써 얻어지는 바람직한 결과(pros)와 바람직하지 못한 결과(cons)를 비교 분석함으로써 올바른 결정을 유도할 수 있다.

때로는 혁신이 우수하다고 판단되고 호의적인 태도가 형성되었더라도 결정을 미루거나 채택되지 않는다. 예를 들면 기존 칼슘 보충제는 삼키기 힘든 큰 알약의 형태로 하루 2~3회를 섭취해야 하는데 반해 새로 개발된 카라멜 타입 칼슘제는 혁신적이었다. 여러 가지 향을 가지고 있으며 부드럽게 씹어 먹는 타입으로 사람들은 기존의 칼슘제보다 훨씬 더 좋아했다. 그러나 여전히 이를 채택하지 않는다면 비용-효과 분석에서 고객을 충분히 설득하지 못했거나 단맛을 싫어하는 개인의 취향, 당뇨가 있는 환자의 경우 등 다른 이유가 있을 것이다.

④ **수행**(Implementation)

혁신을 채택하기로 결정한 다음 사람들은 이를 실행에 옮긴다. 그러나 이것은 시도나 실험의 단계로 계속적으로 수행할 것인지 아닌지를 최종 결정하는 전 단계이다. 더 나아가 혁신을 재고안하여 더 나은 상태로 만들 수 있는 기회이기도 하다.

새 차를 구입하기 전 고객에게 여러 번 시승의 기회를 주거나 새로운 약을 개발한 다음 의사나 환자에게 샘플을 나누어 주는 등이 포함된다. 온라인 금연교실은 일상생활이 바쁜 직장인들이나 인터넷 사용을 선호하는 젊은 층에게 혁신적인 아이디어 프로그램으로 인식된다. 그러나 어떤 흡연자들은 이를 아예 시도조차 하지 않는데 아마도 컴맹이거나 집에서 컴퓨터를 사용할 수 없기 때문이다. 이 수행단계에서는 시도나 실험 등을 통해 고객이 용이하게 수행할 수 있도록 혁신의 전파 경로가 재편집되어야 할 것이다.

⑤ **확증**(Confirmation)

혁신을 채택하기로 결정하였고 주변 사람들로부터 훌륭한 결정이라는 칭찬을 듣는 등 긍정적인 피드백이 주어졌다면 혁신은 지속적으로 수행될 것이고 마침내 생활양식의 일부가 된다. 사람들은 스스로 의사결정을 하지만 주위의 사람들에게도 자신의 결정이 옳은지에 대해 물어 보는 경향이 있다. 만일 개인의 결정과 상충하는 메시지를 받았다면 심리적으로 불안해지거나 타인의 의견에 따라 결정을 바꾸기도 한다. 즉 타인의 지지가 없을 때 실행을 중단하거나 바로 기각해 버린다. 이를 대치할 수 있는 더 나은 새로운 것이 있다면 또는 이전의 실행이 기대 수준에 못 미쳤다면 혁신을 중단한다. 그러나 어떤 사람들은 그만두지 않고 다시 디자인하거나 수정해 실행한다.

1980년 대 미국의 레이건 대통령은 청소년 불법 약물사용을 예방하기 위해 전국적으로 DARE 프로그램을 보급하였다. 이 프로그램은 제복을 입은 경찰관이 어린이들에게 불법 약물사용의 위험성을 교육하는 것으로 학교와 부모의 반응은 매우 호의적이었다. 그러나 많은 연구결과는 이 프로그램의 효과를 입증하지 못했다(Duke, Ullman & Stein, 1996 ; Duke, Stein & Ullman, 1997 ; Lynam, 1999). 대부분의 학교는 DARE 프로그램을 중단하였지만 일부 다른 학교는 어느 특정 학습만을 경찰관이 교육하도록 프로그램을 수정하여 지속적으로 사용하고 있다(Rogers, 2003).

(2) 채택 곡선(Adoption Curve)

혁신을 채택하는 인구집단은 매우 다양하면서도 시간에 따는 채택 속도가 다르다. 이러한 채택률(adoption rate)은 통계학 정규분포의 종 모양 곡선을 따르는데 이 곡선아래 인구집단을 혁신자, 조기수용자, 조기다수자, 후기다수자, 최후수용자인 5가지 범주로 분류한다(그림 4-5).

① **혁신자**(Innovators)

곡선의 처음 부분에 해당하는 매우 작은 수의 인구집단(3%)이다. 이들은 주로 새로운 기회나 위험성을 즐기는 특성을 가졌는데 이 집단에 속한 대부분의 사람들은 혁신으로 인한 손실을 보상할 수 있을 정도의 재력을 갖추었거나 혁신의 예측불허 결과에 대처할 수 있는 고도의 지식과 기술이 있기 때문이다. 새로운 것을 좋아하고 가장 빠르게 시도하기를 원하는 사람들로 아이패드, LED TV, 갤럭시 기어 등을 처음으로 구입하거나, 하이

| 그림 4-5 | 채택 곡선

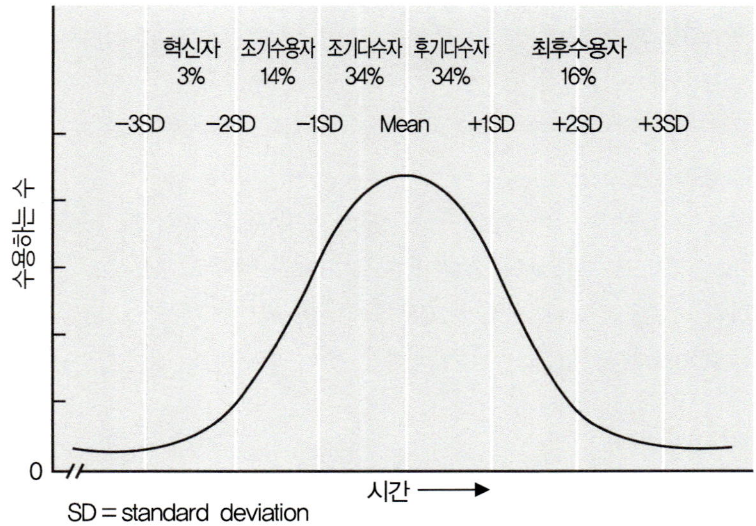

출처 : Rogers, 2003

브리드 자동차를 운전한다. 이들은 처음 시도 후 일반인들에게 결과를 제공하기도 한다.

② **조기수용자**(Early Adopters)

채택 곡선에서 두 번째 인구집단에 속하며 혁신자 보다는 더 많은 비중을 차지한다(14%). 이들은 주로 지역사회에서 여론을 주도하는 지도자거나 평소에 일반인들로부터 존경을 받는 인사 등 사회적 역할 모델(role model)로 구성된다. 이 집단의 의사결정은 일반 사람들에게 강력한 영향을 끼친다. 또한 주로 많은 사람들과 교류하기 때문에 광범위한 의사소통 네트워크를 가지고 있으므로 확산이 빠르다.

③ **조기다수자**(Early Majority)

조기다수자는 전체 인구집단의 약 34%를 차지하며 종형곡선에서 정점을 향한 상향 곡선에 해당된다. 이들은 여론주도자와 대중매체에 영향을 받아 혁신을 채택하게 된다. 시간은 좀 걸리지만 혁신의 주류가 되는 큰 인구집단이다.

④ **후기다수자**(Late Majority)

전체 인구의 약 34%이며 종형곡선에서는 정점을 지나 하강곡선에 해당된다. 이들은 변화에 대해 의문을 가지고 있기 때문에 혁신이 사회적 규범이나 경제적인 필수 요소로 될 때까지 기다린다. 경제적으로 풍족하지 못한 경향이 있으며 대중매체 보다는 동료들의 영향을 더 많이 받는다.

⑤ **최후수용자**(Laggard)

종형곡선 상에서 가장 끝에 있는 인구집단으로 전체 인구의 약 16%를 차지한다. 이들은 대체로 보수적이고 전통적인 성향이 있으며 교육 수준이 낮고 혁신에 회의적이며 모험을 싫어한다. 또한 제한된 사회적 커뮤니케이션 네트워크를 가지고 있다. 혁신을 채택하는 가장 최후의 그룹으로 혁신이 이롭다는 것이 명백해질 때까지 아주 오랜 시간을 기다린다.

4) 사회적 체계(Social System)

혁신 전파의 4번째 구성요소는 사회적 구성 체계이다. 혁신이 소개되고 전파되는 그룹의 구조적인 특성을 의미한다. 예를 들면 병원에서의 사회적인 체계는 의사 그룹, 환자 그룹, 간호사 그룹으로 나눌 수 있다. 이들은 규범, 가치관, 신념을 공유하며 공통된 목표를 달성하기 위해 서로 협력한다. 확산은 이러한 사회적 체계 안에서 일어난다(Rogers, 2003).

사회체제를 통한 혁신전파의 예로 네팔의 '텃밭에서 부엌으로(Kitchen Garden)'라는 프로젝트를 들 수 있다. 비타민 A 섭취 결여로 발생하는 영유아 사망률 감소를 목표로 이 혁신 프로그램은 동네 또는 이웃(neighborhoods)을 가장 중요한 사회적 구성 체계로 정하고 마을의 각 세대가 비타민 A를 함유하는 과일과 야채를 스스로 경작하여 먹을 수 있도록 하였다(Rogers, 2004).

3. 적용사례

다음의 두 적용사례는 같은 보건교육 프로그램을 하나는 선진국, 다른 하나는 개발도상국에 실시한 연구결과이다. 대상인구와 세팅에 따라 혁신전파이론을 어떻게 달리 적용해야 하는지에 대한 중요한 교훈을 말해 주기 때문에 보건교육사는 이 두 논문을 분석하고 토론하여 자신의 커뮤니티에 효과적으로 이용하기 바란다.

1) 샌프란시스코 HIV/AIDS 프로젝트(Wohlfeiler, 1998 ; Singhal & Rogers, 2003)

혁신이라 함은 새로운 아이디어, 제품, 서비스 등을 뜻하며 이를 특히 보건 행동과 연관지어 로저스(Rogers, 2003)는 '예방적인 혁신(preventive innovation)'이라고 칭하였다. HIV/ AIDS의 확산을 막기 위해 예방 행동을 위한 중재가 필요하였고 이를 위한 새로운 프로그램은 예방적인 혁신이다.

1980년대 초 샌프란시스코 게이 커뮤니티를 중심으로 AIDS란 치명적인 질병이 발생하자 이를 저지하기 위해 STOP AIDS 프로젝트가 만들어졌다. 혁신확산이론의 의사소통 채널, 혁신-결정 과정, 동질성, 혁신의 특성, 채택자 분류, 여론 지도자의 구조적인 요인을 이용했으며 프로그램의 주요 전략은 ABCs – abstinence, being faithful, & condom use – 이었다. 즉 진정한 파트너를 만나기 전까지 금욕하며 한 파트너에게만 충실하고 성 생활시 반드시 콘돔을 사용한다는 뜻이다. 먼저 게이 커뮤니티에서 여론의 주도자가 될 만한 사람들을 모집하고 이들에게 에이즈 교육과 지도자 훈련을 시켰다. 게이가 많이 사는 지역의 가정이나 아파트를 방문해 여러 회에 걸친 소그룹 모임을 개최하였다. 또한, HIV 양성 반응이 있는 사람들 중 존경받는 인물이 모임을 이끌고 다른 동성애나 양성애자들의 적극적인 참여를 유도하였다. 소그룹 모임의 지도자들은 에이즈 바이러스가 어떻게 전파되는지를 알리고 이를 예방하기 위한 방법으로 콘돔 사용 또는 한 파트너와의 지속적인 관계를 강조하였다. 교육 프로그램의 마지막에는 참여자들이 ABCs 예방 행동을 하기로 서약하고 이와 연관된 여러 서비스 프로그램에 자원해 에이즈 예방 행동을 전파하기로 했다. 이러한 소규모 모임을 통한 원조 활동(outreach activities)은 1985년부터 1987년 사이 약 30,000명이 참여하는 결과를 가져왔다.

이러한 소그룹 모임과 동시에 미디어 캠페인은 샌프란시스코 게이 커뮤니티에게 HIV/AIDS를 알리고 예방에 대한 지식을 보급하였다. 1980년 중반에 이미 에이즈 발생률은 급격하게 줄어들었으며 이 프로젝트는 오늘날까지 매우 성공적인 것으로 알려져 있다.

STOP AIDS 프로젝트는 조기 수용자, 동질성, 대인간의 의사소통 채널 등 혁신확산이론의 중요성을 입증하였다. 커뮤니티의 구성원인 지역사회 주민들은 효율적으로 모집해 현장 활동가로 이용하였으며, 특히 여론 주도자들은 부정적 평판에 대한 두려움에도 불구하고 혁신을 게이 커뮤니티에 성공적으로 전파하였다.

2) 개발도상국의 HIV/AIDS 예방 프로그램(Bertrand, 2004)

에이즈는 치료가 가능하지 않으며 백신이 아직 개발되어 있기 때문에 예방 행동만이 이 질병의 전파를 막을 수 있는 유일한 해결책이다. 2002년 통계에 의하면 약 4억이 넘은 세계 인구가 HIV에 감염되어 있으며 이들 중 70% 이상이 사하라 부근 아프리카에 살고 있다. 과거에는 약물 사용과 성매매 종사자 등이 에이즈 위험 집단이었으나 지금은 일반 인구집단으로 확산되어 현재 HIV발병률은 전체 인구의 약 5%에 이르고 있다.

혁신전파의 이론, 정치적 옹호, 지역사회 조직 등을 이용한 샌프란시스코 게이 커뮤니티 모델은 미국의 다른 도시와 선진국에서도 그대로 적용되어 HIV/AIDS의 예방에 효과적이었다. 그러나 개발도상국은 샌프란시스코 모델로 HIV 감염률을 낮추는데 성공적이지 못했다.

샌프란시스코의 중재가 용이했던 주요 이유는 다음과 같다. 첫째, 게이 남성들은 교육수준이 대체로 높았으며 공동체 결집력이 강했다. 둘째, 게이 사회에 초점이 맞춰진 기존 미디어 채널을 가지고 있었기 때문에 지식을 보급할 수 있었다. 셋째, 게이 커뮤니티는 이 문제를 해결하기 위해 높은 수준의 에너지를 집중할 수 있었다. 그러나 개발도상국의 대상 인구집단은 기아와 실업, 주택부족, 가난에 따른 여러 기초 생활 문제들을 많이 가지고 있기 때문에 이러한 문제들이 먼저 해결되지 않는 한 샌프란시스코의 모델을 적용할 수 없다.

특히 에이즈 예방 행동인 ABCs가 개발도상국 사람들이 도입하기에 힘들었는데, 혁신의 5가지 속성을 가지고 설명하면 다음과 같다. 우선 상대적 이점으로서의 혁신은 기존의 아이디어보다 더 우수하다고 인식되어야 한다. HIV/AIDS를 예방하기 위한 ABCs 행동은 성적으로 활발한 개인이나 생계를 위한 젊은 여성 또는 자녀 양육을 위해 애쓰는 여성들에게 성매매보다 더한 이득이 없다. 혁신의 적합성은 기존의 가치와 부합되어야 하는데 여성이 콘돔을 사용하기 위해 파트너와 협상을 하는 것은 남성우월주의인 아프리카 사회와 맞지 않다. 에이즈 예방 행동은 복잡성은 없지만 오랜 기간 유지가 힘든 일이기도 하며 콘돔을 사려면 비용이 든다. ABCs가 시험 가능성은 있지만 관찰 가능성은 어렵다. 왜냐하면 HIV가 양성반응을 보이기까지 수개월이 걸리며 에이즈 증상은 수년이 걸리기 때문이다.

그러므로 개발도상국을 위한 에이즈 예방 프로그램은 혁신확산이론을 이용하기에 적합하지 못하다는 결론보다는 그 나라의 실정에 맞는 예방적인 혁신이 먼저 개발되어야 한다. 위에서 설명한 것과 같이 서구사회에서 지향하는 ABCs 예방 행동은 아프리카의 사회와 문화, 경제조건, 관념 등에 맞지 않기 때문이다.

요 약

혁신이란 무엇인가 새롭고 독창적인 아이디어, 상품, 프로그램, 서비스, 정책 등을 포함한다. 확산은 이러한 혁신이 전파되어 가는 과정을 뜻하는 것으로 이 이론은 새로운 것이 확산되어 가는 과정에서 혁신자체의 특성에 대한 사람들의 인식, 어떤 매체를 이용하면 효과적이면서도 빠르게 전달할 수 있는지, 시간과 개인의 특성에 따른 전파의 속도가 어떠한지, 직장이나 지역사회의 체계적인 특성에 따라 확산이 어떻게 다른지를 보여 준다.

보건 프로그램 전문가들은 혁신과 확산에 관여하는 여러 구조적인 요인들을 이용해 효과적인 프로그램을 고안하고 대상 인구집단에게 관련 서비스와 정책을 효율적으로 전달할 수 있는 방안을 지속적으로 연구하여야 할 것이다.

참고문헌

Bertrand, J. (2004). Diffusion of Innovationf and HIV/AIDS. Journal of Health Communication, 9, 113–121.

Duke, R., Stein, J., & Ullman, J. (1997). Long–term impact of Drug Abuse Resistance Education (DARE). Evaluation Review, 21, 483–500.

Duke, R., Ullman, J., & Stein, J. (1996). A three–year follow–up of Drug Abuse Resistance Education (DARE). Evaluation Review, 20, 49–66.

Hayden, J. (2009). Introduction to Health Behavior Theory. Boston : Jones and Bartlett Publishers.

Hollander, D. (2004). Long–term use of female condom my hinge partly on depth of instruction. International Family Planning Perspectives, 30(1). Retrieved December 8, 2004, from http://www.agi–usa.org/pubs/journals/3004904b.html.

Janssen, P., Holt, V., & Sugg, N. (2002). Introducing domestic violence asessment in a postpartum clinical setting. Maternal and Child Health Journal, 6(3), 195–203.

Kane, M., Mittman, R. (2002). Diffusion of Innovation in Health Care. Oakland, CA : California Healthcare Foundation.

Lynam, D., Milich, R., Zimmerman, R., Novak, S., Logan, T., Martin, C., Leukefeld, C., & Clayton, R. (1999). Project DARE : No effects at ten year follow–up. Journal of Consulting and Clinical Psychology, 67(4), 590–593.

McCarthy, K., & Milus, T. (2000). Patient education viewed throught the lens of Diffusion of Innovation research. Topics in Clinical Chiropractic, 7(4), 15–24.

National Cancer Institute. (2003). Theory at a Glance: A Guide for Health Promotion Practice. Washington, DC : U.S. Department of Health and Human Services.

Piot, P. (1998). The Condom and AIDS : UNAIDS Point of View. Geneva: UNAIDS. Retrieved October 30, 2004, from fttp://lists.inet.co.th/pub/sea–aids/gend/gend129.txt.

Ryan, B. & Gross, N. (1943). The diffusion of hybrid seed corn in two Iowa communities. Rural Sociology, 8, 15–24.

Rogers, E. (2003). Diffusion of Innovation. New York : Free Press.

Rogers, E. (2004). A prospective and retrospective look at the diffusion model. Journal of Health Communication, 9, 13–19.

Singhal, A., & Rogers, E. (2003). Combating AIDS : Communicating strategies in action. New Delhi : Sage Publications.

Wohlfeiler, D. (1998). Community organizing and community building among gay and bisexual men : the STOP AIDS Project. In M. Minkler (ed.). Community organizing and community building for health (pp.230–243).

Yee, D. (2007) Hand sanitizers becoming popular. Retrieved March 17, 2007, from http://www.abqtrib.com/news/2007/jan/05/hand-sanitizer-becoming-popular.

제 5 편

생태학적 접근

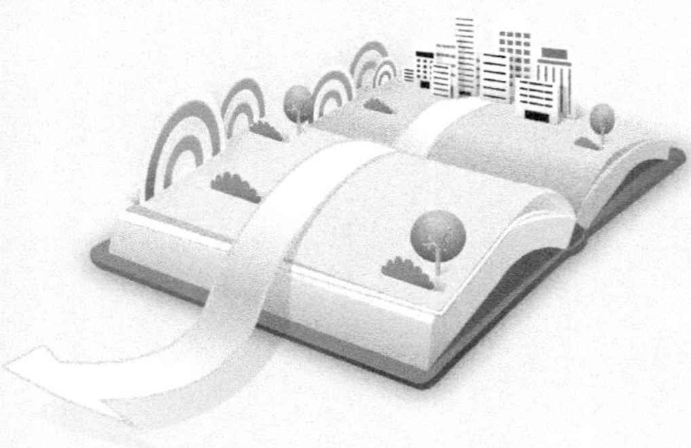

제 1 장 생태학적 보건행동 모형

Ecological Models of Health Behavior

앞에서 기술한 여러 이론과 모형은 신념과 태도, 기술, 인식 등의 내적 요인 또는 사회적 보상과 지지 등의 외적 요인을 설명하였다. 만일 이 두 가지 차별화된 요인을 합해서 건강행동을 설명하고 중재 프로그램을 기획하면 어떨까? 이장에서는 물리적 또는 사회적인 환경과 개인적인 요인을 다 같이 설명하면서 보건교육 프로그램의 다각적인 접근법을 제시한다.

1. 이론적 개념

생태학(ecology)은 생물체와 생물체 또는 생물체와 환경간의 상호관계를 연구하는 학문이다. 보건교육학의 생태학적 모형은 인간과 환경과의 상호작용을 설명하는 생태학적 관점을 도입하여 보건행동을 설명하고 행동 변화를 위한 중재 프로그램의 틀을 제시한다. 인간의 행동은 환경으로부터 많은 영향을 받기 때문에 보건교육 프로그램은 여러 종류 또는 다차원적인 환경의 중재 전략에 의해 이루어져야 한다는 것이 이 모형의 기본 관점이다. 예를 들면, 생태학적 모형은 청소년 흡연 행동을 개인적인 의도와 선택보다는 대중매체를 통한 담배회사의 허위 광고와 친구들의 권유 등 사회적인 환경의 영향으로 형성된 것이라고 설명한다. 그러므로 금연 법규와 정책, 금연에 대한 사회규범 형성 등을 통한 다각적인 환경의 변화가 청소년의 흡연을 예방할 수 있다는 관점을 보이고 있다.

살리스와 오웬(Salis & Owen, 2002)에 따르면, 생태학적 모형은 관점이나 견지에 가깝기 때문에 모형을 구성하는 요소를 가지고 있지 않다. 즉, 생태학적 모형은 앞서 설명한 여러 보건행동 이론처럼 구성 요소 (construct)를 설명하지 않고 기본 관점을 이해하기 위한 개념 틀(framework)만을 제공한다. 인간의 행동을 둘러 싼 내외적 요인들을 여러 단계별로 구분하고 각 단계 간의 상호작용을 강조하는 것이 특징인데, 이는 동심원적

파급효과를 비유한 다음의 [그림 5-1]과 같다. 물가에 조약돌을 집어 던질 때 제일 먼저 작은 원이 생기지만 주위에 생긴 물결로 점점 더 큰 원이 그려지면서 주변 지역에 효과를 전달하는 현상을 말한다. 이와 같이 가장 작은 원인 개인 내 수준은 개인 간, 기관, 지역사회, 공공정책 등 점점 외부로 향하면서 확대되어 전체적인 사회의 변화를 초래하게 된다. 즉 각 단계 간의 요인들은 동적인 관계로 연결되어 있기 때문에 보건교육 프로그램은 이와 같은 상호작용을 더욱 활성화할 수 있도록 기획되어야 할 것이다.

인간을 둘러 싼 환경을 이야기 할 때, 행동 이론은 흔히 문화, 관습, 종교 등의 사회적 환경의 중요성만을 설명한다. 그러나 행동의 세팅(behavioral setting)은 물리적 환경과 사회적 환경 두 가지를 모두 포함하기 때문에 생태학적 모형은 물리적 환경요인도 사회적 환경요인처럼 똑같이 강조한다. 예를 들면, 시민들의 운동 습관을 장려하기 위해 공원 조성과 조깅 코스 개발, 도심 내 자전거 도로 개방 등의 물리적 건강 환경 조성을 위한 공공정책을 실시한다.

건강행동을 이해하기 위한 생태학적 접근은 이미 오래전부터 공중보건학과 심리학에서 시작되었다. 전염병의 발생을 설명하기 위해 사용된 병인-숙주-환경의 상호작용 모형은 만성 질환과 사고 등 여러 보건 분야에서 적용하고 있다. 심리학 분야에서의 스키너(Skinner, 1953), 바커(Barker, 1968) 등은 행동의 원인을 인간의 내적 요소보다는 외적 요소인 여러 환경적 요인을 지적하였다. 반두라(Bandura, 1986)의 사회인지이론도 환경과 인간, 행동 간의 상호결정론을 강조하였다. 그러나 건강증진을 위한 다차원적 생태학적 모형은 여러 학자들에 의해 조금씩 다른 관점들이 강조되거나 더해지고 공중 보건에서는 사회적 생태학(social ecology of health promotion) 또는 보건행동의 생태학적 틀(framework)이라고 불리운다(Simons-Morton, McLeroy & Wendel, 2012). 브론펜브레너(Bronfenbrenner, 1979)는 인간의 행동발달과 다차원적인 생태학의 각 단계별 역동적인 상호관계를 처음으로 설명하였다. 맥리로이(McLeroy et al, 1988) 등은 개인 행동에 영향을 주는 다차원적 생태학 관점을 더 확장시켰고 사회적 시스템의 변화를 강조하였다. 즉 건강증진의 목표를 불평등 해소와 정의 실현 등까지 확대하였다. 글래스와 맥아티(Glass & McAtee, 2006)에 의하면 인간의 건강은 사회 – 행동 – 생물학의 복잡한 결합체로 전 생애에 걸쳐 상호작용한다는 전제하에 질병과 건강의 인과관계를 시간의 축(axis)과 사회-생물학 조직의 축으로 설명하고자 보다 더 다차원적인 생태학적 모형을 제시하였다.

| 그림 5-1 | 생태학적 모형

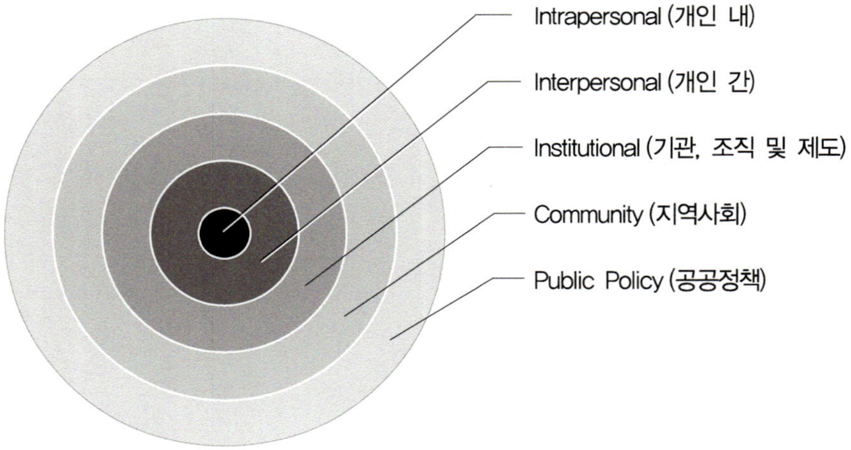

2. 구성요소

위에 기술한 것과 같이 다차원적인 특징을 가진 생태학 관점은 같지만 수준별 또는 단계별 구분은 학자들 사이에 조금씩 다르다. 브론펜브레너(Bronfenbrenner, 1979)는 개인의 지식, 태도, 기술 등을 포함하는 마이크로(Micro), 가족과 친구 등 다른 지인과의 사회적 관계를 뜻하는 메조(Mezzo), 학교와 직장 등의 매크로(Macro), 지역사회와 문화 등을 포함한 엑소(Exo)의 4단계로 나누었다. 시몬즈-몰튼(Simons-Morton et al., 1988)은 개인(individual), 개인 간(interpersonal), 조직(organizational), 지역(community), 정부(government)의 5단계로 구분하였다. 맥리로이(McLeroy et al., 1988)는 개인 내(intrapersonal), 개인 간(interpersonal), 조직 간(organizational), 지역(community), 공공 정책(Public Policy), 물리적 환경(physical environment), 문화(culture)의 7가지 수준으로 나누었다. 다음은 보건교육 건강증진 프로그램에서 공통적으로 많이 이용되는 5가지 차원별 설명이다(그림 5-1).

1) 개인 내 단계(Intrapersonal Level)

개인이 가진 내적인 요소는 건강행동에 영향을 미친다. 지식과 태도, 믿음, 가치관, 인식, 기술, 자존감, 가족력, 성격, 성별, 연령 등을 포함하며 이와 관련된 예는 주위에서 쉽게 발견할 수 있다. 신체활동은 일반적으로 남성에 비해 여성, 청장년에 비해 노인이 적기 때문에 이들을 대상으로 하는 보건교육 프로그램은 그들이 가진 내적인 특성을 고려해 특별히 고안되어야 할 것이다. 65세 이상 노인 인구를 대상으로 하는 프로그램은 개인의 체력과 질병 상태에 따라 개별화되어야 하며 필요시 의사의 도움을 받아 지속적인 프로그램 평가가 이루어져야 하고 무엇보다 낙상예방을 위한 근력과 균형을 위한 운동 프로그램이 짜여 진다. 또한, 젊은 여성을 대상으로 하는 금연 프로그램은 중년 남자를 대상으로 하는 프로그램과 다르다. 폐암과 심장질환을 강조하기 보다는 체중 관리와 임신, 태아의 건강을 위한 건강 프로그램으로 고안되어야 한다.

2) 개인 간 단계(Interpersonal Level)

개인과 개인 사이의 관계, 즉 사회적인 관계성은 건강에 중요한 영향을 미친다. 청소년 흡연은 친구의 권유와 가족 구성원의 영향으로 시작되기 때문에 흡연예방 프로그램은 생태학적 모형의 개인 간 중재 전략이 강조되어야 한다.

가족, 친구, 친척, 동료, 이웃, 의사 등의 사회적 관계망을 통해 개인은 건강행동을 실천하고 건강한 생활 습관을 형성할 수 있다. 이러한 과정에서 다른 사람으로부터 받는 보살핌, 존중감, 도움을 사회적 지지라고 하며(Haber, 2007) 다음과 같이 정서적, 물질적, 정보적 지지의 세 가지 형태로 분류한다(Eng & Young, 1992).

(1) 정서적 지지(Emotional Support)

정서적 지지를 통해 사람들은 소속감, 사랑, 자아 존중감, 긍정적인 자아상 등을 얻는다. 부모의 사랑과 칭찬을 많이 받고 자란 아이들이 사회 적응도 빠르고 좋은 인간관계를 잘 유지하듯이 정서적 지지는 정신 건강에 좋을 뿐만 아니라 건강행동을 실천하고 유지하는 데 매우 중요한 역할을 한다. 심장질환을 예방하기 위한 한 건강행동 실천 프로그램에서 배우자와 가족구성원들의 적극적인 지지가 있는 집단은 그렇지 않은 집단에 비해 질병 예방의 효과가 높았다(Pyke et al., 1997).

(2) 물질적 지지(Instrumental Support)

물질적인 도움과 서비스 제공은 사람들로 하여금 직접적인 행동의 변화를 초래하기도 한다. 저소득층의 노인들을 위해 지역사회 내 운동시설 이용비를 절감해 주는 정책은 노인들의 신체활동을 증진시키며 노인 복지시설에서 무료로 제공되는 다양한 레크리에이션 프로그램은 정신건강과 삶의 질을 향상시킨다.

(3) 정보적 지지(Informational Support)

정보적 지지는 전문가 또는 동료들로부터 받을 수 있는 조언, 상담, 피드백 등을 포함한다. 오늘날 인터넷의 발달로 건강 정보는 범람하고 있으며 온라인 지지 그룹의 활동도 왕성해 지고 있다. 같은 질병을 가진 환자나 가족들은 온라인에서 서로의 정보를 교환하고 감정을 공유하는 등 사회적 지지 활동을 하고 있다.

3) 기관, 조직 및 제도(Institutional Level)

공통된 목적을 가지고 이룬 사람들의 집단으로 공식적 또는 비공식적인 기관과 조직 및 단체는 개인의 건강행동에 영향을 미친다. 학교나 대학 캠퍼스, 직장 내에서의 금연 정책은 흡연 행동의 변화를 가져오고 간접 흡연자의 건강을 보호한다. 또한, 직장에서 금연자에게 주는 포상은 장기간의 금연상태를 유지시키는 데 효과적이다. 학교 급식에서 제공되는 건강 식이는 육류보다는 채소와 과일을 더 많이 먹는 건강한 식습관을 형성하도록 도와준다. 직장에 체력관리실을 만들어 점심시간에 운동시설을 이용하도록 하는 신체활동 장려정책은 장시간 앉아서 일하거나 업무에서 오는 스트레스를 감소시켜 주어 일의 능률을 올려 준다. 이처럼 해당 기관에서 시행하고 있는 건강 규칙과 시행 법규 및 정책은 동기화와 더불어 건강행동을 실천하고 유지할 수 있도록 만들어 준다.

4) 지역사회(Community Level)

이웃 또는 지역사회에 존재하는 소속감, 사회 규범과 가치관, 사회적 연대감, 네트워크 등은 개인과 단체의 건강에 영향을 미친다. 지역사회 주민들로 구성된 조기 축구회, 등산회 등은 신체활동을 증진시키고 주민들의 연대 의식을 고취시킨다. 해당 지역의 독거노인들을 위해 청소, 식사준비, 목욕과 건강 돌보기 등 자원 봉사단 활동은 소속감과 책임의식을 통해 지역사회의 건강증진을 실천한다. 절주 또는 불법약물 금지 등의 건강 캠페인 참여는 건강한 지역사회 환경을 조성하며 개인의 건강생활 실천에 영향을 미친다.

5) 공공정책(Public Policy or Societal Level)

가장 넓은 사회 생태학적 범위에서의 공공정책은 국가와 사회적인 차원에서 공공의 건강과 안전을 위해 반드시 지켜야 하는 법규와 정책을 의미한다. 간접 흡연자의 건강을 보호하기 위해 만들어진 실내와 공공장소에서의 금연정책, 미성년자들에게 담배 판매를 금지하는 법규, 담배세 인상 등이 포함된다. 개인과 단체, 지역사회는 여러 옹호활동을 통해 건강 법규와 정책의 수립 및 시행에 영향을 미쳐 모든 사람이 건강한 환경에서 살 수 있도록 노력한다.

이와 같이 생태학적 모형은 보건행동에 영향을 주는 내외적인 요인을 체계적으로 분석하고 설명함으로써 효율적인 건강증진 프로그램의 구체적인 방안을 제시한다. 더 나아가 각 단계간의 상호 영향 효과를 극대화하기 위한 전략을 강조하기 때문에 매우 효율적인 중재 프로그램을 기대할 수 있다.

3. 적용사례

1) 임산부의 엽산 섭취 향상을 위한 건강증진정책(Quinn et al., 2005)

미국은 매년 4,000여 명의 임산부가 신경관결손이 있는 신생아를 출산한다. 그러나 가임기의 여성이 엽산을 지속적으로 섭취한다면 신경관결손 발생률을 충분히 예방할 수 있다. 이러한 이점이 있는데도 불구하고 많은 가임기 여성들은 엽산의 1일 요구량을 섭취하고 있지 못하는 실정이므로 이 연구는 생태학적 모형을 이용하여 엽산 섭취 증가를 위한 건강증진 프로그램을 기획하고자 한다. 또한 Healthy People 2010은 신생아의 신경관결손 발병률을 50%로 감소시키기 위해 적어도 가임기 여성의 80%는 매일 엽산을 400 μcg 섭취하도록 하는 것을 목표로 한다. 대부분의 주는 엽산 캠페인을 실시하였지만 생태학적 모형이 제시하는 모든 단계를 포함하지 않았고 상호 협조적인 관계를 시사하지 않았다. 적어도 생태학적 모형의 2개 정도 단계에서 중재 프로그램을 실시하였기 때문에 효과적이지 못하였다. 이 연구는 이러한 단점을 보완하여 포괄적이면서도 단계간의 상호작용을 활성화시킬 수 있는 프로그램을 실시하며 더 나아가 지속적인 노력을 통해 엽산 섭취에 대한 공중보건 이니셔티브를 궁극적인 목적으로 한다.

우선, 개인 내 단계에서의 생태학적 모형은 개인이 가진 지식, 태도, 가치관, 기술, 행동, 자아개념, 자존감을 포함하고 중재전략으로 대중매체 캠페인, 사회 마케팅, 기술 개발을 선택한다. 개인 간 단계는 개인이 속한 사회적 네트워크와 지지, 가족 구성원, 직장 동료, 이웃과 친구를 대상으로 사회적 지지와 네트워크를 향상시키고 개인이 속한 그룹의 규범을 변화시키며 서비스와 시설 등 접근성을 증가시키는 전략을 개발한다. 조직 단계에서는 개인이 속한 기관의 규범, 인센티브, 조직 문화, 관리 양상, 기관의 구조, 커뮤니케이션 네트워크를 포함한다. 이를 위해 더 나은 인센티브 프로그램을 구상하고, 과정을 수월하게 하기 위한 컨설팅, 연합 단체(coalition) 구성, 또는 각 단체 간의 교류를 위한 방안을 마련하는 전략을 세운다. 지역사회 단계에서는 지역사회가 가지고 있는 여러 자원, 이웃에 존재하는 여러 조직들, 보건과 사회 관련 서비스, 조직 간의 관계, 주민들이 실시하고 있는 민간요법, 정부와 연계된 지역사회 구조, 형식/비형식적인 리더십 등을 파악한다. 중재 전략으론, 지역사회 보건에서 강조하고 있는 지역사회 개발, 지역사회 협력단체 구성, 역량강화(empowerment), 분쟁 해결법, 대중매체 캠페인 등을 이용한다. 마지막으로 공공정책 단계는 입법, 정책, 세금, 규제 기관을 대상으로 대중 캠페인, 정책 분석, 정책 변화, 로비 등의 전략을 구상한다.

다음의 표는 각 단계별 전략에 대한 구체적인 예시 내용으로 위험군에 속하는 개인, 프로그램 담당 인력, 파트너십으로 형성된 다른 조직 인력, 정책결정자 등을 포함한 매우 포괄적인 특징을 나타내고 있다.

표 5-1 생태학적 접근법을 이용한 엽산 섭취 건강 프로그램

단계	전 략	내 용	예 시
개인 내	프로그램→개인	지식, 믿음, 태도, 가치관의 변화를 위한 전략개발	임신 전의 가임기 연령에 해당하는 여성을 대상으로 엽산 캠페인을 한다.
개인 간	프로그램→그룹→개인	정규적인 만남을 통해 정보를 교환하고 지지할 수 있는 프로그램 개발	지역사회 내에서 엽산교육프로그램을 정규적으로 실시한다.
조직	프로그램→조직→개인	기존 보건 인력에 대한 재교육 또는 새로운 조직이나 프로그램 형성	보건의료 제공자들의 연수 프로그램 강화 또는 직장 내 "복합비타민제 복용" 캠페인을 실시한다.
지역사회	프로그램→지역사회→개인	관련 조직 간의 협조를 통해 엽산섭취 프로그램 기획	효과적인 엽산 섭취 증가를 위해 지역사회 간 협조체계를 구성하여 정보와 기술 교환
공공정책	프로그램→공공시스템→개인	보건 정책 결정자들에게 영향을 미칠 수 있는 방법 고안	엽산이 풍부한 음식을 저소득층에게 제공할 수 있는 프로그램 등 공공 프로그램 실시를 위해 정책결정자들을 설득한다.

출처 : Quinn et al., 2005

2) 캐나다의 다차원적 지역사회 건강증진 프로그램(Chappell et al., 2005)

생태학적 모형을 근거로 지역사회 건강증진 프로그램을 포괄적, 통합적, 또는 다단계적 접근방법으로 기획하는 것은 더 이상 새로운 시도가 아니다(Green & Kreuter, 1999). 여기에서 소개되는 PATH(Promoting Action Toward Health) 프로젝트는 당뇨병을 예방하기 위해 가장 위험군인 중년을 대상으로 개인의 건강 위험요인을 중재하고자 시작했지만, 지역사회 전체 인구로 확대하면서 지역사회 주민의 건강한 식생활 실천을 목적으로 하였다. 캐나다의 한 중소도시에 거주하는 지역사회 주민으로, 이들은 다른 도시에

표 5-2 PATH 프로그램 중재 전략(일부)

	개인 수준	그룹 수준	조직 수준	지역사회 수준	정책 수준
기초 조사	네트워크를 이용, 응답률 증가	이벤트 자원을 통해 자료 수집	지역사회 정보 수집과 공유	지역사회 커뮤니케이션 증가를 위한 노력	정책에 영향을 미치는 자료 분석
지역사회 부엌	낮은 가격으로 건강 음식을 준비	여러 지지 그룹 간의 우정과 사회활동	교육과 연수 프로그램 제공	요리경연대회 등을 통해 지역사회 의식 고취	음식과 가격 등 여러 문제 조성
기관 간의 네트워크와 협조	다른 기관에 속한 개인과의 적극적인 협조	신뢰를 바탕으로 새로운 관계 형성 유지	상호 이익을 위한 기관 간의 협력 강화	지역사회 조직 간의 네트워크를 통해 역량 강화	여러 기관과의 협조로 이룰 수 있는 정책변화 시도
지역사회 아트센터	자아 존중감, 창의력 개발, 지식과 기술 향상 등	예술 활동을 통한 사회적 지지 획득	예술프로그램을 통해 학교 역량 강화	지역사회 후원으로 여러 이벤트 개최 지역사회 의식 고취	학교건물 사용 등 학교 정책 변화
그린 이니셔티브	지역사회 내의 그린 공간 인식	그린운동을 위한 새로운 그룹 결성	자원 확장과 역량 강화	그린 공간을 확보	토지를 활용할 수 있는 방안

출처 : Chappell et al., 2005

비해 매우 낮은 소득 수준과 실업률이 높은 낙후된 배경을 가지고 있다. 대상 인구집단이 건강한 생활 또는 생활습관을 형성하기 위해 이러한 사회 경제적인 요인들이 건강행위 결정을 방해하는 장애물이 되지 않도록 생태학적 모형을 적용해 중재 프로그램의 전략을 조심스럽게 구성하였다.

대학연구기관, 지역사회 보건당국, 지역사회 센터들과 파트너십을 형성하여 본래의 협소적인 PATH 프로그램을 어떻게 확장하고 실시하는지에 대해 기획하였다. 기존 요구도 자료에만 의존할 수 없기 때문에 표본조사, 핵심정보(key informant) 인터뷰, 초점집단(focus group) 인터뷰, 지역사회 자산 매핑(asset mapping), 지역사회 포럼(community forum) 등 다양한 방법을 통해 대상 인구의 각계각층에 대한 자료를 얻고자 했다. 기초 조사는 918명의 지역사회 주민을 대상으로 건강, 이웃과 참여에 대한 생각을 알아보고자 구조화된 설문지와 대인 면접조사(face-to-face interview)를 사용했다. 지역사회 자산 매핑, 관찰, 공식적인 서류 검토를 통해 지역사회 간의 자원 격차를 파악했다. 지역사회에 대한 정보와 통찰력이 있는 사람들을 선별하여 비형식적인 인터뷰를 했다. 모두 31명으로 지역사회 기관에 속한 사람들이었는데, 사회 정치적인 상황과 주요 쟁점이 되고 있는 문제를 이해하는 데 도움이 되었고, 중재를 위한 지역사회 기관의 협조와 프로그램 수행에 필요한 자원과 활동을 파악할 수 있었다. 마지막으로 PATH 프로그램을 알리기 위해 지역사회 포럼을 실시했고, 한 페이지 분량의 질문지를 지역사회 센터, 커피숍 등에 비치하여 사람들이 자유롭게 작성하도록 했으며, 지역사회 신문을 통해 이에 대한 정보를 알렸다.

이러한 요구도 자료를 바탕으로 개인별, 그룹별, 조직별 또는 기관별, 지역사회별, 거시적(macro) 또는 정책적인 수준별로 구분하여 여러 단계별 중재 전략을 세웠는데, 다음의 〈표 5-2〉는 이 지역사회 건강증진 프로그램의 일부이다. 학교와 지역사회센터 등 여러 기관 간의 협조로 건강식 요리법을 알리는 지역사회 부엌과 운동을 할 수 있는 지역사회 파크 등의 그린공간 확보를 위한 환경 여건 조성(greenway initiative) 등이 프로그램 활동으로 소개되고 있으며 이를 위해 개인, 그룹, 조직, 지역사회, 정책수준에서의 핵심과제 영역이 구체적으로 제시되고 있다.

3) 굿맨의 사회생태학 모형(Social-Ecological Model) 적용 방안

생태학적 틀로 보면 한 차원의 건강증진 문제는 다른 차원의 상황이나 문제와 연쇄적으로 연결되어 있어서, 문제의 원인이나 현황, 해결방안은 서로 연결된 다른 차원과의 연계성을 고려하여 총체적으로 접근해야 한다. 건강증진 문제를 생태학적 개념 틀로 해석하고 대응책을 개발하는 과정에서 사용될 수 있는 실용 모형으로 굿맨(Goodman, 2000)은 다음의 [그림 5-2]와 같이 사회생태학 모형을 제안하였다. 세로 행은 개인, 개인 간, 조직, 지역사회, 정책의 생태학적 단계로 나누었고 각 단계의 가로 열은 문제 상황, 해결방안, 기대결과로 구분하여 기술하였다. 개인 차원의 건강증진 문제에 대해 해결방안을 강구하여 기대결과를 성취하는 일련의 과정이 [그림 5-2]의 맨 아래 행이라고 할 때, 개인 차원의 이러한 과정은 그 개인과 주변인과의 관계, 그들이 속한 조직의 상황, 조직이 속한 지역사회의 상황, 지역사회가 영향 받는 사회제도나 정책과 관련되어 있다. 따라서 개인 차원의 건강증진 해결방안이 실제로 수행되고 성과를 거두기 위해서는 관련된 각 차원에서도 서로 긍정적으로 영향을 미칠 변화와 개선이 동시에, 또는 연쇄적으로 이루어져야 한다. 절주의 예를 들면(그림 5-3) 자주 과음하게 되는 개인의 음주 문제는 개인 차원의 절주 교육이 하나의 대안인 동시에 음주에 대한 주변인의 행동과 생각, 직장·학교·모임·동호회 등의 음주 문화, 지역사회의 환경, 음주 관련 정책과도 모두 연관되어 있다. 그렇기 때문에, 주변인부터 정책에 이르는 공통의 관심과 노력 없이 개인 차원의 절주 교육만으로는 절주 실천에 한계가 생기게 된다(유승현, 2009).

사회생태학 모형은 건강증진 문제와 해결방안 개발의 생태학적 연결고리를 고려하도록 돕고 그 연관관계를 한 눈에 볼 수 있는 관계도로 구성한다. 실제 현장에서는 각 차원의 문제 상황이나 해결방안이 단 하나만이 아니라 여러 개인 경우가 많아 이 모형이 그 모든 관계를 다 표시하지 못하는 한계가 있으나 대표적인 우선순위 사안들로 구성하여 보건교육·건강증진 프로그램의 개념 및 실용 모형으로 사용될 수 있다. 실제로 이 모형은 노인 건강증진(Yoo 등, 2004 ; Yoo 등, 2009), 당뇨 예방(Goodman 등, 2006) 등에 적용되었다.

| 그림 5-2 | 굿맨의 사회생태학 모형

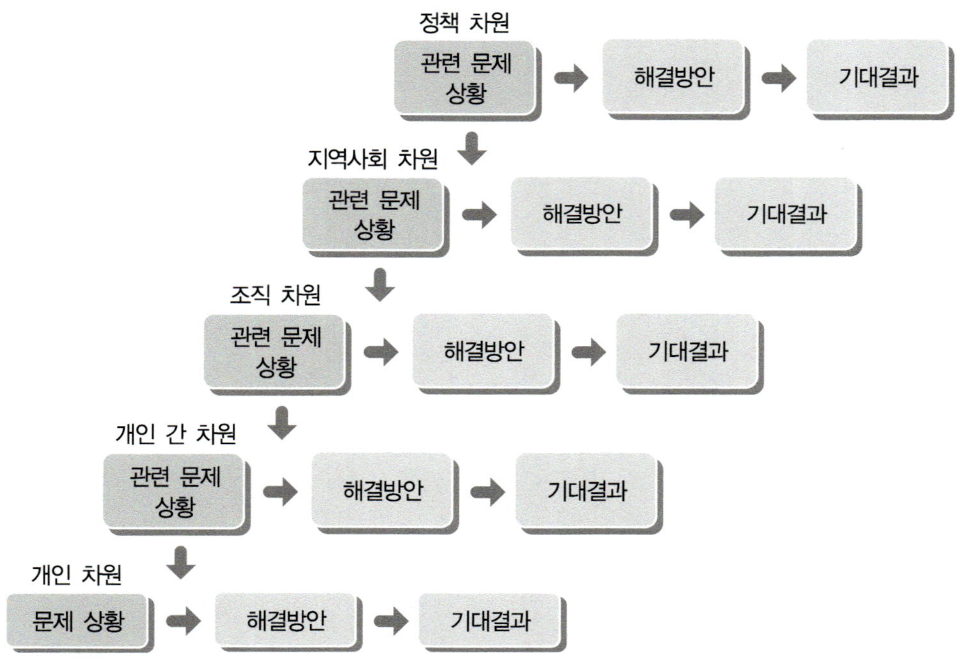

출처 : Goodman, 2000

| 그림 5-3 | 사회생태학 모형을 적용한 절주 프로그램

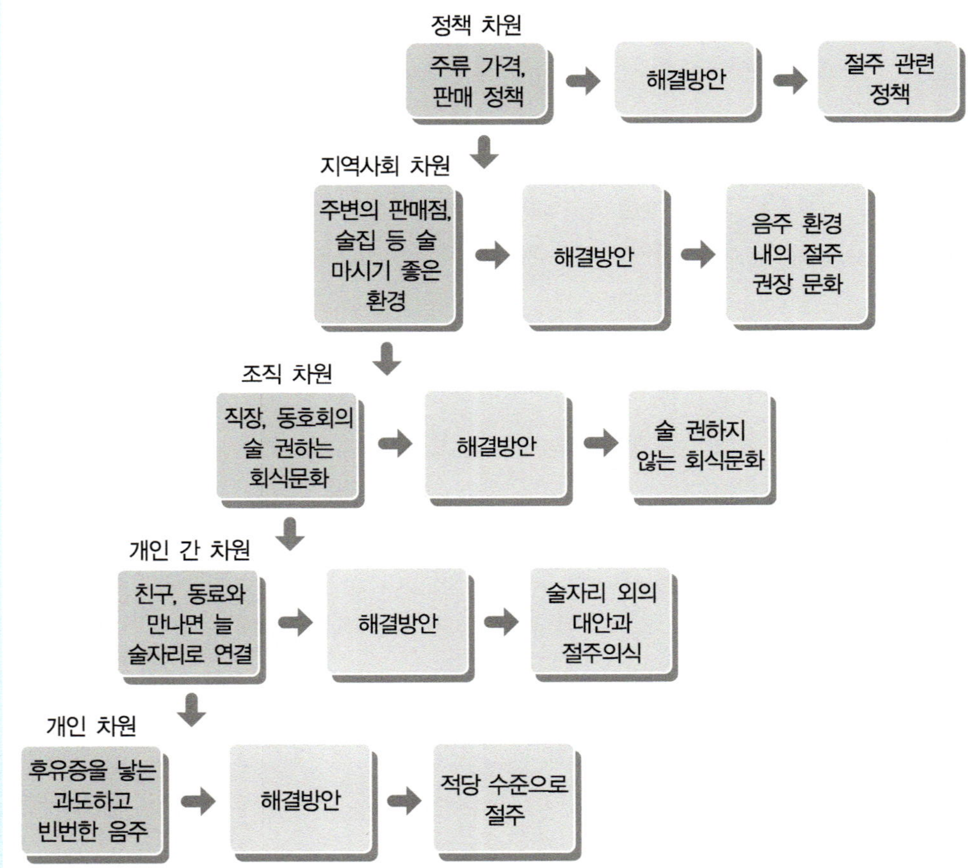

출처 : 유승현, 2009

요 약

보건교육학의 생태학적 모형은 인간과 환경과의 상호작용을 설명하는 생태학적 관점을 도입하여 보건행동을 설명하고 행동 변화를 위한 중재 프로그램의 틀을 제시한다. 인간의 행동을 둘러싼 내외적 요인들을 여러 단계별로 구분하고 각 단계 간의 상호작용을 강조하는 것이 특징이다. 가장 작은 수준으로서 개인 내 수준은 개인 간, 기관, 지역사회, 공공정책 등 점점 외부로 향하면서 확대되어 전체적인 사회의 변화를 초래하게 된다. 즉 각 단계 간의 요인들은 동적인 관계로 연결되어 있기 때문에 보건교육 프로그램은 이와 같은 상호작용을 더욱 활성화할 수 있도록 기획되어야 할 것이다.

참고문헌

유승현. (2009). 건강증진을 위한 지역사회 기반 참여연구의 적용 방안. 보건교육건강증진학회지, 26(1), 141-158.

Bandura, A. (1986). social foundations of thought and action : a social cognitive theory. Englewood Cliffs, NJ : Prentice Hall.

Bronfenbrenner, U. (1979). The ecology of human development. Cambridge, MA : Harvard University Press.

Chappell, N., Funk, L., Carson, A., Mackenzie, P., & Stanwick, R. (2006). Multilevel community health promotion : How can we make it work? Community Developmental Journal, 41(3), 352-366.

Cohen, D. A., Scribner, R. A., & Farley, T. A. (2000). A structural model of health behavior : a pragmatic approach to explain and influence health behaviors at the populations level. Preventive Medicine, 30, 146-154.

Glass, T. A., & McAtee, M. J. (2006). Behavioral science at the crossroads in public health: Extending horizons, envisioning the future. Social Science & Medicine, 62, 1650-1671.

Goodman, R. M. (2000). Bridging the gap in effective program implementation: From concept to application. Journal of Community Psychology, 28(3), 309-321.

Haber, D. (2004). Health Promotion and Aging. New York : Springer Publishing Company.

Mcleroy, K. R., Bibeau, D., Steckler, A., & Glanz, K. (1988). An ecological perspective on health promotion. Health Education Quarterly, 15, 351-377.

Change in coronary risk and coronary risk factor levels in couples following lifestyle intervention. The British Family Heart Study.

Pyke, S. D., Wood, D. A., Kinmonth, A. L., & Thompson, S. G. (1997). Archive of Family Medicine. 6(4), 354-60.

Quinn, L. A., Thompson, S. J., & Ott, M. K. (2005). Application of the social ecological model in folic acid public health initiatives. Journal of Obstetrics, Gynecologic and Neonatal Nursing, 34(6), 6672-681.

Skinner, B. F. (1953). Science and human behavior. New York: Macmillan.

Simons-Morton, B., McKenzie, T., Stone, E., Mitchell, P., Osganian, V. Strikmiller, P., Ehlinger, S., Cribb, P., & Nader P. (1997). Physical activity in a multiethnic population of third graders in four states. Am Journal of Public Health, 87(1), 45-50.

Simons-Morton, B., McLeroy, K. R., & Wendel, M. L. (2012). Behavior theory in helath promotion practice and research. Jones & Bartlett Learning, Ontario: Canada.

Simons-Morton, D. G., Simons-Morton, B. G., Parcel, G. S., & Bunker, J. F. (1988). influencing personal and environmental conditions for community health: A multilevel intervention model. Family and Community Health, 11(2), 25-35.

Stokols, D. (1992). Establishing and maintaining healthy environments. American Psychologist, 47, 6-22.

Winett, R. A., King, A. C., & Altman, D. G. (1989). Health psychology and public health : an integrative approach. New York : Pergamon.

제 2 장 삼원영향 이론

Theory of Triadic Influence

1. 이론적 개념

지금까지 건강행동의 작동구조나 변화과정을 설명하는 많은 이론들이 건강행동을 어느 한 차원에서 해석하거나, 또는 건강행동에 관련된 여러 요인 중 일부에 초점을 맞추고 있다. 이는 건강이라는 현상과 건강행동이 매우 많은 요인들이 복잡하게 얽힌 영향 관계로 구성된 특징 때문이기도 하고, 건강행동 이론 개발의 초기에 건강행동을 좁은 관점에서 해석했던 것의 영향이기도 하다(Flay, Snyder & Petraitis, 2009). 건강행동과 영향요인에 대한 생태학적 관점이 강조되고 건강행동에 대한 종합적이고 총체적인 이론이 요구되기 시작했지만, 기존의 이론들이 각기 다른 논리와 구성, 초점을 가지고 있기에 이들을 종합한다고 해서 총체적인 이론이 성립되지는 않는다. 삼원영향 이론(Theory of Triadic Influence, TTI, Flay & Petraitis, 1994)은 건강행동을 다차원의 시각에서 종합적으로 설명하고자 하는 생태학적 성격의 이론 중 하나이다.

삼원영향 이론의 기본 가정은 사람의 행동과 상태의 근본원인은 개인차원, 사회차원, 환경차원 등 다차원으로 구성되어 있고 각 차원마다의 영향요인과 영향의 흐름이 있다는 것과 사람이 어떤 행동을 하기 전에 먼저 그 행동을 시험 삼아 해보는 '행동 시도'를 하는데, 행동 시도를 하게끔 하는 요인은 그 사람의 결정, 의도라는 것이다. 즉, 사람의 행동은 행동을 하기로 결정을 하고, 행동을 시도해 본 후 시도한 행동이 자리를 잡는 과정으로 이루어지므로 건강을 위한 바람직한 행동변화를 목적으로 하는 보건교육・건강증진에서는 행동결정에 영향을 주는 것이 중요하다. 삼원영향 이론에서는 행동결정에 영향을 미치는 요인을 행동에 보다 직접적이고 근위(proximal)원인과 행동에 대해 상대적으로 덜 직접적이고 멀리 연결되어 있는 원위(distal)원인으로 구분한다. 개인차원, 사회차원, 환경차원에 따라 근위원인과 원위원인은 각각 다르다.

그런데 행동결정은 이성적인 판단에 의해 이루어지기도 하지만 사람은 습관적으로, 충동적으로, 또는 감정적으로 결정을 내리기도 한다. 따라서 삼원영향 이론에서는 각 차원별로 행동결정에 이르는 과정이 이성적 과정과 감정적 과정으로 이루어진다고 본다.

2. 구성요소

1) 영향요인

삼원영향 이론에서 영향요인은 근본원인, 원위원인, 근위원인으로 구분된다.

(1) 근본원인

근본원인은 실제 행동으로부터는 가장 멀리 떨어져 있지만, 뿌리 깊게 여러 행동에 영향을 미치는 요인으로 개인의 통제영역 밖에 있으면서 쉽게 변하지 않고 변화시키기 어렵지만, 일단 변화하면 여러 행동에 걸쳐 가장 강력하고 오랜 영향력을 행사하는 요인을 말한다.

삼원영향 이론에서는 근본원인이 개인, 사회, 환경의 다차원에 있으며, 차원마다 행동결정과 행동에 영향을 미치는 흐름이 각기 다르다고 본다.

① **개인차원 근본원인**
- ㉠ 생물학적 특성, 성격 등 개인 내적 차원의 특성
- ㉡ 건강행동과 관련된 자기효능감에 영향을 미침

② **사회차원 근본원인**
- ㉠ 사회상황과 맥락, 개인 간 관계, 미시적(micro) 환경 등
- ㉡ 건강행동과 관련된 사회규범에 대한 신념에 영향을 미침

③ **환경차원 근본원인**
- ㉠ 다양한 사회문화적, 거시적(macro) 환경 등
- ㉡ 건강행동에 대한 태도 형성에 영향을 미침

(2) 원위원인

원위원인은 근본원인에 비해 행동에 상대적으로 가까이 연결되어 있는 원인으로, 근본원인에 비해 변화가능성이 높고 구체적이다.

① **개인–사회 연계**

개인과 주변 사회문화 환경, 사회상황과의 접촉 빈도, 접촉의 질

② **평가 · 기대**

㉠ 행동에 대한 감정적, 인지적 영향

㉡ 개인과 주변 환경과의 관계에 의해 형성되는 지식, 신념, 특정행동에 대한 가치평가

(3) 근위원인

근본원인, 원위원인에 비해 행동에 가장 가깝게 연결된 원인이자 가장 구체적이고 변화 가능한 원인이다. 따라서 근위원인은 행동의 가장 강력한 예측변수이다.

① **개인차원 근위원인 :** 자기효능감

② **사회차원 근위원인 :** 사회규범에 대한 신념

③ **환경차원 근위원인 :** 태도

㉠ 근위원인은 원위원인에 비해 행동에 대해 더 구체적이고 직접적인 영향력이 있다. 예를 들어 금연에 대한 자기효능감, 사회규범에 대한 신념, 태도(=근위원인)는 금연에 대한 가치평가(=원위원인)에 비해 더 구체적이고, 목표행동을 결심하는데 보다 직접적인 영향을 미친다.

| 그림 5–4 | 근본원인 – 원위원인 – 근위원인의 예

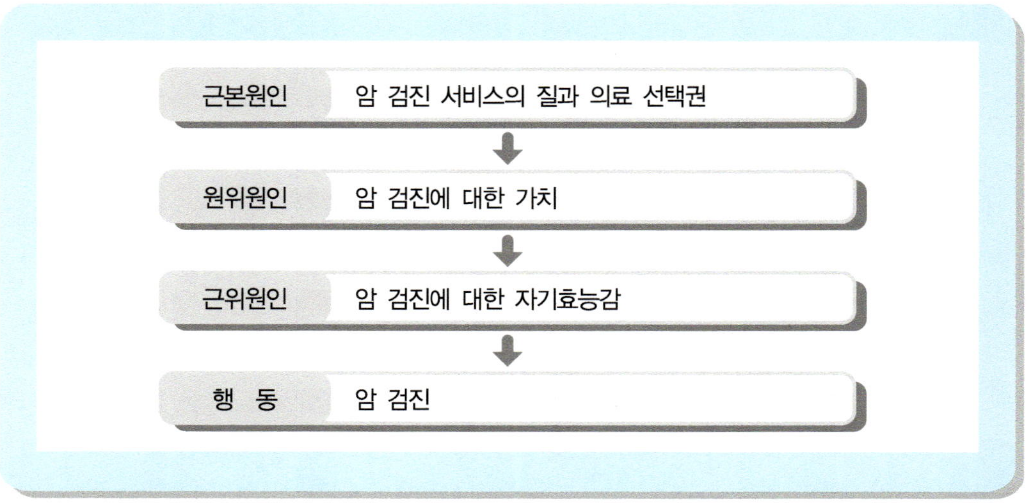

㉡ 특정행동에 가까운 원인일수록, 그 행동에 대해 구체적인 관련성과 예측력이 큰 대신, 다른 행동과의 관련성은 멀어진다. 즉, 암 검진에 대한 태도는 암 검진 행동 예측력이 있지만 고혈압 예방 행동에 대한 일반화 가능성이나 예측력은 떨어진다(그림 5-4).

㉢ 근본원인, 원위원인에 비해 근위원인은 변화가능성이 높다. 따라서 단기간 안에 변화를 기대할 수 있으나, 변화의 크기나 지속성은 그다지 크지 않을 수도 있다.

2) 영향의 흐름

삼원영향 이론은 사람의 행동에 영향을 주는 요인들이 크게 개인차원, 사회차원, 환경차원의 3가지 흐름으로 이루어진다고 본다(그림 5-5). 이들 3가지 흐름은 각각 행동에 대한 결심・의도에 영향을 주고, 결심이나 의도가 생기면 그 행동을 시도해보게 되며, 시도가 반복되고 긍정적인 경험이 되면 행동습관이 형성될 수 있다.

(1) 개인차원 영향 흐름

삼원영향 이론에 따르면 개인차원 근본원인인 생물학적 특성과 성격(그림 5-5의 P1)은 개인차원 원위원인 중 개인-사회 연계 원인(그림 5-5의 P2)인 자아존중감, 개인통제, 사회적 역량 등에 직접 영향을 미치고, 이러한 P2 요인들은 금연시도와 같은 보다 구체적인 행동에 대한 의지, 기술에 해당하는 기대, 평가 요인(그림 5-5의 P3)에 영향을 미친다. P3 요인들은 개인차원 근위요인의 하나인 특정행동에 대한 자기효능감(그림 5-5의 P4)에 연결되고, 행동의도와 결정에 영향을 끼치게 된다.

(2) 사회차원 영향 흐름

개인차원 영향 흐름과 마찬가지로, 사회차원 영향요인들도 근본원인 → 원위원인 → 근위원인의 영향관계에 놓여있다. 사회차원 요인들은 개인의 통제권 밖의 영향요인들로, 어릴 적 받은 양육방식이나 주변인의 평가와 같은 사회차원 근본원인(그림 5-5의 S1)이 주변인들과의 관계와 유대 정도, 주변인들의 행동과 태도 같은 사회차원 개인-사회 연계 원인(그림 5-5의 S2)들로 이어진다. S2 요인들은 주변 역할모델의 행동에 맞춰 순응하려는 동기나 주변에서 바람직하게 여기는 행동에 대한 인식 등 사회차원의 평가와 기대(그림 5-5의 S3)로 연결되고, 이러한 흐름은 사회규범에 대한 신념, 즉 특정행동에 관한 사회적인 압력과 분위기에 대한 생각과 인식으로 모아져 행동의도와 결정으로 이어진다.

| 그림 5-5 | 삼원영향 이론의 기본 구조

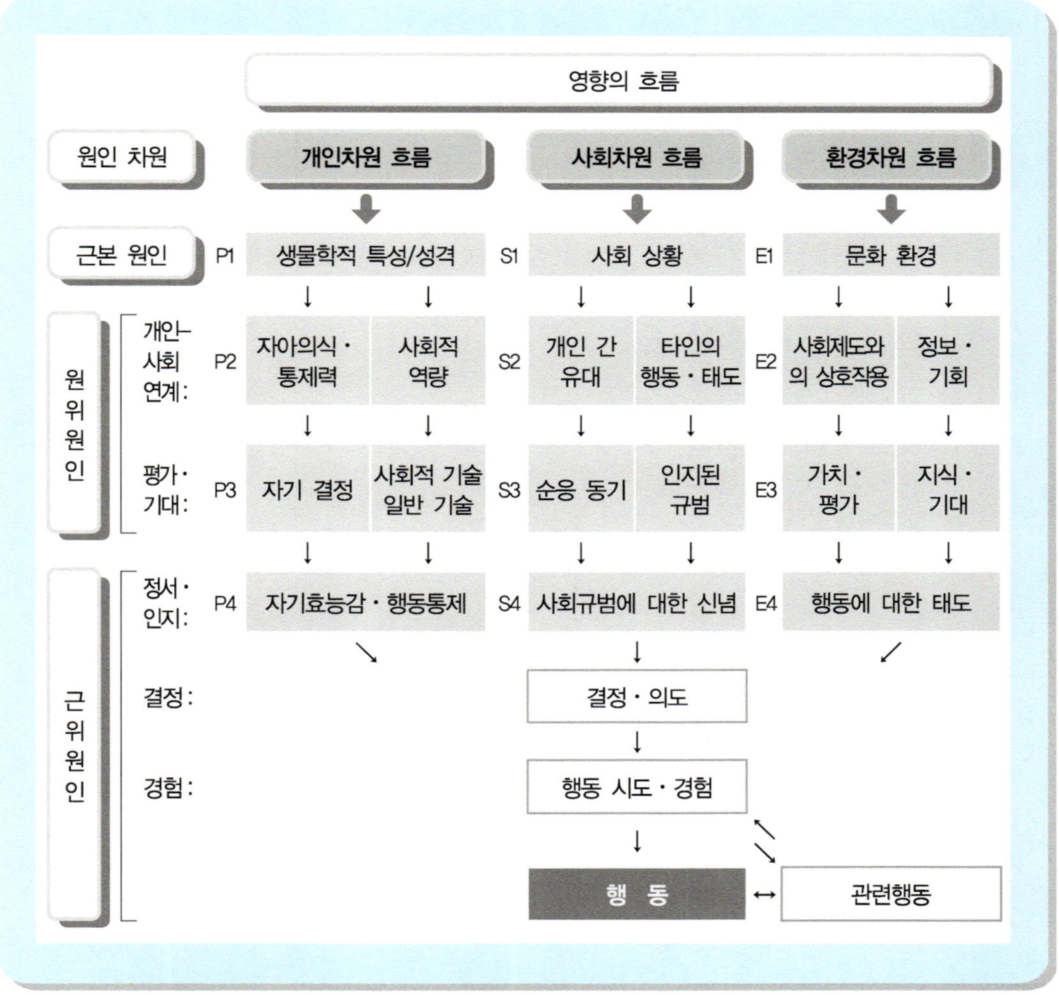

(3) 환경차원 영향 흐름

환경차원 영향요인들 역시 개인의 통제권 밖에 있는 동시에 근본원인 → 원위원인 → 근위원인으로 영향관계가 이어진다. 정치, 경제, 종교, 법, 대중매체, 정책 등의 사회환경의 특성(그림 5-5의 E1, 환경차원 근본원인)은 개인이 사회제도 속에서 사회환경과 형성하는 상호작용의 특성(그림의 E2, 환경차원 개인-사회 연계 원인)에 연결되고, 이어서 그들의 사회와 문화의 시점에서 봤을 때 특정행동이 어떤 결과를 가져오고 어떻게 평가되는가(그림 5-5의 E3, 환경차원의 평가와 기대)로 이어지게 된다. 이러한 흐름은 특정 행동에 대한 태도로 모아져 행동의도와 결정에 영향을 미친다.

(4) 영향 흐름의 하부 구조 : 정서와 인지

개인, 사회, 환경차원 영향 흐름 중 원위원인들은 각각 2개의 하부구조를 가지고 있다. 이를 [그림 5-5]에서는 P2, P3, S2, S3, E2, E3 요인들이 각각 2개의 그림상자로 구성된 것으로 표현하고 있는데, 이 중 왼쪽은 정서적 요인, 오른쪽의 인지적 요인에 해당한다. 즉, 사회차원 원위원인(그림 5-5의 S2, S3)의 경우 사회적 애착, 유대, 주변인에게 동화되고자 하는 동기 등은 정서적 요인에, 타인의 행동을 관찰하고 사회규범을 인지하는 것은 인지적 요인에 해당하는 것이다.

(5) 영향 흐름 간 상호작용

[그림 5-5]는 영향 흐름 중 각 차원 내부의 흐름만을 단순화하여 나타내고 있지만, 본래 삼원영향 이론은 영향 흐름의 각 차원 간 상호영향관계도 포함하고 있다. 다시 말해, 한 차원 흐름의 구성요인이 다른 차원 흐름의 구성요인에도 영향을 미칠 수 있으므로, [그림 5-5]에서보다 더 많고 다양한 화살표가 존재할 수 있는 것이다. 연구와 통계분석의 입장에서는 이러한 다양하고 복잡한 상호영향관계가 어떤 차원에서 벌어지는지에 따라 조절효과, 매개효과 등의 관점에서 검토될 수 있다.

건강증진 중재프로그램의 측면에서는 [그림 5-5]의 P2~E3 차원의 영향관계와 상호작용이 상대적으로 더 직접적이고 중요한 중재 대상이 된다. P1~E1 요인들은 보다 근본적인 소인요인들이므로 이러한 요인들에 대응하는 건강증진 프로그램과 정책들은 장기적이고 큰 효과를 일으킬 수 있지만, 기획과 수행이 쉽지 않다.

3) 행동

일단 행동시도가 이루어지면, 그 경험은 이후의 행동에 영향을 미친다. 행동시도를 통해 경험한 자아존중감이나 자기효능감(개인차원 영향흐름 구성요소), 주변의 격려와 소속감(사회차원 영향흐름 구성요소), 사회적, 문화적으로 바람직함, 사회제도 안에서의 적합성(환경차원 영향흐름 구성요소)을 일으키거나 강화하면서 다음 행동에도 영향을 미치는 순환관계를 형성한다.

이러한 행동시도가 반복되면 습관이 형성되는데, '습관적 행동'은 매번 행동을 할지 말지 판단하거나 행동의도를 일으키지 않고도 일상의 일부로 자연스럽게 수행하게 된다. 건강행동이 이렇게 일상의 일부가 된다면 바람직하겠으나, 불건강한 행동이 습관화된 경우, 특히 의존이나 중독에 의한 경우 행동개선이 무척 어려워진다. 따라서 변화에 대한 동기화가 이루어지고, 적절한 개인적, 사회적 행동변화 기술을 개발하여 개선된 행동을 시도하고 적용하도록 유도해야 한다.

또 한 가지 고려해야 할 행동측면은 '관련행동'으로, 예를 들어 과음하는 행동은 흡연, 음주운전, 안전사고 등의 문제행동의 발생과 연관될 수 있고, 운동이나 식이, 수면 등 건강생활행동의 수행을 방해하는 부정적인 관련행동으로 작용할 수도 있다. 관련행동 간에는 영향요인을 공유할 가능성이 높다는 점과 한 가지 행동의 수행이나 장애가 관련행동의 원인이나 수행에 중요한 영향을 끼칠 수 있다는 점에서 삼원영향 이론은 건강행동을 설명하는 논리 중에 관련행동을 포함하고 있다.

3. 적용사례

삼원영향 이론은 비교적 근래에 개발, 제시된 이론으로 다른 이론들에 비해 적용사례가 아직 많지 않다. 그리고 적용사례들은 삼원영향 이론의 영향 흐름 중 한 줄기를 검증하는 연구들, 즉 개인이나 사회, 환경차원 영향흐름이 구성요인들 간에 어떤 경로를 이루고 있는지를 밝히는 유형의 연구가 위주가 되고 있고, 삼원영향 이론의 전체 구조를 검증하는 연구는 아직 그 수가 적은 편이다. 그러나 아직 수는 적더라도 지금까지의 삼원영향 이론 연구들은 행동을 예측함에 있어서 근본, 원위요인들이 원위, 근위요인들에 의해 매개됨을 일관적으로 증명하고 있다.

〈표 5-3〉(Flay 등, 2009)에는 삼원영향 이론의 영향 흐름 별로 행동원인, 행동변화 전략, 변화를 위한 전략 수행 경로가 제시되어 있다. 개인차원에서는 변화하려는 의지와 변화를 실천할 수 있는 기술 위주의 자아효능감을 주요 원인으로 보고 그에 대한 전략과 경로를 제시하고 있으며, 사회차원에서는 사회적 규범과 관련하여 '내게 영향력 있고 중요한 주변인'과의 관계와 그들의 행동, 태도에 초점을 맞춘 전략과 경로가 제시되었다. 환경차원에서도 특정 행동에 대한 태도를 그 행동을 함으로써 얻게 되는 결과에 대한 정확한 정보와 사회적 가치의 관점에서 전략과 경로를 고안하였다.

표 5-3 삼원영향 이론에 따른 행동 원인과 행동변화 전략 구조

차원	개인차원 : 유전, 생물학적 특성, 성격		사회차원 : 상황, 맥락, 가족, 주변인		환경차원 : 사회문화적 환경	
행동원인	• 자아의식 • 자기결정 • 자기통제	• 일반적 역량 • 사회적 기술	• 사회적 유대	• 주변인의 행동과 태도	• 기대되는 결과가 지닌 가치	• 기대되는 결과에 대한 지식

	자기효능감(의지와 기술)		사회적 규범 행동		행동에 대한 태도	
행동변화원인	• ~하고 싶기 때문에 • ~하지 않을 수 없어서	• ~하기가 어렵지 않기/쉽기 때문에	• 주변의 내게 중요한 사람들이 내가 ~하기를 원하기 때문에	• 모든 사람들이 ~ 하니까	• 내가 가치를 두는 방향으로 발전하기 위하여	• 부정적 결과를 피하기 위하여 • 긍정적 결과를 얻기 위하여
변화전략	• 자기통제 개선 • 자아상 향상 • 신호 제공 • 상기시키기	• 더 나은 행동기술, 사회적 기술을 익히고 실행하기	• 사회적 유대 강화 • 사회적 지지의 발굴과 제공	• 바람직한 행동예시 제시 • 규범적 기대치의 변경, 개선	• 문화적 가치 학습 • 가치, 평가 재정립 • 문제해결, 의사결정 기법 훈련	• 정보 제공 • 기대치 수정 • 문제해결, 의사결정 기법 훈련
	• 집단 역량강화	• 일반적, 사회적 역량 개발	• 사회적 지지 출처와 수준의 변화	• 규범적 환경, 역할모델의 변화	• 사회문화적 가치 환경의 변화	• 정보환경의 변화
변화경로	• 개인상담 • 집단 활동 • 예시, 신호 제공을 위한 매체		• 예시, 모델 • 지역사회, 소집단 등에서 기회 제공 • 부모 훈련 • 지지 집단		• 사회적 기회 • 정책, 법, 세금 등 제도 • (대중)매체 • 지역사회, 학교, 의료체계 등	

출처 : Flay et al., 2009

요 약

1. 삼원영향 이론에 따르면 사람이 어떤 행동을 하기로 선택하는 데는 1) 개인적 요인(자기효능감), 2) 사회적 요인(사회적 규범 신념), 3) 환경적 요인(사회문화적 태도)이 상호복합적인 체계를 이루며 작용한다.
2. 이러한 요인들은 각기 정서적 요인과 인지적 요인으로 세분된다.
3. 삼원영향 이론의 요인들은 근본원인 → 원위원인 → 근위원인의 흐름을 타고 행동에 영향을 미치는데, 근위원인이 행동에 보다 직접적으로 관련되어 있다.
4. 삼원영향 이론의 요인 간 상호작용에 따라 위험행동이나 보호행동이 증가하기도 하고 감소하기도 한다.
5. 일단 행동이 발생하고 나면 그 경험이나 반작용이 행동의 원인들에 다시 영향을 미치는 순환적 과정이 이루어져, 관련 행동이나 행동 맥락, 여건에 다중적인 연쇄 효과를 일으킨다.
6. 삼원영향 이론은 사람의 행동을 여러 차원의 복합적인 상호관계 안에서 이해하고 설명하는 생태학적 이론으로 종합성과 포괄성이 장점인 동시에, 현장에 적용함에 있어서는 복잡성이 단점이 된다.

참고문헌

Flay, B. R., & Petriaits, J. (1994). The theory of triadic influence : A new theory of health behavior with implications for preventive interventions. Advances in Medical Sociology, 4, 19–44.

Flay, B. R., Snyder, F. J., & Petriaits, J. (2009). The theory of triadic influence. In R. J. DiClemente, R. A. Crosby & M. Kegler. (Eds.), Emerging theories in health promotion practice and research, 2nd ed. (pp. 451–510). San Francisco, CA : Jossey–Bass.

제 6 편

보건교육 · 건강증진 프로그램 기획과 수행

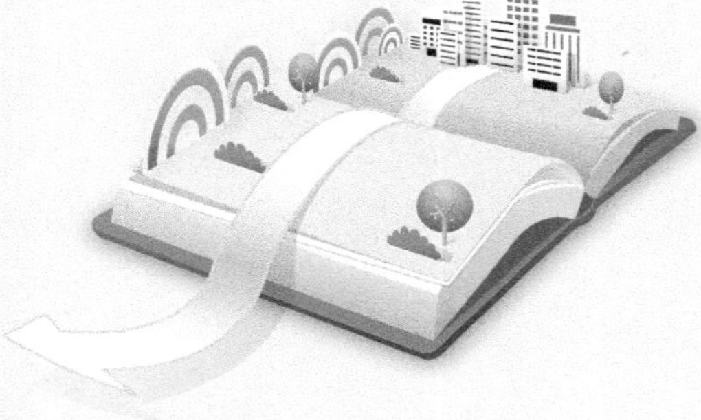

제 1 장 PRECEDE-PROCEED 모형

PRECEDE-PROCEED MODEL

1. 이론적 개념

PRECEDE-PROCEED 모형은 건강과 삶의 질에 관련된 요구도를 진단하고 이러한 요구를 충족시키기 위한 건강증진 프로그램을 기획, 수행, 평가하는 포괄적인 틀을 제공한다. 이 모델은 보건교육・건강증진 프로그램을 개발할 때 활용되는 모형 중 가장 널리 알려져 있는데, 1970년대 개발된 초기에는 PRECEDE 단계만이 있었고, PROCEED 부분은 1980년대 포함되었다. PRECEDE-PROCEED 모형은 사람들의 건강과 삶의 질에 영향을 미치는 세부 근본요인을 단계적으로 파악해가는 5단계의 PRECEDE 진단모형으로 시작하였다. 이후 중재개발, 수행, 평가의 영역까지로 확장된 PROCEED 모형이 추가되어 총 9단계 모형으로 구성되었다. PRECEDE의 5단계 진단과 PROCEED의 3단계 평가 모형은 여타 기획모형들에도 영향을 끼쳐왔으나, 모형 상의 대부분의 단계가 중재 이전의 진단과 이후의 평가에 할애된 반면 상대적으로 중재개발에 대한 방향 제시는 적은 편이었다. 이에 반해 2005년 개정 4판에서 소개된 PRECEDE-PROCEED 모형은 중재프로그램을 구성하는 중재구성(Intervention alignment) 단계를 새로 추가하였다(유승현 & 김혜경, 2010)

PRECEDE[Predisposing, Reinforcing, and Enabling Constructs in Educational Diagnosis and Evaluation] 과정은 진단을 통한 기획과정으로 구체적 목표 중심의 건강증진 프로그램을 개발할 수 있는 체계를 제공한다. 첫 단계에서는 대상집단의 삶의 질 또는 사회문제 그리고 이들의 요구도를 진단한다. 두 번째 단계에서는 이러한 문제 및 요구에 관련된 건강 결정요인을 파악한다. 세 번째 단계에서는 건강문제와 관련된 유전적, 행동적, 환경적 결정요인을 분석한다. 이후 단계에서는 행동 및 생활양식과 관련된 소인성, 가능, 강화 요인을 분석한다. 네 번째 단계에서는 어떠한 형태의 건강증진, 보건교육

| 그림 6-1 | 보건교육 프로그램의 기획 및 평가를 위한 PRECEDE-PROCEED 모형

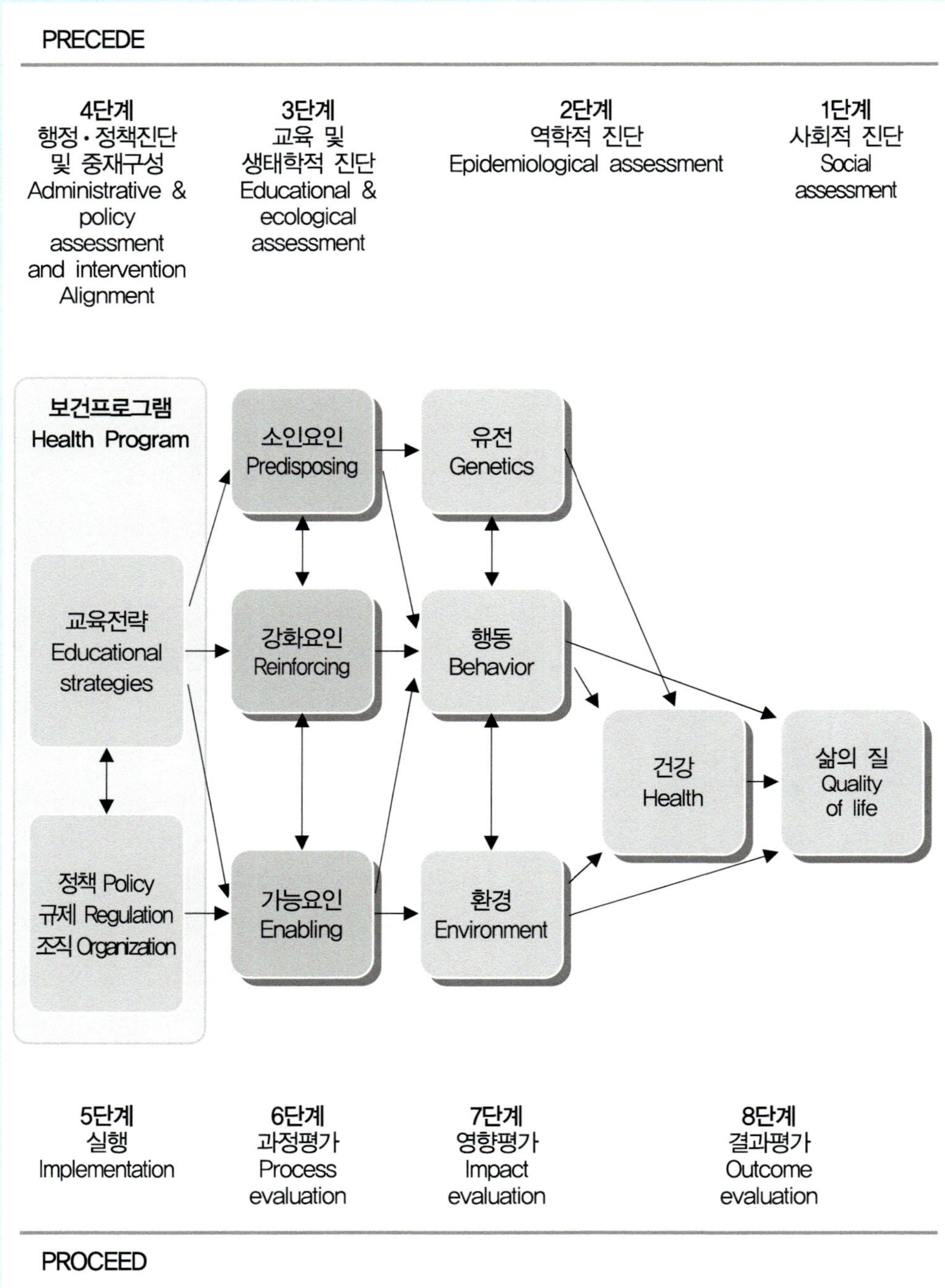

출처 : Green et al., 2005

그리고/또는 정책적인 중재가 행동과 환경변화를 촉진시킬 것인지 또한 이러한 행동과 환경을 지원하는 요인들의 변화를 촉진시킬 수 있을지를 결정한다.

반면에 PROCEED[Policy, Regulatory, and Organizational Constructs in Educational and Environmental Development]는 PRECEDE를 활용하여 설계된 프로그램의 수행과 평가 과정을 안내하는 지침의 역할을 한다. 다섯 번째 단계에서는 네 번째 단계에서 파악된 중재가 실시된다. 여섯 번째부터 여덟 번째 단계에서는 과정평가, 영향평가, 결과평가를 실시한다. PROCEED 단계에서는 프로그램을 실행, 평가하는데 정책 수립이나 조정이 필요한 경우 그 대상과 기준을 제시해 준다. 이는 보건교육 프로그램을 실행하는 과정에서 프로그램의 성공을 촉진시키거나 방해할 수 있는 정책, 규칙, 그리고 조직에 관련된 요인(policy, regulatory, organizational barriers)들을 확대 고려한 것이다. 보건교육을 기획할 때 행동 및 환경진단 단계에서 PROCEED를 적용하면 교육진단의 대상이 보건문제를 가지고 있는 사람들이기보다는 다른 요인 즉, 정책결정자나 자원을 할당하는 자 또는 부모가 되어야 하는지를 결정하는데 도움을 준다.

PRECEDE-PROCEED 모형은 매우 복잡한 것으로 보이지만 자세히 살펴보면 계속되는 일련의 단계들이 매우 논리적으로 연결되어 있다(그림 6-1). 건강은 복합적 요인에 의해 발생된다는 점이 기본전제이며, 따라서 건강에 대한 책임을 개인과 개인이 생활하고 있는 환경적 조건, 즉 조직체, 법규와 제도, 공공정책의 변화를 중요한 부분으로 부각시키고 있다.

2. PRECEDE-PROCEED 모형의 단계

1) 1단계 : 사회적 진단(Social Assessment)

대상인구 집단이 일반적으로 가지고 있는 바람이나 문제들을 조사하여 이들의 삶의 질을 파악한다. 대상인구가 가지고 있는 사회문제들의 종류를 파악하는 것은 이들의 삶의 질을 분석하는 비교적 실용적이고 정확한 기준이 된다.

대상집단 구성원들의 삶의 질을 저해하는 주요요인이 무엇인지에 대해 조사를 하는 것이 이들의 요구를 파악하는 가장 확실한 방법이다. 그러나 삶의 질을 지칭하는 사회적 지표(social indicator)를 통해서도 알 수 있다. 인구구조, 범죄율, 행복지수, 자부심, 실업률 등이 해당된다.

2) 2단계 : 역학적 진단(Epidemiological Assessment)

1단계의 사회적 진단에서 파악된 지역사회가 추구하는 목적이나 사회문제들에 관계된 구체적인 보건목표와 보건문제들을 파악하는 단계이다. 적절한 조사자료, 그리고 역학 및 의학 자료들을 이용하여 기획자는 보건문제의 우선순위를 정한다. 어떤 계층(연령, 성별, 인종, 거주지등)의 보건문제가 심각한지, 이들이 보건문제를 가지고 있는 양상(사망, 불구, 증상, 증후)과 가장 효과가 있을 것 같은 문제의 개선방법(예방접종, 치료, 환경개선, 행동변화)을 파악할 수 있는 자료들을 확인하는 것이 필요하다. 관련자료는 장애율, 출산율, 체력정도, 유병률, 사망률, 생리적 위험요인, 건강행동실천, 평균수명 등을 들 수 있다.

이러한 자료들이 보건문제 해결을 위한 프로그램의 우선순위를 설정하는데 도움을 준다. 프로그램의 우선순위는 프로그램의 목표로 표현되는데 이는 누가 어떠한 성과를 어느 정도 언제까지 성취할 것인가를 명시하는 것이다. 보건문제들의 우선순위를 설정하는 것이 매우 중요하다. 왜냐하면 여러 문제들을 다룰 수 있는 충분한 자원을 가진 경우가 드물기 때문이다.

다음단계에서는 주목된 보건문제와 관련이 있을 수 있는 구체적인 유전요인, 보건관련 행동요인과 환경요인들을 파악하는 단계이다. 유전요인은 최근 더해진 요소로 유전자와 질병, 위험요인, 생리상태와의 관련성을 확대 고려한 것이다. 행동요인은 특정 건강문제로부터 보호하거나 발생위험을 증가시키는 개인이나 집단의 행동양식을 의미한다. 또한 환경요인은 개인 외부에 존재하며 행동, 건강, 또는 삶의 질을 향상시키도록 변화될 수 있는 요인이다.

| 그림 6-2 | 우선순위 매트릭스

	더 중요함	덜 중요함
변화가능성 높음	우선순위 높음	우선순위 낮음. 단, 정치적 목적으로 효과를 입증해야 하는 경우는 제외
변화가능성 낮음	혁신적 프로그램이 필요한 경우 우선순위가 됨	프로그램 필요 없음

출처 : Green et al., 2005

환경적 요인들은 개인 외적인 요인들이므로 종종 개인이 통제할 수 없는 경우도 있으나 그 개인의, 또는 그 개인의 행동으로 인해 영향을 받는 사람들의 보건행동, 건강상태와 삶의 질을 증진시키기 위해 수정이 가능한 경우도 있다. 따라서 기획자들이 이러한 점을 알고 있으면 개인의 행동변화에만 초점을 맞추고 있는 전통적인 보건교육 프로그램의 한계를 극복하여 PROCEED 원리를 지역사회 및 국가적 차원에서 조직의 전략에 적용한다면 강력한 사회환경적 요인도 영향을 줄 수 있다.

3) 3단계 : 교육 및 생태학적 진단(Educational and Ecological Assessment)

특정 보건행동에 영향을 미칠 수 있는 수많은 요인들을 세 범주로 분류하였다. 이들은 행동과 환경변화를 가져오는 보건교육 프로그램에서 사용될 수 있는 교육 및 조직전략들에 따른 분류로,

① **소인요인**(Predisposing Factors) : 변화하고자 하는 동기를 강화하거나 방해하는 개인 또는 집단의 지식, 태도, 믿음, 가치관, 그리고 인식들을 말한다. 개인속성 요인을 의미하는 것이며, 직접적인 의사소통으로 변화시킬 수 있다.

| 그림 6-3 | PRECEDE 단계를 적용한 건강증진 프로그램 요구도 진단 사례

사회적 진단	역학적 진단			교육적·생태학적 진단		
삶의 질	건강수준	건강행태	건강환경	소인요인	가능요인	강화요인
성인기의 생산성 저하 및 사회양극화 심화	· 체격발육의 부진 · 저체중 및 비만 · 빈혈	· 불규칙한 식사 · 세끼 식사의 문제 · 아침식사 결식 · 일정하지 않은 한끼 식사량 · 신체활동 부족	· 경제적 문제 · 보건복지서비스의 부재 · 문제에 대한 공감, 지지, 적절한 조언 및 건강정보 제공을 위한 지원체계 · 건강정보원, 인적 네트워크의 부족	· 건강습관에 대한 지식 부족 · 건강습관의 장점에 대한 인식부족 · 건강습관을 위한 자기효능감 부족 · 신체활동에 대한 거부감 · 변화를 두려워하는 성향	· 건강관련 생활기술 부족 · 시간부족 · 건강식이의 이용가능성 제한 · 경제적 문제 · 신체활동 공간부족 · 저소득 아동 보호관련 법 및 정책 부재	· 부모, 교사, 또래집단 등 주변사람의 건강습관 문제 · 사회적 지지 부족

출처 : 김명 등, 2007

② **가능요인**(Enabling Factors) : 변화하고자 하는 동기의 실현과 관련된 요인을 의미한다. 바람직한 행동 및 환경변화를 촉진시키거나 저해할 수 있는 기술, 자원 및 장애 등의 요인이 해당된다.

③ **강화요인**(Reinforcing Factors) : 학습자가 그 행동을 함으로써 받게 된 보상이나 다른 사람에게서 받은 피드백을 말하며, 이 요인은 행동을 지속하도록 또는 지속하지 않도록 하게 하는 요인들이다. 사회적 지지, 동료집단의 영향, 보건교육사의 상담, 변화로 발생된 보상 유무 등이 해당된다. 보상은 다양한 형태의 이득(benefits)을 의미하는 것으로 사회적 이득으로는 인정, 신체적 이득은 안락감, 편리함, 불편감 해소, 고통해소, 외모향상이 해당한다.

영향요인들을 위에서 제시된 세 가지 범주로 분류한 후 이들의 상대적 중요도와 이들 요인들에게 영향을 미치는데 요구되는 자원의 이용 가능성에 따라 프로그램의 우선순위를 정하게 된다. 소인 요인을 파악하면 학습목표가 설정되고, 강화 요인과 가능성 요인을 파악하면 조직 및 자원과 관련된 목표들이 개발된다.

4) 4단계 : 행정 · 정책적 진단(Administrative and Policy Assessment) 및 중재구성(Intervention Alignment)

건강증진 프로그램의 개발 및 실행에 필요한 조직적 및 행정적 역량과 자원을 검토하는 단계이다. 교육에 필요한 자원을 사정하고 필요한 인력과 예산을 추정한다. 또한 가능한 자원을 파악하고, 사업의 진행에 방해가 되는 요인(직원의 태도, 기존정책의 목적과 일치여부, 지역사회 장애요인에 대한 검토 등)들을 파악한다. 자원, 정책, 능력 및 시간적 제약들은 그 지역사회의 또는 국가적 차원의 다른 기관이나 조직단체들과 협력함으로써 해결될 수 있다.

정책적 진단과정을 통해 직장에서의 흡연정책, 담배자판기에 대한 접근 용이도, 매점에서 담배판매 금지, 식당에서의 흡연구역 설정, 담배에 대한 경고문구 의무화, 대중잡지의 광고규제, 세금을 과하게 부과, 공공장소에서의 흡연금지, 담배산업에 대한 정부의 지원감소 등을 검토한다.

중재구성은 프로그램을 통해 예상되는 변화와 성과에 적절한 전략과 중재요소를 조화롭게 구성하는 단계이다(그림 6-4). 조합(matching), 배치(mapping), 공유(pooling), 조화(patching)라는 4종류의 작업에서 시작한다. 조합(matching)은 중재활동의 주요 영역을 사회생태학적의 각 차원과 짝지어 연결짓는 작업을 말한다. PRECEDE의 중재구성단계 이전까지의 진단과정을 통해 도출된 프로그램 목표들을 사회생태학적 차원에 따라 구분하고 각 차원별 목표에 중재기법을 조합하는 과정이 조합에 해당한다.

배치(mapping)는 중재활동과 관련 목표 간의 이론적 연계를 명확히 하고, 프로그램의 논리를 구성하는 작업이다. PRECEDE 진단을 통해 파악된 건강문제 결정요인들과 그로 인한 후속 결과 간의 관계를 설명하는 인과이론, 그리고 결정요인과 중재활동 간의 논리를 설명하는 활동이론을 적용하여, 종합적인 프로그램 중재활동의 논리, 즉 프로그램 이론을 설정하는 것이다. 다시 말해 중재 프로그램은 건강문제 결정요인과 그로 인해 초래되는 결과 간의 관계논리(=인과이론)와, 중재활동을 통한 결정요인의 개선 또는 증진의 논리(= 활동이론)에 따라 구성되어야 하고, 다중의 중재활동, 전달기법과 구성요소 간의 선후관계 등이 종합된 하나의 패키지인 프로그램으로서의 논리(= 프로그램 이론)를 가져야 한다.

그런데 중재는 아예 새로 개발되어야 할 때도 있지만 이미 시도된 적이 있는 기존의 프로그램이나 현재 시행되고 있는 중재 프로그램으로부터 정보를 얻거나 경험과 자원을 공유할 수도 있다. 유사 프로그램을 개발하여 수행할 때의 유의사항이나 경험을 통한 현장 정보의 파악은 시행착오를 줄이고 자원활용의 효율을 도모하는 중요한 작업이다. 이렇게 과거부터 현재까지 공존하는 프로그램에 대한 파악과 이해를 통해 효과와 효율을 추구하는 작업이 PRECEDE–PROCEED 모형 중재 배열에서의 공유(pooling)이다. 한편, 이렇

| 그림 6–4 | 중재구성의 내용

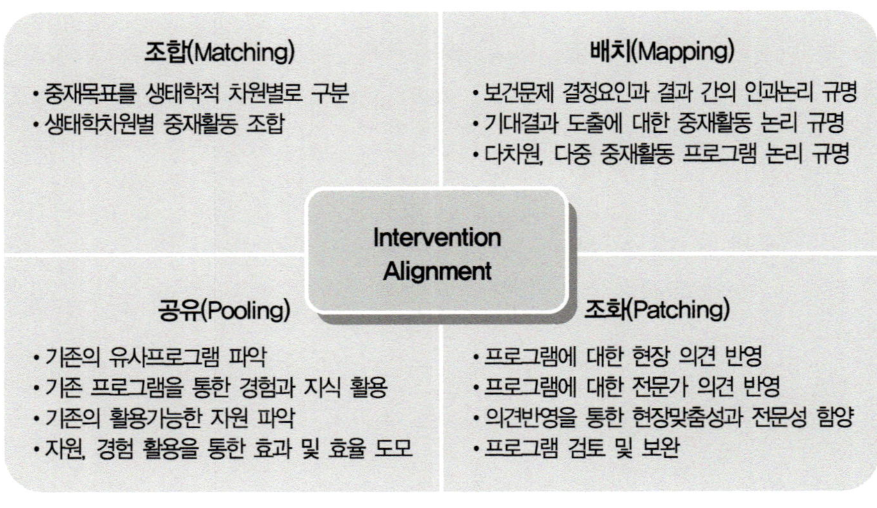

출처 : 유승현 & 김혜경, 2010

게 기획된 중재 프로그램의 종합성과 현실성을 고취하기 위해, 개발된 프로그램에 현장 당사자의 의견, 전문가의 견해 등을 반영하여 프로그램 내외의 틈을 가능한 한 메우고 특정 대상 집단에 대한 맞춤성을 강화하면서 중재 프로그램을 검토하고 정교화하는 작업을 조화(patching)라고 한다.

중재구성은 PRECEDE의 단계적 진단을 통해 파악된 주요 영향요인들을 사회생태학적 층위(개인–집단–조직–사회–제도 등)에 따라 구분하여 각 층위별로 중재요소들을 적용하는 조합(matching), 영향요인과 중재요소, 그리고 기대결과 간의 논리를 성립하고 그 적정성을 검토하는 배치(mapping), 중재요소들을 하나의 프로그램 패키지로 종합할 때 기존의 유사 프로그램을 검토하여 필요한 부분을 접목하거나 활용함으로써 효과와 효율을 도모하는 공유(pooling), 그리고 구성된 프로그램이 적절한지에 대해 현장과 전문가의 의견을 반영하고 프로그램 상의 허점이 있는지 검토하여 보완하는 조화(patching)라는 일련의 작업들로 이루어진다(유승현 & 김혜경, 2010).

5) 5단계 : 프로그램 실행(Implementation)

훌륭한 계획, 충분한 재정, 훌륭한 정책 및 조직단체의 지원, 프로그램을 실행하는 인력에 대한 훈련 및 감독, 계속적인 과정평가가 프로그램의 성공적인 실행을 보장한다. 이외에도 경험, 대상집단의 요구에 대한 민감성, 상황변화에 대한 융통성 등이 프로그램성공을 보장하는 주요 요소가 된다.

6) 6, 7, 8단계 : 프로그램 평가(Evaluation)

6단계는 과정평가(process evaluation)로 프로그램을 통하여 제공되는 모든 것들(정책, 프로그램의 이론적 타당성, 프로그램 목적 및 목표의 당위성 및 구체성, 자원할당 및 소비)과 프로그램 실행과 관련된 활동들(요원들의 수행능력, 자료수집 방법, 법규 및 조직단체의 활동 등), 그리고 교육대상자들의 반응들을 평가한다.

7단계는 영향평가(impact evaluation)로 대상 보건행동이나 행동의 소인 요인, 가능요인, 강화 요인이나 영향력 있는 환경적 요인에 대한 프로그램의 즉각적인 효과를 평가하는 것이다.

8단계는 결과평가(outcome evaluation)로 기획단계에서 설정된 건강상태나 삶의 질을 나타내는 지표들의 변화를 평가한다.

3. 적용사례 : 사업장 건강증진 프로그램(McKenzie, Neiger & Thackeray, 2009)

1) 사회적 진단

대상집단의 삶의 질을 판단한다. 이러한 과정을 통하여 프로그램을 통하여 궁극적으로 얻고자 하는 성과를 파악할 수 있다. 대상집단을 참여시켜서 조사하는 방법이 가장 좋다. 산업장에서는 고용주와 근로자를 모두 참여시켜서 이들의 요구를 진단할 필요가 있다. 대상집단을 구성하고 있는 다양한 계층의 대표자들을 통하여 기획위원회를 구성한다. 이 위원회가 대상집단에 대한 조사를 시행하도록 한다. 이와 같은 사회적 진단을 시행하게 되면 고용주는 기업의 경제적 이득에 관심을 가지고 있는 경우가 많으며, 근로자들은 그들의 월급과 관련된 경제적 이득이나 작업환경에 관심을 나타내는 경우가 흔하다. 생산율, 결근율, 작업환경, 근로자들의 사기, 자아존중감 등과 같은 사회적 지표들을 활용할 수 있다.

2) 역학적 진단

1단계에서 파악된 경제적인 문제나 작업환경과 관련된 건강문제를 파악한다. 또한 이를 해결하기 위한 건강목표들을 작성하고 이들의 우선순위를 정한다. 이를 위하여 기획가는 근로자들의 건강 관련 자료를 수집하여 분석할 필요가 있다. 이러한 자료는 근로자들의 병가이유에 대한 기록, 안전관리 기록, 건강검진 기록(생리적 위험요인의 파악), 건강 또는 상해보험 청구기록 등을 통하여 얻을 수 있다.

역학적 진단에서 요통이 가장 우선순위의 건강문제로 파악되었다고 가정하여 본다. 요통을 가진 근로자들은 생산성 손실을 가져오므로 기업의 경제적 성과에 영향을 줄 수 있으며, 일을 떠난 생활에서도 삶의 질에 부정적 영향을 줄 수 있다.

어떠한 위험요인 또는 위험상황이 요통을 유발시키는가를 진단한다. 무거운 물건을 드는 일이 빈번한가? 그렇다면 들어 올리는 올바른 기법을 사용하는가? 과중한 중량을 들어올리지는 않는가? 작업장은 인간공학적으로 올바르게 설계되어 있는가? 근로자들은 적절한 허리지지 보호대를 제공받는가? 이상과 같은 질문에 대한 답들은 교육적 진단을 수행하기에 필요한 정보들을 제공한다.

3) 교육 및 생태학적 진단

① 근로자들에게 들기작업(lifting)에 대한 지식정도를 묻는 설문조사를 시행한다.
② 새로 온 근로자들에게 어떠한 훈련과 장비가 주어지는가를 알기 위한 설문조사를

시행한다.

③ 올바른 들기 기법을 사용하는 가를 확인하기 위하여 근로자들을 관찰한다.

이상과 같은 조사결과, 근로자들이 적절한 들기기법에 대하여 거의 아는바가 없거나(소인요인), 적절한 들기기법에 대한 기술이 없거나, 허리지지 보호대를 제공받지 못하거나(가능요인), 상해가 없는 날에도 특정한 보상을 받지 못한다는(강화요인) 사실들을 발견할 수 있다. 따라서 보건교육사는 적절한 프로그램의 요소로 지식과 기술 습득을 위한 교육 프로그램, 허리지지 보호대를 착용하도록 하는 정책이나 상해가 없는 특정 근로시간 수당 금전적인 보상을 제공하는 회사의 정책을 실행하도록 하는 건강증진 프로그램을 개발하기로 결정할 수 있다.

4) 행정 · 정책적 진단 및 중재구성

어떠한 중재와 일련의 전략들이 원하는 변화를 가져올 것인가? 어떠한 조직적, 행정적 지원과 자원이 건강증진 프로그램을 수행하는데 이용가능한지를 검토한다.

교육은 근무시간에 할 것인가, 아니면 근무시간 외에 할 것인가? 근로자들 중에 교육자를 선정할 것인가, 아니면 외부 교육자를 불러올 것인가? 모든 근로자들에게 허리지지 보호대를 구입해줄만한 재정은 충분한가, 아니면 교대 작업을 하는 근로자들 간 번갈아 사용하는 것이 가능한가?

5) 프로그램 실행과 평가

개발된 프로그램의 실행은 근로자의 조건 및 작업 상황에 따라 수정 또는 보완될 필요가 있다. 실행단계에서 자문단과 같은 조직의 구성이 필요하며, 이들은 관리자 또는 근로자들의 관심사에 항상 민감하게 반응하여야 한다.

최종단계에서는 진단단계에 설정된 목표에 근거하여 평가가 이루어지게 된다. 각 목표를 설정할 때는 목표달성의 기준이 명확하게 제시되어 있어야 한다. 예를 들어, 7단계 과정평가에서는 기획가는 각 근로자들에게 도움이 되는 교육요소들이 있는지를 확인할 수 있다. 8단계의 영향평가에서는 근로자들의 행동변화나 작업환경의 변화를 평가하는데 관심을 가질 수 있다. 마지막으로 9단계의 성과평가에서는 요통의 발생률과 유병률의 감소나 생산성의 향상을 살펴볼 수 있다.

요 약

PRECEDE-PROCEED 모형은 산업장이나 의료기관, 그리고 학교와 같은 조직이나 단체를 대상으로 건강증진 프로그램을 기획하는데 유용하다. 이 이론은 프로그램의 결과에 초점을 두며, 성취하여야 하는 구체적인 단계들을 상세하게 밝히고 있다. 따라서 보건교육・건강증진 프로그램 기획자들은 프로그램의 수행을 통해 얻어지는 바람직한 결과인 건강 및 삶의 질 향상을 고려하고 이러한 성과들을 달성하기 위한 주요 요인들에 대한 분석을 우선적으로 시행한다. 또한 프로그램을 실행, 평가하는데 정책수립이나 조정이 필요한 경우 그 대상과 기준을 제시해 준다.

참고문헌

김명, 김혜경, 윤청하, 이은희, 고승덕. (2007). 저소득층 아동의 신체발달 특성별 행동 · 환경적 결정요인 분석 및 근거중심 개입전략개발. 이화여자대학교 · 건강증진사업지원단.

김명, 서미경, 서혜경, 김영복. (2001). 보건교육 이론과 실제. 서울 : 계축문화사.

유승현, 김혜경. (2010). 건강증진 기획모형의 중재기획 단계 비교 : PRECEDE-PROCEED와 Intervention mapping. 보건교육건강증진학회지, 27(2), 141-149.

Anspaugh, D. J., Dignan, M. B., & Anspaugh, S. L. (2000). Developing health promotion program. McGraw Hill.

Bartholomew, L. K., Parcel, G. S., Kok, G., Gottlieb, N. H., & Fernández, M. E. (2011). Planning health promotion programs : An intervention mapping approach(3rd ed.). San Francisco, CA : Jossey-Bass.

Dignan, M. B., & Carr, P. A. (1992). Program planning for health education and promotion. Philadelphia, PA : Lippincott Williams & Wilkins.

Glanz, K., Rimer, B. K., & Viswanath, K. (2008). Health behavior and health education. San Francisco, CA : Jossey-Bass Publishers.

Green, L. W., & Kreuter, M. W. (2005). Health promotion planning : An educational and ecological approach. Toronto : McGraw-Hill, 2005.

McKenzie, J. F., Neiger, B. L., & Thackeray, S. (2009). Planning, implementing, and evaluating health promotion program. San Francisco, CA : Pearson.

Sussman, S. (2001). Handbook of program development for health behavior research and practice. Thousand Oaks, CA : Sage Publication, Inc.

제 2 장 Intervention Mapping (IM)

1. 이론적 개념

Intervention mapping(IM)은 근거 중심적, 이론 기반적 건강증진 프로그램을 개발하고 수행하는 체계적 방법을 제공하는 이론이다. 요구도 진단과 우선순위 설정에서부터 효과적인 프로그램 개발로 가는 편리한 방법을 제공한다고 볼 수 있다. 또한 Intervention mapping은 행동변화의 사회생태학적 모형의 중요성을 인식하고 행동변화에는 개인의 동기유발 뿐 아니라 환경적 기회(사회적, 환경적 요인)가 중요한 매개요인(mediator)이라는 것을 강조하고 있다.

Intervention mapping과 PRECEDE-PROCEED 모형은 밀접한 관련성이 있는데, 이는 Intervention mapping의 첫 단계가 프리시드(PRECEDE) 방식의 요구도 진단이기 때문이다. Intervention mapping은 프리시드(PRECEDE) 방식의 요구도 진단을 채택함으로써 포괄적 건강과 세부적 결정요인에 이르는 건강 영향요소들을 다단계 진단을 통해 파악하고, 이들을 사회생태학적 층위에 따라 구분한다. 해당되는 각각의 사회생태학적 층위에 대하여 달성하고자 하는 결과목표, 그 결과를 달성하기 위해 수행해야 하는 사항들에 대한 수행목표, 그리고 수행목표를 실천하려면 이루어져야 하는 변화 또는 조건행위에 대한 변화목표를 설정하는 것이 Intervention mapping의 다음 단계이다. 변화목표마다 이론에 입각한 중재를 조합하는 것이 Intervention mapping의 본격적인 중재기획이다. Intervention mapping을 제안한 바솔로뮤 등(Bartholomew et al., 2006)은 개인차원, 조직차원, 지역사회차원 등 사회생태학적 층위 별로 이론적 근거를 가진 중재방법들을 개인차원의 기본 중재방법과 상위 환경차원의 기본 중재방법으로 나눠 제시하였다. 더불어 지식증진, 습관교정 및 행위조절, 태도변화, 기술・능력・자기효능감, 사회적 규범, 조직과 지역사회 차원의 변화 등 여러 영역의 중재 방법 유형을 관련 이론과 함께 정리하였다(유승현, 김혜경, 2010)

2. Intervention Mapping의 단계

Intervention Mapping의 단계는 6단계로 구성되어 있다(그림 6-5). 각 단계는 몇 개의 과업으로 이루어지며, 한 단계에서 완성된 과업은 다음 단계를 위한 지침의 역할을 한다. 모든 단계의 과업들이 완성된 결과는 이론적, 경험적, 그리고 실용적 정보에 기초한 중재 프로그램을 설계하고 수행하며 평가하는 청사진이 된다. 전체 6단계가 일련의 과정으로 기술되어 있으나 완전히 선형적이라기보다는 반복적 과정이라고 보는 것이 적절하다. Intervention Mapping의 6단계는 다음과 같다.

① 요구도 진단
② 건강문제 및 문제원인의 과학적 분석에 근거한 변화목표 매트릭스 규정
③ 건강행동 또는 결정요인의 변화를 위한 이론 기반 방법과 실제전략의 선정
④ 체계화된 프로그램 요소 개발
⑤ 프로그램 채택과 수행, 지속성에 대한 계획
⑥ 과정 및 효과성 평가 계획

1) 요구도 진단(Needs Assessment)

고위험 집단의 건강문제, 건강문제 관련 행동과 환경조건, 행동과 환경의 결정요인을 진단한다. 이를 위해 두 가지의 과정을 수행하는데, 고 위험 집단과 이들의 건강문제에 대한 역학적, 행동적, 사회적 분석을 수행하고, 지역사회 및 그 구성원들의 특성을 파악하는 것이다.

① 기획팀을 구성한다. 기획팀에는 향후 프로그램의 대상자들이 포함된다.
② 프리시드(PRECEDE) 단계를 적용하여 요구도 진단을 수행한다.
③ 요구도 진단과 지역사회 역량에 대한 진단의 균형을 맞춘다.
④ 요구도 진단 결과를 바탕으로 얻고자 하는 프로그램의 성과를 규정한다.

1단계의 결과물은 다음과 같은 사항에 대한 기술로 구성된다.
① 건강문제
② 삶의 질에 대한 건강문제의 영향
③ 건강문제의 행동적, 환경적 원인
④ 행동적, 환경적 원인에 대한 결정요인

| 그림 6-5 | Intervention Mapping

1단계 요구도 진단 Needs assessment	• 참여적 기획 그룹 설립 • 요구도 진단 실시 • 지역사회 역량 진단 • 건강과 삶의 질 목적 설정
2단계 매트릭스 Matrices	• 행동 및 환경 변화를 위한 성과 설정 • 수행목표 설정 • 중요하고, 변화가능한 결정요인 선정 • 변화목표에 관한 매트릭스 구성
3단계 이론에 근거한 방법과 실제전략 개발 Theory-based methods and practical applications	• 기획그룹과 함께 프로그램 아이디어 도출 • 이론적 방법 파악 • 프로그램 방법 선정 • 실제적 적용전략 선정 또는 개발 • 적용전략의 변화목표 성취에 대한 적절성 확인
4단계 중재 프로그램 Intervention program	• 향후 프로그램 참여자와 수행자 자문 • 프로그램 주제, 영역, 순서, 자료의 목록 작성 • 교육 프로그램 개발 • 이용가능한 자료 검토 • 프로그램 자료와 프로토콜 초안 작성 • 프로그램 자료와 초안 예비조사 • 프로그램 자료와 프로토콜 완성
5단계 채택과 수행 Adoption and implementation	• 잠재적 프로그램 채택자와 수행자 파악 • 기획그룹에 대한 재평가 • 프로그램 활용성과와 수행목표 설정 • 채택과 수행의 결정요인 구체화 • 변화목표의 매트릭스 구성 • 방법과 적용전략 선정 • 채택과 수행을 위한 중재방안 설계
6단계 평가 계획 Evaluation plan	• 프로그램 로직모형 검토 • 효과성 평가 문제 작성 • 결정요인의 변화를 위한 평가 문제 작성 • 과정 평가 문제 작성 • 지표와 측정도구 개발 • 평가설계 구체화

평가
Evaluation

수행
Implementation

출처 : Bartholomew et al., 2011

2) 매트릭스(Matrices)

중재 프로그램의 결과로 누구의 무엇을 변화시킬 것인지를 구체화한다.

① 건강관련 행동과 환경조건에 예상되는 변화(성과)를 명확히 제시한다.

② 행동과 환경조건을 수행목표로 세분화한다.

③ 중요하며 변화가능한 행동과 환경조건의 결정요인을 선정한다. 행동 및 환경조건 중 중요하면서도 변화가 가능한 결정요인을 선정한다.

④ 결정요인과 수행목표를 함께 고려하여 다양한 차원(개인, 개인 간, 조직, 지역사회, 국가 차원)에서의 변화목표를 설정한다.

각 차원에서 개인과 환경 결정요인의 변화를 유도하는 수행목표를 구체화하게 된다. 개인차원을 넘어선 환경적 차원에 대한 수행목표를 설정하기 위해서는 환경에 있는 관련자들의 역할을 파악하는 것이 우선적으로 실시되어야 한다. 학교의 경우 교장과 교사가 학교 환경변화에서 수행할 수 있는 구체적 역할을 파악한다.

각 차원에서 무엇이 변화되어야 하며, 누가 변화를 시킬 것인가가 프로그램의 목적과 목표 보다 더 구체적으로 작성되어야 한다. 예를 들어, 초등학생의 과일과 채소섭취량 증가를 위한 프로그램에서는 아동과 급식서비스에 관련된 매트릭스가 작성되어야 한다. 급식서비스에는 급식담당자(관리자)의 식품구입, 영양사의 식단개발, 조리사의 조리법 등이 포함될 수 있다.

3) 이론에 근거한 방법과 실제전략 (Theory-based Methods and Practical Applications)

대상자들의 행동변화를 위해서 그리고 환경에 영향을 주는 조직과 사회적 요인들을 변화시키기 위해서 이론에 근거한 방법과 전략들을 개발한다. 중재방법(method)이란 개인 또는 집단의 행동, 사회구조의 변화를 유도할 수 있는 과정을 의미하는 것으로 이론이나 경험적 근거들을 통해 파악된다. 개인의 행동, 집단, 사회구조에 어떻게 변화를 유도할 것인가? 행동변화와 환경 조건에 영향을 주는 이론이 제시하는 기법이다. 예를 들면 사회인지이론에서 제시하는 모델링은 중재방법이다.

중재 전략(strategy)이란 중재방법을 구체화한 수단을 의미한다. 다양한 중재방법들을 조직하고 프로그램의 요소로 전환시켜 전달하는 방식으로 선정한 방법을 활동으로 전환시키는 것은 전략개발의 과정을 통해서 이루어진다. 예를 들어 역량강화를 위한 지역사회개발에서 프로젝트 팀 구성을 위해 지역사회 구성원들 간의 미팅을 하는 것, 모델링을 위한 역할모델에 관한 기사를 작성하는 것, 모니터링을 위한 일기작성 등이 포함된다. 다음과 같은 순서로 2단계에서 설정한 변화목표에 적절한 중재방법들의 목록을 작성한다.

① 구체적인 방법과 전략을 선정하는 데에 있어 향후 프로그램 참여자들의 의견을 검토하고 이들의 시각을 고려한다.
② 이론에 근거하여 결정요인의 변화를 유도할 수 있는 방법을 파악하고, 특정 방법이 어떠한 조건에서 가장 효과적인지에 대해서도 파악한다.
③ 방법을 선정한다.
④ 방법을 중재집단에게 전달할 전략을 선정하거나 개발한다.
⑤ 변화목표와 전략의 조화여부를 확인한다.

4) 중재 프로그램(Intervention Program)

중재 요소(components)의 영역(scope)과 순서(sequence)에 대해 기술하고, 프로그램 자료와 프로토콜을 개발한다. 향후 프로그램 참여자들과 프로그램의 상황에 대해 충분히 고려하는 것도 필수적으로 포함되어야 한다. 프로그램 전략과 자료는 시범사용을 해보는 것이 좋다. 예를 들어, 급식서비스 변화를 유도하는 프로그램을 개발하는 경우, 다양한 변화 방법과 전략을 조합하여 구체적 프로그램을 만들 수 있다. 2단계에서 설정된 목표를 달성하기 위해 참여인력 훈련, 정책변화, 역할모델 제시를 위한 뉴스레터 발행, 사회적 강화 등 3단계에서 개발된 것들을 구체적인 프로그램 요소로 포함한다.

① 향후 대상자들의 의견을 확인하고 이들의 선호도를 반영하여 프로그램을 개발한다.
② 프로그램 영역과 순서, 주제, 필요한 자료에 대해 서술한다.
③ 목표, 방법과 전략에 합당한 기존의 자료를 검토한다.
④ 자료를 개발한다.
⑤ 자료를 미리 테스트 해보고, 최종자료를 검토한다.

5) 채택과 수행(Adoption and Implementation)

개인 또는 집단이 프로그램을 채택하고 활용하도록 하기 위해 구체적 계획을 세우는 단계이다. 급식서비스 개선의 예를 들면, 누가 지역의 또는 각 학교의 급식서비스 관리를 담당할 것인가? 누가 급식서비스 개선의 필요성을 인식하고, 프로그램의 존재를 알게 될 것이며, 급식서비스 개선을 위해 프로그램을 채택할 것인가? 누가 프로그램을 수행할 것인가? 이들은 구체적으로 무엇을 해야 하는가?에 대한 구체적인 계획을 설정한다. 교장이 프로그램을 검토해보라고 지시를 내릴 수도 있고, 급식담당자에게 프로그램에 대한 의견을 물을 수 있다. 또한 변화를 위한 프로젝트 팀을 구성할 수 있다. 이러한 경우에 기획가는 이론과 경험적 근거들을 활용하여, 교장의 프로그램 채택과 수행 행동의 결정요인을 가정한다. 즉, 프로그램의 채택과 수행에 대한 의사결정권자인 개인, 또는 집단의 행동에 영향을 주고자 하는 구체적 계획을 마련하는 것이다.

① 잠재적 프로그램 대상자를 파악한다.

② 프로그램의 채택, 수행, 유지를 위해 수행목표를 구체화한다.

③ 프로그램의 채택, 수행, 유지의 결정요인을 구체화한다. 그리고 프로그램 활용과 관계된 변화목표를 조성한다.

④ 변화를 유도할 수 있는 방법과 전략을 선정한다.

⑤ 프로그램의 활용과 관련해서 프로그램을 조직한다.

6) 평가 계획(Evaluation Planning)

이 단계에서는 평가 계획을 완성한다. 1-5단계에서 변화목표, 방법, 전략, 그리고 수행에 관한 결정을 해왔다. 결정은 이론이나 연구결과에 근거하여 이루어졌으나, 최상의 결정이 아닐 수도 있고 완전히 잘못된 결정일 가능성도 항상 존재한다. 따라서 효과(effect)와 과정(process)에 대한 평가를 통해서, 기획가는 각 단계에서의 결정이 올바른 결정이었는가 여부를 확인할 필요가 있다. 효과평가는 건강문제의 변화, 삶의 질 문제의 변화, 행동과 환경의 변화, 결정요인의 변화를 의미하며, 이러한 변수들은 이전의 단계에서 측정 가능한 형태로 정의되어야 한다. 효과 평가 이후에는 효과의 유무에 관계된 이유를 파악하는 것이 중요하다. 또한 과정이나 중간 매개변수의 변화에 대해 알 필요가 있다. 결정요인들이 잘 파악되었는가? 방법에 대한 전략은 적절하였나? 우선순위 집단의 몇 %가 프로그램에 대하여 알게 되었으며, 참여하였는가? 수행은 완결되었으며, 적절하

| 그림 6-6 | Intervention Logic Model

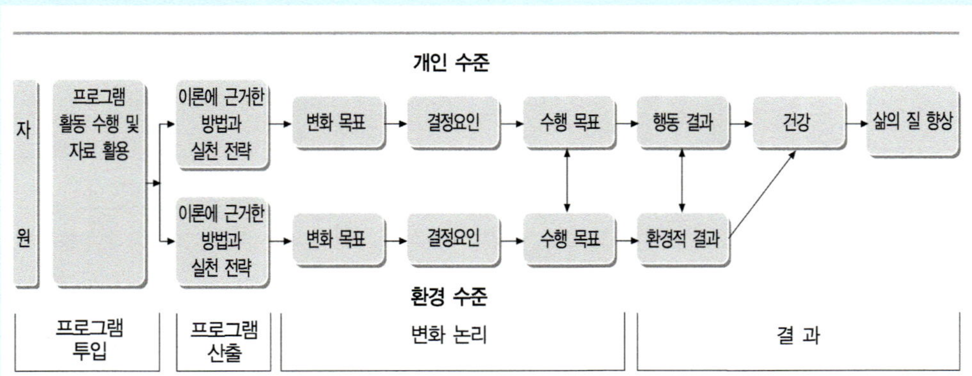

출처 : Bartholomew et al., 2011

였는가?에 대해 구체적으로 평가한다.

① 프로그램에 대해서 서술하고 논리모형(logic model)을 완성한다(그림 6-6).

② 프로그램 성과(삶의 질, 건강, 행동과 환경, 결정요인)와 관련한 평가문제를 구성한다.

③ 방법, 상황, 전략, 프로그램, 수행에 관한 기술을 참고로 하여 과정평가의 평가문제를 구성한다.

④ 지표와 측정도구를 개발한다.

⑤ 평가설계를 선정한다.

3. 적용사례 : "과음없는 캠퍼스 만들기" 대학생 절주 프로그램 개발(김명 등, 2007)

1) 요구도 진단(Needs Assessment)

요구도 진단을 위해 대학생들을 대상으로 설문조사를 실시하였다. 설문조사를 통해 대학생의 음주행태와 대학사회 음주문화에 대한 인식을 파악하였으며, 현 행태에 대한 심리적, 사회적 결정요인에 대한 분석을 실시하였다.

① 요구도 진단을 위한 팀을 구성하였으며, 요구도 진단과정에는 연구진과 함께 향후 교육대상자인 대학생들도 참여하여 설문지 개발, 조사수행, 조사결과 분석과정에 함께 참여하였다.

② 프리시드(PRECEDE) 단계를 적용하여 대학생들의 음주관련 건강문제와 사회적 문제를 파악하였으며, 음주문제 관련 행위적, 환경적 요인 및 그 결정요인을 파악 하였다.

③ 현 대학사회의 음주문제 개선을 위한 방안으로 절주교육의 필요성이 확인되었다.

④ 요구도 진단 결과를 바탕으로 절주교육 프로그램의 성과를 규정하였다.

2) 변화목표 설정(Matrices of Change Objectives)

교육프로그램을 통해 대학생 및 대학사회의 무엇을 변화시킬 것인지를 구체화하였다.

① 중요하며 변화가능한 우선순위 행위와 환경조건을 프로그램 목표, 영향목표, 학습목표의 다차원적 목표로 설정하였다.

② 대학생들의 절주실천을 통해 달성하고자 하는 프로그램 목표를 설정하였다. 프로그램 목표는 음주관련 사고 발생률, 건강문제 발생률, 음주빈도, 음주량을 포함하였다.

③ 대학생의 절주행위와 대학사회의 환경조건에 예상되는 변화를 영향목표로 설정하였다. 절주행위에는 절주습관과 스트레스 관리 행위를 포함하였으며, 환경변화에는

학생들의 절주실천을 촉진시킬 수 있는 교육과 서비스 제공 등 대학환경조건들을 포함하였다.

④ 절주행위와 환경조건 변화를 위해 필요한 인식, 지식, 태도, 기술 등은 학습목표로 설정하였다.

표 6-1 "과음없는 캠퍼스 만들기" 프로그램의 목적과 목표

구분		내 용
목적		대학생을 대상으로 한 폭음예방 등 절주 교육 · 홍보를 제공함으로써 대학생 음주행위의 바람직한 변화를 유도하고 대학사회의 절주문화 조성을 통한 음주폐해를 감소시키며 궁극적으로 대학생들의 건강증진 및 학업성취도 향상에 기여하고자 한다.
목표	프로그램 목표	• 대학생의 음주관련 사고의 발생빈도를 감소시킨다. • 대학생의 음주관련 질환의 유병률을 감소시킨다. • 숙취와 관련된 증상과 증후의 경험률을 감소시킨다. • 월간 음주율을 감소시킨다. • 음주빈도를 감소시킨다. • 평균음주량을 감소시킨다. • 음주운전 경험률을 감소시킨다. • 음주운전 차량 동승률을 감소시킨다. • 학생들의 스트레스 수준을 감소시킨다. • 학업성취도를 향상시킨다.
	영향목표	• 절주실천 변화단계의 바람직한 변화를 유도한다. • 절주 실천율을 증가시킨다. • 타인의 절주행위를 지원한다. • 스트레스 관리행위 실천율을 증가시킨다. • 폭음예방을 위한 교육 프로그램을 제공한다. • 음주문제 해결을 위한 건강상담서비스를 제공한다. • 절주실천을 위한 정보를 제공한다. • 동료 학생들의 절주실천을 지원할 학생들의 네트웍을 구축한다. • 대학생 음주문제 예방을 위해 지역사회 관련기관과 협력체계를 구축한다. • 정기적 절주홍보를 실시한다.
	학습목표	• 절주의 필요성에 대한 인식률을 증가시킨다. • 음주 및 절주에 대한 지식수준을 증가시킨다. • 절주에 대한 바람직한 태도를 형성한다. • 절주 결심율을 증가시킨다. • 절주실천에 대한 자기효능감을 강화시킨다. • 절주실천을 위한 인지적 과정의 경험률을 증가시킨다. • 절주실천을 위한 행동적 과정의 경험률을 증가시킨다.

출처 : 김명 등, 2007

3) 방법 및 전략 설정(Theory-based Methods and Practical Strategies)

대학생들의 절주실천행위와 절주 관련 환경요인인 조직과 사회적 요인들을 변화시키기 위해서 범이론적 모형에 근거한 교육방법과 전략들을 개발하였다. 절주실천에 대한 준비도에 따라 대학생들을 절주실천 변화단계를 구분하고, 각 단계에 맞는 맞춤형 방법과 전략을 선정 또는 개발하였다. 또한 교육 프로그램의 방법과 전략 설정을 위해 요구도 진단을 통해 조사한 대학생들의 교육 요구도에 관한 내용을 반영하였다.

① 절주실천을 위한 변화단계를 파악한 결과, 계획전 단계에 있는 학생들이 약 42%로, 대다수의 학생들이 과음을 하면서도, 절주에 대한 의향이 없는 것으로 파악되었다. 따라서 절주에 대한 동기가 유발되도록 범이론적 모형에서 제시하는 인식제고, 정서적 각성, 환경재평가, 자아재평가의 개념을 적용한 교육방법과 전략을 개발하였다.

② 절주실천의 계획단계와 준비단계에 있는 학생들은 절주를 결심하고 절주실천을 촉구할 수 있도록 의사결정균형과 자기효능감의 개념을 적용한 프로그램을 개발하였으며, 절주실천에 도움이 될 수 있도록 절주의 지식과 기술로 자극조절, 대체행동형성, 지원관계형성의 개념을 적용한 교육과정을 개발하였다.

③ 절주실천을 시작한 단계에 있는 학생들에게는 음주행동 모니터링 기술, 과음 및 폭음 위험상황에 대한 대처기술, 스트레스 및 감정관리 기술, 강화기술 등 절주지속을 위한 기술훈련 중심 교육과정을 개발하였다.

표 6-2 범이론적 모형에 근거한 "과음없는 캠퍼스 만들기"의 중재방법과 전략

변화단계	중재방향	중재변수	중재 전략	절주 교육과정
계획 전 단계	절주에 대한 동기유발	인식제고 정서적 각성 환경재평가 자아재평가	• 술과 음주에 대한 기초지식 제공 • 대학생 음주문제의 심각성을 제시하는 사례 제시 • 과음의 부정적 결과에 대한 지식, 정보 제공 • 대학생 음주행태에 대한 정보 제공 • 자신의 음주습관에 대한 인식기회 제공 • 대학생 절주의 필요성에 대한 인식기회 제공	1단계교육 절주의 필요성 인식하기

<table>
<tr><td>계획단계</td><td>절주에 대한
의사결정</td><td>정서적 각성
환경재평가
자아재평가
의사결정균형</td><td>• 대학생 과음의 이유에 대한 정보제공
• 개인별 과음의 장점과 단점에 대한 인식 평가
• 절주습관이 주는 긍정적 결과에 대한 강화
• 과음의 부정적 결과에 대한 강화
• 절주실천 장애요인파악 및 극복을 위한 전략 제시
• 위험음주신호의 정보 제공으로 절주결심 촉구</td><td rowspan="2">2단계교육

절주
준비하기</td></tr>
<tr><td>준비단계</td><td>절주를 위한
계획설정</td><td>자아해방
자극조절
의사결정균형
자기효능감</td><td>• 절주의 긍정적 결과 강화
• 절주에 대한 지식과 기술 개발
– 적정음주의 개념, 절주의 건강상, 경제적 혜택
– 건강음주법
• 절주이유 다지기
• 행동변화 실천 시작일 설정
• 절주계약서 작성
• 절주를 위한 준비
• 고위험 음주상황에 대한 대처 방안제시</td></tr>
<tr><td>행동단계</td><td>절주실천
(과음예방)</td><td>대체행동형성
지원관계형성
강화
자극조절
자기효능감</td><td>• 절주실천노력의 공표
• 자신의 음주습관 모니터링
• 과음, 폭음상황 예측 및 대처방안 개발
• 음주 거절기술훈련
• 스트레스관리 및 감정관리 기술훈련
• 절주를 위한 지지적 네트워크 구성
• 절주의 긍정적 결과 경험 강조
• 절주노력 보상하기
• 절주성공 경험을 통한 자기효능감 강화
• 일시적 실수경험에 대한 부적절한 귀인 교정
• 타인의 절주노력 지원하기</td><td rowspan="2">3단계교육

절주
실천하기</td></tr>
<tr><td>유지단계</td><td>절주실천
(과음예방)</td><td>대체행동형성
지원관계형성
강화
자극조절
자기효능감</td><td>• 절주실천노력의 공표
• 자신의 음주습관 모니터링
• 과음, 폭음상황 예측 및 대처방안 개발
• 음주 거절기술훈련
• 스트레스관리 및 감정관리 기술훈련
• 절주를 위한 지지적 네트워크 구성
• 절주의 긍정적 결과 경험 강조
• 절주노력 보상하기
• 절주성공 경험을 통한 자기효능감 강화
• 일시적 실수경험에 대한 부적절한 귀인 교정
• 다른 사람의 역할모델 되기</td></tr>
</table>

출처 : 김명 등, 2007

4) 교육 프로그램 설계(Program)

3단계에서 계획된 방법과 전략을 통합하여 『과음없는 캠퍼스 만들기, 대학생 절주교육 프로그램』을 구성하였다. 대학생 절주교육 프로그램은 CD-Rom 형태로 제작하였으며, CD-Rom을 통해 학습하는 과정에서 학생 자신의 과음상황 분석, 절주장애요인 파악, 절주서약 등 절주실천에 관련된 기술훈련은 Workbook을 활용하여 할 수 있도록 하였다.

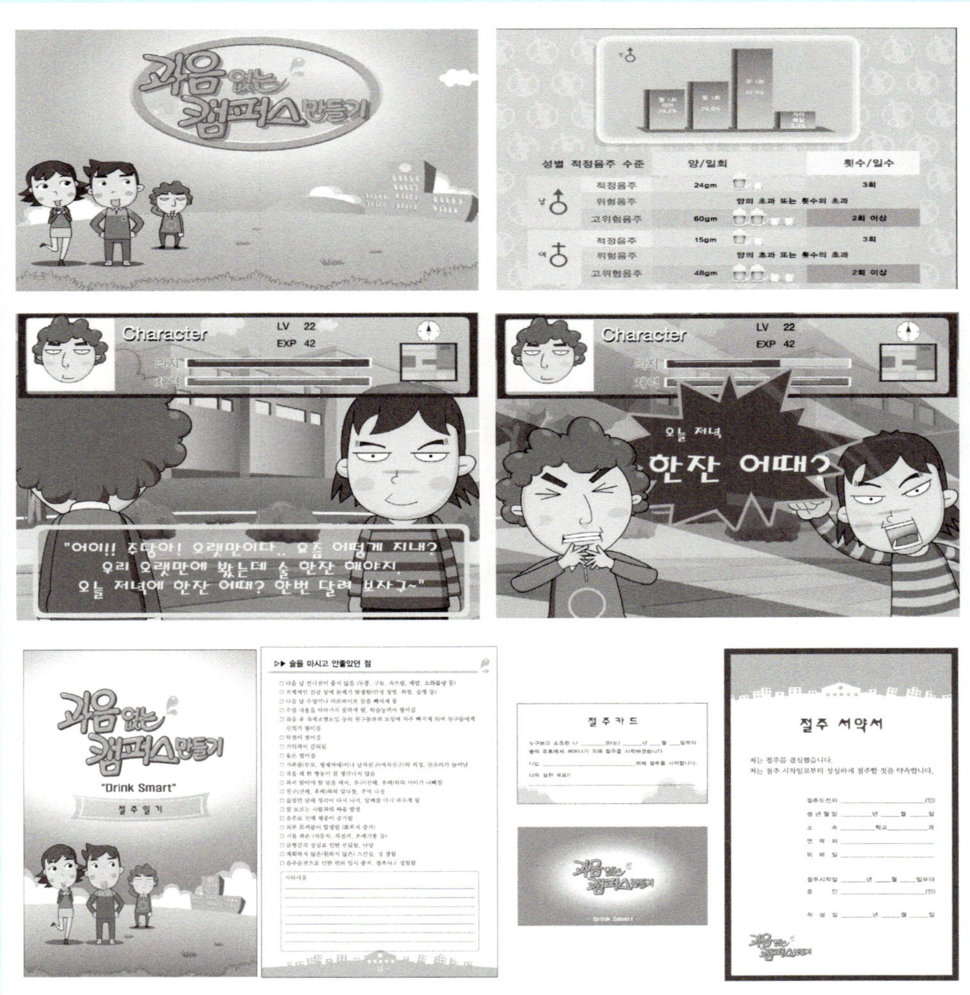

출처 : 김혜경 등, 2011

① 요구도 진단과정에 제시된 대학생들의 교육 요구도를 반영하여, 교육의 주제로 적절한 음주량, 술거절 방법, 과음의 결과 등을 강조하였으며, 교육의 방법으로 재미있는 동영상과 실제사례들 중심으로 교육 프로그램을 구성하였다.

② 전체 교육프로그램은 학생들의 절주실천에 대한 준비도에 따라 맞춤형 교육이 가능하도록 3단계의 차별화된 교육과정으로 구성하였으며, 1단계 절주의 필요성 인식하기, 2단계 절주 준비하기, 3단계 절주 실천하기로 세부 교육목표를 설정하여 교육내용을 개발하였다.

③ 절주실천에 도움이 되도록 행위변화 관련 인지적 행동적 기술 습득에 중점을 두어, 다양한 동영상과 시청각자료로 구성이 가능한 CD-Rom을 제작하고, CD-Rom을 통한 교육과정에서 학생들이 적극적으로 학습에 참여할 수 있도록 Workbook을 제작하였다. CD-Rom과 Workbook으로 구성된 교육 프로그램은 쌍방향적인 교육이 가능하며, 강의나 자가 학습 모두에서 활용이 가능하다.

5) 채택과 수행(Adoption and implementation)

대학생이나 대학에서 절주프로그램을 채택하고 지속적으로 활용하도록 하기 위한 방안을 모색하였다.

① 대학이 절주 교육프로그램을 채택하고 지속적으로 수행할 수 있는 방안을 마련하기 위해 프로그램의 채택과 수행, 지속에 관련된 결정요인을 파악하고, 결정요인을 변화시킬 수 있는 방법과 전략을 개발하여 제시하였다.

② 프로그램의 채택과 수행, 지속의 방법과 전략개발은 사회인지이론을 근거로 하였으며, 건강증진 프로그램의 확산과 관련된 선진사례로 알려진 Smart Choices, The Partners in School Asthma Program, CATCH의 프로그램 확산전략을 참고로 하였다.

6) 평가(Evaluation)

절주교육 프로그램의 효과와 과정에 대한 평가를 수행하기 위해 평가체계를 개발하였다.

① 평가수행단계를 체계적으로 제시하고 각 단계별 수행사항을 제시하였다

② 절주교육 프로그램 성과와 관련한 평가지표를 개발하여 제시하였다.

③ 교육 프로그램의 과정평가를 위한 지표를 개발하였다.

표 6-3 "과음없는 캠퍼스 만들기" 프로그램의 채택, 실행과 지속을 위한 중재방안

전파	수행목표	매개변수	방법*	전략
채택	• "과음없는 캠퍼스 만들기"가 대학생들의 건강요구도를 만족시킬 수 있는지 평가한다. • 대학 교·강사와 학교행정가들의 "과음없는 캠퍼스 만들기"에 대한 인식을 증가시킨다. • 교·강사와 학교행정가들이 "과음없는 캠퍼스 만들기"에 대해 호의적인 생각을 갖게 한다. • 교·강사와 학교행정가들이 "과음없는 캠퍼스 만들기"에 대해 논의한다. • 대학에서 "과음없는 캠퍼스 만들기"를 채택하도록 한다.	• 지식 • 인식 • 결과기대 • 태도 • 간접적 강화	• 정보 • 참여계기 • 상징적 모델링 • 직접적 모델링 • 설득적 의사소통 • 보상 • 계약	• 보건의료계, 교육계 전문가 회의에서의 과학적 내용 발표 및 홍보 • 대학생절주관련 전문위원회 구성을 통한 보급 네트웍 형성 • 대학교 관계자들 대상 워크샵 개최 • 뉴스레터 및 홍보 브로슈어 발행 • 계약양식 개발
실행	• "과음없는 캠퍼스 만들기"를 활용한 절주교육 계획을 세운다. • 교·강사가 "과음없는 캠퍼스 만들기"를 능숙하게 활용하여 교육한다. • 형성평가를 통해 교육과정을 모니터한다.	• 지식 • 기술 • 자기효능감 • 결과기대 • 태도 • 실행계획	• 직접적 모델링 • 상징적 모델링 • 제도화(필수화) • 교육기술훈련 • 강화 • 설득 • 정보	• 교·강사훈련 워크샵 – 토의, 문제분석, 역할극, 강의, 비디오테입모델링, 수행지침서 • 뉴스레터 발행 – 모범사례제시, 자원, 정보 • 기술지원, 사회적 강화, 사회적지지
지속	• 1년 후에도 교·강사들이 "과음없는 캠퍼스 만들기"를 능숙하게 활용하며 교육한다.	• 자기효능감 • 결과기대 • 강화	• 문제해결 • 강화 • 사회적 지지 • 기술훈련	• 인증 • 물질적 보상 • 대학위상 강화 • 수행평가 • 뉴스레터 발행 – 모범사례제시, 자원, 정보

출처 : 김명 등, 2007

표 6-4 "과음없는 캠퍼스 만들기" 프로그램 평가지표

<table>
<tr><th>평가수준</th><th>프로그램 결과</th><th colspan="3">평가지표</th></tr>
<tr><td rowspan="11">성과평가
프로그램
목표의
성취도 평가</td><td>삶의 질 변화</td><td colspan="3">삶의 질 측정</td></tr>
<tr><td>사회문제의 해결</td><td colspan="3">음주관련 사고 발생빈도</td></tr>
<tr><td rowspan="5">건강상태의 변화</td><td colspan="3">신체기능상태</td></tr>
<tr><td colspan="3">음주문제로 인한 사망률</td></tr>
<tr><td colspan="3">음주관련 질환 유병률</td></tr>
<tr><td colspan="3">지난 한달 동안 음주와 관련된 숙취 증상의 경험 빈도</td></tr>
<tr><td colspan="3">건강상태 점수(건강나이 등)</td></tr>
<tr><td rowspan="2">위험요인의 변화</td><td colspan="3">생리적 측정치(혈압, 스트레스 수준 등 임상지표)</td></tr>
<tr><td colspan="3">월간 음주율, 음주빈도, 평균음주량</td></tr>
<tr><td>사회적 혜택</td><td colspan="3">물질적, 정보적, 정서적, 평가적 사회적 지지 혜택수준
절주로 인해 절감된 비용</td></tr>
<tr><td>학업성취도</td><td colspan="3">학업성적</td></tr>
<tr><td rowspan="14">영향평가1
영향목표
성취도 평가</td><td rowspan="6">행위변화</td><td colspan="3">절주실천 행동변화단계 진보율(절주결심률, 절주실천율)</td></tr>
<tr><td colspan="3">음주운전 경험률, 음주운전 동승률</td></tr>
<tr><td colspan="3">스트레스 관리행동 실천율</td></tr>
<tr><td colspan="3">절주교육 참여율</td></tr>
<tr><td colspan="3">절주실천을 위한 상담 이용률</td></tr>
<tr><td colspan="3">절주를 위한 보건의료서비스 이용률</td></tr>
<tr><td rowspan="8"></td><td colspan="2" rowspan="4">학교</td><td>절주교육, 상담, 의료서비스 제공여부 및 빈도</td></tr>
<tr><td>절주캠페인 실시 여부 및 빈도</td></tr>
<tr><td>교내 음주관련 규칙 강화 여부</td></tr>
<tr><td>학교주변 유흥환경의 개선 여부</td></tr>
<tr><td rowspan="4">지역사회</td><td>정책</td><td>절주정책과 지원절차의 개발 여부</td></tr>
<tr><td>시스템</td><td>절주사업을 위해 협력하는 조직, 기관, 집단의 수</td></tr>
<tr><td rowspan="2">자원</td><td>절주사업을 위해 활용되는 기술, 시간, 인력, 재정의 수준</td></tr>
<tr><td>음주문제관리를 위한 서비스 및 자원에 대한 접근성 등</td></tr>
<tr><td rowspan="7">영향평가2
학습목표
성취도 평가</td><td>인식</td><td colspan="3">절주의 필요성 인식률</td></tr>
<tr><td>지식</td><td colspan="3">술, 음주, 절주 관련 지식점수</td></tr>
<tr><td>태도</td><td colspan="3">절주의 긍정적 결과에 대한 믿음정도, 의사결정균형 점수*, 절주 결심률</td></tr>
<tr><td rowspan="2">기술발달/습득</td><td colspan="3">절주 실천관련 기술점수(자신의 적정 음주량 알기 등)</td></tr>
<tr><td colspan="3">절주를 위한 생활기술점수(음주거절기술, 의사결정기술, 스트레스 관리 및 자기관리기술)</td></tr>
<tr><td>자기 효능감</td><td colspan="3">고위험상황별 절주실천에 대한 자신감 점수</td></tr>
<tr><td>변화과정</td><td colspan="3">인지적 변화과정의 경험률, 행동적 변화과정의 경험률</td></tr>
</table>

출처 : 김명 등, 2007

요 약

1. Intervention mapping(IM)은 근거 중심적, 이론 기반적 건강증진 프로그램을 개발하고 수행하는 체계적 방법을 제공하는 이론이다.
2. Intervention mapping은 행동변화의 사회생태학적 모형의 중요성을 인식하고 행동변화에는 개인의 동기유발 뿐 아니라 환경적 기회(사회적, 환경적 요인)가 중요한 중재요인(mediator)이라는 것을 강조하고 있다.
3. PRECEDE 방식의 요구진단을 채택함으로써 포괄적 건강과 세부적 결정요인에 이르는 건강 영향요소들을 다단계 진단을 통해 파악하고, 이들을 사회생태학적 층위에 따라 구분하고, 사회생태학적 층위에 대하여 달성하고자 하는 결과목표, 그 결과를 달성하기 위해 수행해야 하는 사항들에 대한 수행목표, 그리고 수행목표를 실천하려면 이루어져야 하는 변화목표를 설정한다.
4. 변화목표마다 이론에 입각한 중재를 조합하는 것이 본격적인 중재기획이다. 개인차원, 조직차원, 지역사회차원 등 사회생태학적 층위 별로 이론적 근거를 가진 중재방법들을 개인차원의 기본 중재방법과 상위 환경차원의 기본 중재방법으로 나눠 제시하였다.
5. 개인 또는 집단이 프로그램을 채택하고 활용하도록 하기 위해 구체적 계획을 세우는 단계가 포함된다.
6. 평가계획에서는 프로그램에 대해서 서술하고 logic model을 완성한다. 프로그램 성과(삶의 질, 건강, 행동과 환경, 결정요인)와 관련한 평가문제와 과정평가의 평가문제를 구성한다. 다음으로 지표와 측정도구를 개발하고 평가설계를 선정한다.

참고문헌

김명, 김혜경, 이은희, 권은주. (2007). 과음없는 캠퍼스 만들기(대학생 절주 프로그램 개발). 이화여자대학교 · 서울특별시.

김혜경, 김명, 이은희, 권은주, 조한익. (2011). 대학생 절주교육 프로그램(과음없는 캠퍼스 만들기) 개발 : Intervention Mapping과 Transtheoretical Model의 적용. 보건교육건강증진학회지, 28(5), 145-160

유승현, 김혜경. (2010). 건강증진 기획모형의 중재기획 단계 비교 : PRECEDE-PROCEED와 Intervention mapping. 보건교육건강증진학회지, 27(2), 141-149.

Bartholomew, L. K., Parcel, G. S., Kok, G., Gottlieb, N. H., & Fernández, M. E. (2011). Planning health promotion programs : An intervention mapping approach(3rd ed.), San Francisco, CA : Jossey-Bass.

Glanz, K., Rimer, B. K., & Viswanath, K. (2008). Health behavior and health education. San Francisco, CA : Jossey-Bass Publishers.

Green, L. W., & Kreuter, M. W. (2005). Health promotion planning : An educational and ecological approach. Toronto : McGraw-Hill, 2005.

McKenzie, J. F., Neiger, B. L., & Thackeray, S. (2009). Planning, implementing, and evaluating health promotion program. San Francisco, CA : Pearson.

제 3 장

MAPP 모형

Mobilizing for Action through Planning and Partnership

1. 이론적 개념

MAPP(Mobilizing for Action through Planning and Partnerships) 모형은 지역사회 전반의 건강과 삶의 질 향상을 위한 지역사회 주도형의 전략적 기획모형이다. MAPP은 미국의 시 · 군 보건공무원 협회(National Association of County and City Health Officials, NACCHO)와 질병관리본부(Centers for Disease Control and Prevention, CDC)의 보건사업부(Public Health Practice Program Office)가 협력하여 개발하였다(Pullen, Upshaw, Lesneski, & Terrell, 2005). MAPP 모형은 특정 기관이나 단체가 단독으로 보건사업을 기획하는 관점에서가 아니라 한 지역사회의 보건서비스 전달에 기여하는 모든 개체(예 : 보건소, 복지관, 병원, 구청 등 관공서, 어린이집, 학교, 노인회, 주민자치회, 봉사단, 스포츠센터 등)들을 연계한 지역보건체계의 관점에서 보건기획을 시도한다는 점이 특징이다. 또한 MAPP 모형은 한 지역사회의 지역보건체계가 서로 공유하는 지향점을 가지고 그 목표를 향해 필수보건서비스를 개발하고 제공하고 관리하기 위한 전략적 기획을 하기 위한 지침을 제공하는 모형이다(NACCHO, 2004 ; 유승현, 2009 ; 곽민선과 유승현, 2010).

지역보건체계는 소속 지역사회의 건강과 안전, 삶의 질 향상을 위해 필요한 보건서비스를 개발하고 제공해야 한다. MAPP 모형이 제시하는 지역보건체계가 다루어야 할 10가지 필수보건서비스(표 6-5)는 보건지표 모니터링부터 보건교육, 역량강화, 인력양성, 정책과 제도 마련, 보건서비스 확충 및 평가, 보건연구에 이르는 다양한 영역을 아우르고 있다. MAPP에서 제시한 지역보건체계의 개념과 역할, 10개 필수보건서비스 영역은 미국의 지방정부 공중보건 수행 인증제의 신임표준으로 활용되고 있다(NACCHO, 2009).

표 6-5 10개 필수보건서비스 영역

1. 지역사회 보건문제를 파악하기 위한 건강상태 · 보건지표 모니터링
2. 지역사회의 건강문제와 건강위험에 대한 조사와 진단
3. 지역사회 구성원 대상에게 건강 관련 정보제공, 교육, 역량강화
4. 건강문제를 파악하고 해결하기 위한 지역사회 협력 촉진
5. 개인과 지역사회의 보건 관련 노력에 대한 지원정책과 계획 개발
6. 건강보호와 안전보장에 관한 법과 규제의 시행
7. 필요한 보건서비스의 연계와 부족한 보건서비스의 이용가능성 확보
8. 유능한 보건의료 인력의 확보
9. 개인 및 집단 보건서비스의 효과, 접근성, 질 평가
10. 건강문제에 대한 새로운 시각과 혁신적 해결책을 강구하기 위한 연구

출처 : NACCHO, 2004

MAPP은 MAPP 기획 과정을 통하여 지역 보건당국의 리더십을 함양하고 보건기획에 대한 지역사회의 책임과 참여를 강화하고자 하며, 10개 필수보건서비스에 대한 지역보건 체계의 역량을 점검하고 지역보건 기반구조를 강화하는 것을 목적으로 한다. 또한 MAPP

| 그림 6-7 | MAPP 모형

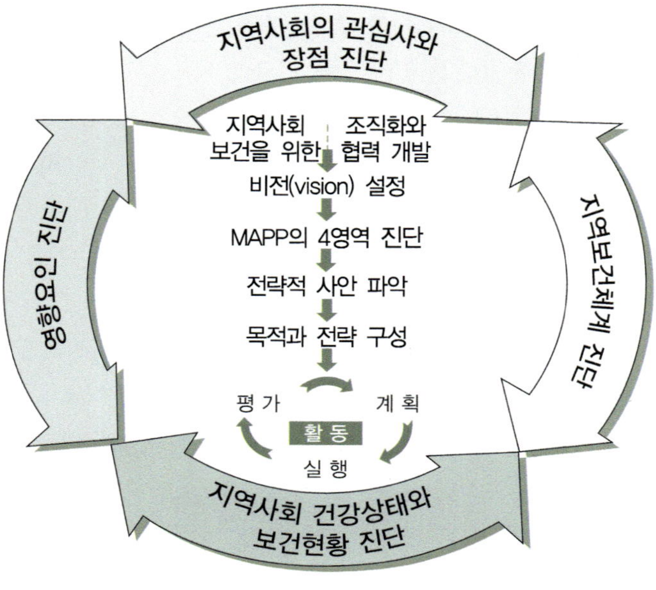

출처 : NACCHO, 2004

기획은 건강상태만이 아니라 지역사회의 인식, 지역보건에 영향을 끼치는 요인, 지역보건체계의 역량에 중점을 두고 지역사회의 비전이라는 장기적인 지향점을 향해 건강과 삶의 질 향상을 위한 종합적인 보건기획을 하고자 한다.

MAPP은 보통 [그림 6-7]의 도식으로 제시되는데, 6단계 과정(=원형 내부에 표기된 내용)이 MAPP의 4영역 진단 내용(=원형 테두리 내용에 해당)에 기반을 두고 진행되며, MAPP의 4영역 진단 내용은 서로 연계되어 있고(=원형 테두리 간의 연결) 마찬가지로 수행 부분도 순환 연결로 표시되어 있다.

| 그림 6-8 | MAPP 단계 간 관계

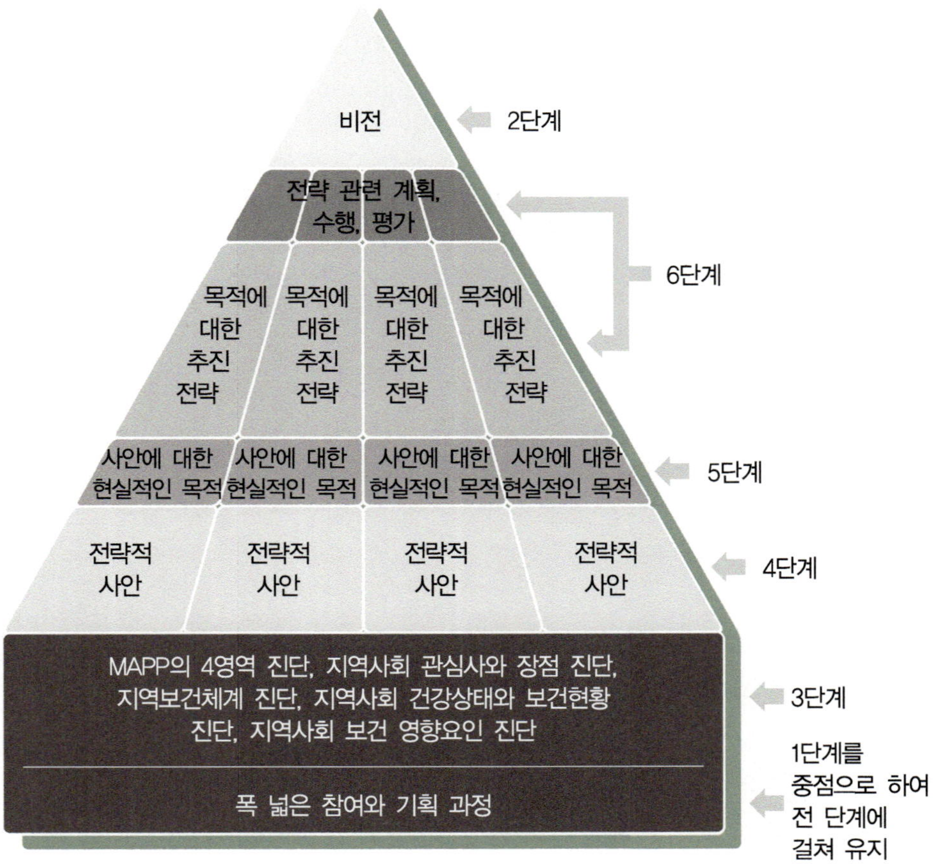

출처 : NACCHO, 2004

[그림 6-8]은 이러한 MAPP 단계들의 관계를 요약하여 표시한 것이다. MAPP은 1단계에서 기획과 추진의 기반을 조성하고 2단계에서 최종 궁극적인 지향점을 설정한 후 3~6단계에는 조성된 기반 위에서 지향점을 향해 기획하고 추진하는 구조이다.

2. MAPP 단계

MAPP은 총 6단계(표 6-6)로 구성되어 있고, 각 단계마다 주요 수행 항목, 세부지침, 도구양식들이 구비되어 있다. 다른 기획모형들과 마찬가지로 MAPP의 6단계는 각각 별도로 수행되는 것이 아니라 서로 연관성을 가지고 앞 단계의 결과가 다음 단계의 기초가 되는 식으로 밀접히 연관되어 있다. 또한 MAPP을 수행하기 위해서는 지역보건체계의 다양한 이해관계자들로 구성된 기획/운영위원회를 구성하여 각계각층의 구성원들이 모든 단계와 과정에 적극적 · 지속적으로 참여하는 것을 원칙으로 하는데, 보다 구체적으로는 핵심 지원팀과 MAPP 소위원회로 구분할 수 있다.

표 6-6 MAPP의 6단계

단계	내 용
1단계	지역사회보건을 위한 조직화와 협력 개발
2단계	비전(vision) 설정
3단계	MAPP의 4영역 진단
4단계	전략적 사안 파악
5단계	목적과 전략 구성
6단계	순환적 수행

출처 : NACCHO, 2004

1) 1단계 : 지역사회보건을 위한 조직화와 협력 개발

MAPP의 첫 단계는 기획을 위한 조사나 진단에 들어가기에 앞서 MAPP을 활용한 기획이 해당 지역사회 내에서 필요한지를 결정하고 MAPP 과정에 참여할 지역보건체계 내의 구성원들을 파악하는 작업에서 시작한다. 이를 위해서는 기획 참가 대상자들의 MAPP의 과정과 특성에 대한 이해가 필수적이다.

기획 참가자들이 MAPP을 이용한 기획에 합의하고 나면 MAPP의 6단계와 세부작업을 재검토하여 숙지하고 MAPP 수행일정을 정한 뒤 기획과정에 필요한 시간, 비용, 장소,

도구, 인력 등 자원을 확보해야 한다. 이러한 과정에서 'MAPP 준비도 평가'를 실시하여 보완이 필요한 자원이나 세부사항을 가려낸다. 이러한 1단계를 위시하여 MAPP의 전 과정은 위원회 구성과 연락, 일정 조정 등 과정 내내 끊임없는 조율이 필요하므로 과정 관리에도 주의를 기울여야 한다.

표 6-7 MAPP 1단계의 주요 수행 내용

(1) MAPP을 이용한 기획이 필요한지 결정하기
- MAPP을 이용한 기획이 필요한 이유 이해하기
- MAPP 과정을 통한 이익과 장애요인 고려하기
- MAPP이 필요한 이유 목록 작성하기

(2) 기획과정에 동참할 참가자 파악하기
- 다양한 기관・조직을 대표하는 참가자 파악하기
- 지역사회 내의 보건체계에서 역할을 맡고 있는 단체・조직・기관・개인 등을 파악하기

(3) 기획과정 설계하기
- MAPP 모형의 단계들을 숙지하고 일정과 개발계획을 수립하기

(4) 필요 자원을 파악하여 확보하기

(5) MAPP에 대한 준비도 평가하기
- 지지와 자원이 확보되어 있는지, MAPP을 통한 기획 목표와 방법에 동의가 이루어졌는지, 각자의 역할이 명확히 이해되었는지 등 평가하기

(6) 1단계 과정 관리하기
- 회의, 연락, 일정관리 등 조정하기
- 운영위원회를 구성하여 운영하기

출처 : NACCHO, 2004

2) 2단계 : 비전 설정

비전(vision)이란 지역사회 구성원들이 자신들의 지역사회가 현실적으로 도달하기를 바라는 바람직한 미래상을 뜻한다. 지역사회가 지향하는 미래상은 구성원들이 동의하고 공유하는 내용과 방향이어야 하며, 보건기획은 이러한 미래상을 반영하고 방향이 서로 맞아야 한다. 때로는 기존의 보건사업이나 어떤 계기를 통해 비전이 이미 설정되어 있는 경우가 있으므로 비전 설정을 하기 전에 미리 만들어진 비전이 있는지 확인해보는 것이 좋다. 한 지역사회 내에 서로 방향이 다른 비전이 존재한다면 갈등이나 혼란이 일어날 수 있으므로 공식적으로 표명되지 않았더라도 지역사회 내에서 통용되는 사상이나 가치가 있다면 미리 확인을 해서 MAPP을 통한 기획이 지향하는 바와 비교・조정하는 것이 중요하다.

비전은 미래지향적이되 상상 속의 이상향이 아니라 10년, 20년 이후에 도달하고자 하

는 모습을 현실적 · 이성적으로 그려내는 것이므로 현실적이면서도 능동적 · 긍정적인 성격이 유지되어야 한다. 비전 설정 과정은 회의, 인터뷰, 공청회, 토론회 등 질적 접근법으로 의견을 수렴하는 방식이 일반적이나 설문을 이용할 수도 있다. 어떤 방법을 선택할 것인지는 지역사회의 요구도와 가능한 방법을 고려해서 선정하는 것이 합리적인데, 질적 접근법을 활용할 경우 자유토론 · 브레인스토밍을 통하여 '우리가 바라는 건강한 지역사회란 어떠한 것인가'에 대한 나름의 현실적인 답을 이끌어내도록 한다. 이러한 과정을 거쳐 모인 의견과 생각은 비전 선언문으로 문장화한다.

예를 들어 어느 지역의 주민과 단체들이 공동으로 구상한 비전이

"OO시는 발전을 지향하되 지역 고유의 전통과 자연, 건축, 문화를 보존하고 교육에 가치를 두며 서로 공경하고 배려하는 사회문화를 추구한다. 그리하여 OO시는 건강하고 아름다운 환경에서 효율적인 일터와 정감 있는 삶터로 모범이 된다."

와 같을 때 사람들의 건강을 위한 보건기획은 비전에 나타난 '발전 지향', '전통, 자연, 건축, 문화 보존', '교육', '공경과 배려', '사회문화', '환경, 일터, 삶터' 등의 가치와 방향을 반영해야 한다. 이를 위해서는 MAPP 기획의 매 단계마다 수행되는 작업이 비전이 나타내는 바를 고려하고 있는지 확인하도록 한다.

표 6-8 MAPP 2단계의 주요 수행 내용

(1) 지역사회 내에 이미 만들어진 비전이 있는지 확인하기
- 기존의 비전이 있다면 현재 MAPP을 통해 하려는 작업과 연관성 찾기

(2) 비전 설정 과정을 설계하고 진행자 선정하기
- 지역사회 요구도와 역량에 맞는 기법 설정
- 아이스브레이킹(icebreaking)과 브레인스토밍(brainstorming) 활용
- 비전 설정용 질문
  - "우리가 생각하는 건강한 지역사회란 어떤 것인가?"
  - "건강한 지역사회의 특징은 어떤 것이 있는가?"
  - "5-10년 뒤 우리 지역보건체계의 모습은 어떠할 것인가?"

(3) 비전 설정 과정 수행하기

(4) 비전 선언문 작성하기
- 설정한 비전을 명료한 문장으로 구성하기
- 긍정성을 강조하고 비전 달성을 위한 행동을 지지하는 태도를 포함하기

(5) MAPP 과정 전반에 걸쳐 비전 지향성을 유지하기

출처 : NACCHO, 2004

3) 3단계: MAPP의 4영역 진단

MAPP의 4영역 진단은 요구도 조사보다 폭넓은 현황조사에 해당한다. '지역사회의 관

심사와 장점', '지역보건체계', '지역사회 건강상태와 보건현황', '영향 요인'으로 구성된 4 영역에 대한 진단은 각기 독립적으로 수행되지만 서로 연관성도 가지고 있다. 예를 들어 지역사회 관심사로 파악된 내용이 환경문제라면 아토피나 호흡기질환 같은 지역사회 보건현황의 배경을 설명해줄 수도 있고, 친환경 제도나 영유아가 있는 가족 인구의 변동 등 지역사회보건에 영향을 미치는 영향요인과 관련되어 있을 수도 있기 때문이다. 따라서 진단 영역 간의 상호관계를 잘 파악하여 현황에 대한 맥락 이해를 돕는 것이 중요하다. MAPP의 진단은 4영역 모두에서 실시되어야 하되 영역 간 실시 순서는 상황에 맞게 정할 수 있다.

지역사회의 관심사와 장점 진단은 주민회의나 기타 기존의 소통경로를 통해 인터뷰, 토론, 초점집단면접(focus groups), 설문 등의 기법을 이용하여 구성원들이 생각하는 지역사회의 주요 보건사안과 삶의 질에 대한 의견, 지역사회가 가진 자원, 장점들을 파악하는 것이다. 따라서 지역사회 관심사와 장점을 조사하고 조사내용을 해석하는 데에는 지역사회 각계각층의 관심과 참여가 필수적이다. 지역보건체계 진단에는 미국 보건수행기준(National Public Health Performance Standards Program)의 일환으로 개발된 10가지 필수보건서비스 평가지표가 사용된다. 지역보건체계 진단에는 현재 지역사회에서 10가지 필수보건서비스에 해당하는 역할을 담당하고 있는 기관이나 단체를 대표하는 사람들이 참가하여 각자의 기관이 필수보건서비스에 어떻게 기여하고 있는지를 생각해보고, 평가지표 작성결과를 검토하여 해결해야 할 과제와 활용할만한 기회를 파악하게 된다. 지역사회 건강상태와 보건현황 진단은 11개 핵심지표 영역(표 6-9)에 해당하는 자료조사가 중심이 된다. 이들 11개 영역에 대한 조사는 기존의 데이터베이스나 보고서 자료를 통해서 파악할 수도 있고, 직접 조사가 필요할 수도 있다. 분석 결과를 검토하여 당면

표 6-9 지역사회 건강상태와 보건현황 조사를 위한 핵심지표 영역

구분	핵심지표 영역
기본특성	1. 인구학적 특성 2. 사회경제적 특성 3. 보건자원 이용가능성
기여요인	4. 삶의 질 5. 건강행태적 위험 요인 6. 환경보건지표
건강상태	7. 사회적 · 정신적 건강 8. 모자보건 9. 사망 · 질병 · 손상 10. 전염병 11. 보건의료 사건사고(sentinel events)

출처 : NACCHO, 2004

한 보건문제와 중재 가능성을 선별하게 되는데 자료의 수집과 분석 외에도 이러한 작업이 일회성이 아니라 장기적인 모니터링으로 정착되게 하는 것이 중요하다. 영향요인 진단은 지역사회의 건강과 삶의 질, 지역보건체계의 수행력에 영향을 끼치는 사건이나 요인, 경향에 대한 조사와 분석을 의미하며, 브레인스토밍(brainstorming) 위주로 진행된다.

각 영역에 대한 진단결과는 2-5쪽 분량의 주요결과 요약으로 작성하고 전체 결과를 종합한다. MAPP 진단은 여러 영역으로 구성되어 복합적인데다 다양한 부문과 전문성으로 구성된 기획위원회가 주축이 되어 진행하기 때문에 수행이 쉽지 않다. 따라서 수행에 대한 수고를 인정하고, 진단을 통해 파악된 우수사례 등을 알림으로서 동기를 강화하고 참여의지를 높이는 것이 바람직하다.

4) 전략적 사안 파악

전략적 사안은 지역사회가 비전 달성을 위해 대면해야 할 기본정책이나 주요 해결 과제, 결정 사항으로 4영역 MAPP 진단의 과정과 결과를 고려했을 때 가장 두드러진 사안을 말한다. 전략적 사안을 결정하기 위해서는 우선 4단계 이전까지의 MAPP 과정을 검토한 뒤 브레인스토밍으로 전략적 사안 후보들을 뽑아낸다. 이후 각 후보별로 그 사안이 비교적 단순한 절차나 예산지원 상의 문제인지, 그 사안을 다루지 않았을 때 일어날 결과의 여파가 무엇인지 등을 검토하는 한편, 중복되는 사안이나 서로 연관되는 사안은 통합한 뒤 중요도나 논리순서, 시기순서 등 기준에 따라 순위목록을 작성한다.

5) 목적과 전략 구성

전략적 사안의 해결을 위해 성취해야 할 항목이 목적이라면 목적 달성을 위해 무엇을 어떻게 해야 하는가는 전략에 해당한다. 예를 들어 지역사회 내에 양질의 보건서비스를 확보하는 것이 전략적 사안일 때, 보건서비스의 접근성을 확보하는 것이 하나의 목적이 될 수 있고, 이 목적을 위한 전략으로 이민자를 위해 문화적으로나 언어적으로 적합한 서비스 역량 키우기, 맞벌이부부나 종일근무자 대상의 야간 또는 휴일 서비스 제공하기 등이 전략의 일부가 될 수 있다.

목적과 전략의 개발을 위해서는 MAPP의 앞 단계에서 선정한 전략적 사안과 지역사회의 비전을 반영한 보건사업 목적을 개발하는 것이 우선이다. 목적이 개발된 후에는 각 목적별 전략후보들을 마련하고, 전략후보마다 수행상의 장애요인과 세부 수행사항을 구상한다. 그런 다음 비교검토를 통해 전략후보들 중에서 최종 전략들을 선택, 수용하여 지역사회가 합의한 전략 개요서를 작성한다.

6) 순환적 수행

MAPP의 순환적 수행은 계획-수행-평가로 구성된다. 계획은 앞 단계에서 개발된 전략마다 세부목표를 설정하고 수행을 담당할 담당자나 조직을 정하여 구체적인 실행계획을 작성하는 작업이다. 수행 과정에서는 실행계획들을 조율하여 수행하고 모니터링하게 된다. MAPP의 평가는 MAPP 과정 수행에 대한 평가와 그 과정을 통해 개발한 전략에 대한 평가를 담당할 평가 팀의 구성과 평가 틀(평가문항, 과정, 방법, 계획, 결과활용, 기준 등)을 개발하는 것에서 시작한다. 이러한 제반 준비가 완료되면 평가 자료를 수집하고 결론을 도출한 뒤 평가결과의 교훈을 기획위원회, 평가 팀은 물론 지역사회의 여러 경로를 통해 공유하고 성과를 인정함으로써 지역사회보건을 위한 지속적인 노력의 원동력이 되게 한다.

3. 적용사례

1) 미국 텍사스 주 샌안토니오 사례(Shields와 Pruski, 2005)

샌안토니오는 2000년 MAPP의 시범사업지로 선정된 이후 지역보건체계 구성과 협력구축에 중점을 두고 지역보건당국을 중심으로 기존에 협력관계에 있던 지역사회 내의 8개 보건·사회단체들을 주축으로 핵심기획단이 구성되었다(MAPP 1단계, 2001년 4월). 샌안토니오 MAPP 핵심기획단의 첫 작업은 사업대상을 인구 140만 명의 벡사 카운티(Bexar County) 지역으로 결정하고 MAPP 기획을 위한 자원을 확보하는 일이었다. "모든 개인이 현재부터 미래로 최상의 신체적, 문화적, 사회적, 정신적, 영적 건강을 성취할 수 있는 건강·안전·교육이 이루어진 지역사회"라는 비전에 따라 핵심기획단은 MAPP 진단 계획을 수립하였다. '지역사회 건강상태와 보건현황' 조사는 지역 정부에서 실시한 건강행태조사와 지역 대학연합을 통해 실시한 지역보건지표 조사로 구성되었다. '지역보건체계' 조사는 미국 보건수행기준 설문(National Public Health Performance Standards Survey)을 이용하여 지역사회 내의 12개 단체 31명의 핵심정보원들을 대상으로 10회의 회의·워크숍을 통해 실시하였다. '지역사회의 관심사와 장점' 조사는 MAPP 모형에 포함된 28항목 설문과 초점집단면접 기법을 병합하여 수행되었고, '영향 요인' 조사는 핵심기획단 구성원들의 브레인스토밍으로 이루어졌다. MAPP의 1단계부터 4영역 진단을 마치기까지 총 19개월이 소요되었다(2001년 4월 – 2002년 12월). 2002년 10월 MAPP 4단계인 전략적 사안 선정에 이를 즈음에는 12명으로 이루어진 핵심기획단이 지역사회 전체를 포괄하는 57개 조직·단체를 대표하는 100여명으로 구성된 지역사회보건연합으로 확장되어 전임담당자를 두게 되었다.

샌안토니오 지역사회보건연합은 6개의 전략적 사안을 선정하였고, 이것은 곧 지역보건 개선계획의 기초로 활용되었다. 6가지 전략적 사안은 공공정책, 보건자료추적, 건강한 생활양식, 지역사회 공동체 의식 함양, 보건의료 접근성, 안전한 환경으로 구성되었다. 전략적 사안에 대해 목적과 전략을 설정하고 순환적 수행을 추진하기 위해 샌안토니오 지역사회보건연합은 전략적 사안 별로 소위원회를 구성하였다. 각 소위원회는 담당한 전략적 사안에 대한 사업추진을 구체적으로 기획하고 수행했는데 예를 들어 보건자료추적 소위원회는 인터넷 기반의 지역사회 건강지표 보고 시스템의 개발을 추진하고 있고 환경안전 소위원회는 지역사회 환경보건연합을 구성하여 지역사회 환경보건 진단 2개년 과정을 추진하기로 하였다.

샌안토니오의 MAPP 경험은 인력과 자금의 부족, MAPP 과정 내용과 진행의 부담, 지역사회보건연합의 공식적 구조 부재와 같은 어려움을 겪으면서도 꾸준히 진행되어 지역사회 내에서 중요한 보건 사안이 부각되고 이전에는 간과할 수 있었던 지역사회 자원들을 파악하고 활용하게 되었으며, 지역사회의 보건문제를 지역보건체계의 시각에서 바라보고 해결하는 새로운 기획법을 시도하는 기회가 되었다. 또한 이전에 비해 지역사회 건강증진을 위해 가장 많은 협력단체들이 지속적으로 함께 노력한 경험이 되었으며, 그 노력은 계속되고 있다.

2) 미국 일리노이 주 세인트클레어의 Get up & Go! 캠페인 사례

(NACCHO, 2010)

60여개의 보건복지 조직들이 활동하고 있던 미국 일리노이 주 세인트클레어 카운티의 경우 MAPP 운영위원회 역할을 맡은 보건의료위원회가 9개월 간 비전 설정, 진단 설계, 자료수집과 분석 과정을 진행하였다(1-3단계). MAPP의 4영역 진단결과를 기초로 하여 총 6개의 전략적 사안이 선정되었다. 지역사회 관심사와 장점 진단결과 불균등한 삶의 질, 안전문제와 위험도, 보다 효과적으로 청소년들의 참여와 관심을 불러일으킬 필요성이 파악되었고, 그 외 3영역 진단의 종합결과에 따라 다양한 사회경제적, 환경적 특성이 공존하는 지역사회 상황을 고려하여 '보다 긴밀한 지역사회 유대'를 최우선의 전략적 사안으로 선정하였다.

MAPP 기획과정 참가자들은 브레인스토밍을 비롯한 질적 접근법과 진단결과 검토를 거쳐 지역사회 유대 강화 활동을 심혈관계・호흡기 질환 문제 개선에 초점을 두고 진행하기로 하고 운동과 체력증강 캠페인과 경연을 구상하였다(5단계). 정부와 주민, 자원봉사자, 지역단체 등의 참여를 통해 30일 캠페인이 확장되어 현재는 독립된 보건 협력 사업으로 발전하였고, 정책회의 개최, 건강한 식생활과 운동 친화적 생활환경 전략 수행을 위한 정책 차원의 접근을 시도하게 되었다. 앞으로 세인트클레어 카운티의 이해관계자들은 평가부문을 강화한 2차 MAPP 과정을 준비하고 있다(6단계).

요 약

1. MAPP은 지역사회의 이해, 관심, 참여와 협력을 기반으로 하여 지역사회보건체계가 건강한 지역사회의 비전을 목적으로 보건기획을 추진하는 모형이다.
2. MAPP은 지역사회 건강증진과 보건기획에 관련된 조직 • 기관들이 유기적으로 연계된 지역보건체계의 구성과 활동에 관심을 두고 있으며, 지역보건체계가 담당해야 할 필수적인 보건서비스의 영역을 10개 영역(표 6-5 참조)으로 제시하고 있다.
3. MAPP은 총 6단계(표 6-6, 그림 6-7 참조)로 이루어져 있는데, 1단계에서 기획과 추진의 기반을 조성하고 2단계에서 최종 궁극적인 지향점을 설정한 후 3~6단계에는 조성된 기반 위에서 지향점을 향해 기획하고 추진하는 구조(그림 6-8 참조)이다.
4. MAPP 과정 중 지역사회 진단은 '지역사회의 관심사와 장점', '지역보건체계', '지역사회 건강상태와 보건현황', '영향 요인' 4영역 모두에서 실시되어야 하되, 영역 간 실시 순서는 상황에 맞게 정할 수 있다.

참고문헌

곽민선, 유승현. (2010). 지역사회보건기획과 지역보건체계 강화: MAPP 모형의 사례. 보건교육건강증진학회지, 27(3), 59-66.

유승현. (2009). 지역사회 건강증진 협력 개발 연구의 지향 과제. 보건교육건강증진학회지, 26(4), 83-90.

National Association of County & City Health Officials. (2004). Mobilizing for Action through Planning and Partnerships. Achieving healthier communities through MAPP : A user's handbook. Washington, DC : National Association of County & City Health Officials.

National Association of County & City Health Officials. (2009). Integrating performance improvement process : MAPP, National Public Health Performance Standards, and Accreditation. Retrieved from : http://www.naccho.org/topics/infrastructure/mapp/framework/clearinghouse/upload/MAPP-NPHPSP-and-Accreditation-Preparation-Guidance.pdf

National Association of County & City Health Officials. (2010). Story from the field: Using MAPP to Get Up & Go! in St. Clair County. Retrieved from : http://www.naccho.org/topics/infrastructure/mapp/framework/upload/StClairCounty.pdf

Pullen, N. C., Upshaw, V. M., Lesneski, C. D., & Terrell, A. (2005). Lessons from the MAPP Demonstration Sites. Journal of Public Health Management and Practice, 11(5), 453-459.

Shields, K. M., & Pruski, C. E. (2005). MAPP in action in San Antonio, Texas. Journal of Public Health Management and Practice, 11(5), 407-414.

제 4 장 사회마케팅 이론
Social Marketing Theory

최근 들어 건강증진 정책에 기초한 건강증진환경의 중요성이 부각됨에 따라 건강수준 개선에 도움을 줄 수 있는 사회적 분위기를 조성하고, 건강에 관한 인식 수준을 높이기 위한 다양한 전략들이 요구되고 있다. 미국의 질병예방통제센터(CDC, 2013)는 건강커뮤니케이션과 사회마케팅 프로그램의 기획 과정 및 다양한 도구를 웹 코스로 개발하여 제공하고 있다. 대표적인 사례로 '영양 및 신체활동에 관한 사회마케팅' 웹 코스가 있으며, 사회마케팅의 문제 기술, 유형 분석, 전략 개발, 중재 설계, 수행, 평가로 구성된 6가지 모듈을 제시하고 있다.

사회마케팅 이론은 영리 추구의 마케팅이론을 활용하여 사회적 편익 추구를 위한 효과적인 해결방안을 모색하는 과정에서 그 중요성이 부각되기 시작하였다. 코틀러와 잘트먼(Kotler & Zaltman, 1971)이 마케팅 원리와 기술적 활용을 통해 사회적 관념과 행동 변화를 추구하고자 노력하면서, 사회마케팅은 표적 시장 및 집단 행동변화 프로그램을 위한 설계, 수행, 통제하는 사회적 변화 관리기술(social-change management technology)로 발전해 왔다.

1970년대에는 하버드대학교 보건대학원이 중심이 되어 음주운전을 예방하기 위해 저녁 모임 및 외출 시 누가 운전을 할 것인가를 사전에 협의하는 '지정운전자(designated driver)' 운동을 미디어 캠페인으로 추진하였고, 미국의학협회(American Medical Association)는 심장질환 이환율을 낮추기 위해 광고, 브로슈어, TV 프로그램 및 소책자를 활용한 '반-콜레스테롤 캠페인'을 전개하였다(홍부길, 1992).

1980년대에 이르러서는 건강증진 캠페인을 위한 사회마케팅의 활용수준이 더욱 다양화되고 본격화되었다. 공중보건의 중요성이 강조되면서 집단의 행동변화를 유도하기 위해 건강 프로그램의 주제가 건강위험요인 뿐 만 아니라 환경적 요인으로 확대되었다. 예를 들어 미국의 1990년대의 사회마케팅 캠페인의 주제를 살펴보면 건강증진, 환경개선, 교육개혁, 경제개혁 등이었고, 스웨덴 및 캐나다, 호주 등에서는 흡연과 알코올 소비 감소, 안전운전 장려, 환경 보호 등을 다루었다. 건강수준을 개선하기 위한 프로그램에는 금연, 약물남용의 방지, 영양섭취 및 체력향상 등이 포함되었고, 환경개선을 위한 프로그램에는 안전한 음용수, 맑은 공기, 국립공원과 산림의 보존 및 야생생물 서식처의 보호 등이 포함되었다.

이처럼 다양한 건강문제가 더 이상 개인적 문제가 아닌 사회적 문제로 인식됨에 따라, 건강문제로 인한 사회적 비용을 감소시키기 위해 효과적인 변화 전략이 요구되었고, 이를 위한 사회적 접근방안으로 사회마케팅의 중요성이 점차 강조되고 있다.

1. 이론적 개념

공중보건 분야에서 사회마케팅의 효용성을 살펴보면, 사회마케팅은 건강서비스를 제공받는 대상자의 욕구와 수요를 체계적으로 파악하여 정확하고 적절한 건강정보를 전달함으로써 국민들의 알 권리를 충족시키는데 기여하고 있다. 즉 사회마케팅을 활용한 건강정보의 제공은 개개인의 건강문제를 해결하는 의사결정과정에 중요한 단서를 제공할 뿐 만 아니라 공중보건의 주요 쟁점들을 논의하고 토론하도록 자극하는 기능이 있기 때문이다.

1) 정의

코틀러 등(Kotler et al., 2006)은 "사회마케팅이란 표적 집단과 사회에 이익이 될 수 있는 행동에 영향을 미칠 목적으로 가치를 창조하고, 소통하고, 전달하기 위해 마케팅의 원리와 기법을 적용하는 과정"으로 정의하였다(Kotler & Lee, 2008). 앤더슨(Anderson, 1994)은 사회마케팅을 "개인과 사회의 복지 향상을 위해 목표 대상자의 자발적 행동에 영향을 미칠 목적으로 프로그램을 설계할 때 분석 및 기획, 수행, 평가에 상업 마케팅의 기술을 적용하는 것"이라고 정의하였다(Glanz et al., 2008).

이러한 맥락 속에서 사회마케팅은 개인의 행동변화를 촉진하는 유도 인자를 활용하여 목표 대상자 또는 집단으로 하여금 특정 관념, 태도 및 행동을 수용, 수정, 포기하도록 설득하는 조직적 노력으로 요약되기도 한다(김성준, 2006).

2) 목적과 대상

사회마케팅의 목적은 개인 및 사회의 복지 향상을 위하여 사회적 편익(social benefits)과 관계적 편익(relational benefits)을 증진시키는데 있다. 인식, 신념, 지식 변화를 통해 행동의 변화를 추구하고, 내적 보상(intrinsic reward)을 통해 목표를 달성하도록 유도하고 있다. 이러한 변화를 촉진시키기 위해 건강정보는 매우 중요한 역할을 한다. 건강정보는 국민들의 신체적, 정신적, 사회적 건강을 향상시키기 위한 것이나, 시대적 및 환경적 변화에 따라 변하는 동적인 특성을 지니고 있다. 이 때 건강정보가 실질적인 의미를 갖기 위해서는 그 정보를 이용하는 사람들의 입장에서 그 의미를 이해하는 것이 중요하다. 예를 들어 정부의 금연정책이 국민들의 담배소비를 줄이기 위해 과학적 근거 없이 담배세를 인상하거나 공공장소에서의 흡연을 금지한다면, 이는 국민적 합의 없이 "하지 말라"라고 명령하는 지시적 규제정책이 될 수 있다. 이러한 정책들은 자칫 흡연자들의 강한 저항을 가져올 뿐 국민적 공감대 형성에는 실패할 수 있다.

사회마케팅의 대상은 개인(help-self) 또는 사회 전체(help-others)가 될 수 있다. 개인이 대상이 될 때에는 다양한 변화요인이 개인에게 직접적으로 영향을 미치기 때문에 단기적인 효과를 거두는데 효과적이다. 반면 위험요인이 개개인의 문제로 국한되어 인식될 때에는 메시지의 수용성이 낮아져 즉각적인 행동변화를 촉진시키거나 유지하기 어려울 수도 있다. 예를 들면 AIDS 예방 운동, 금연 운동, 알코올 중독 및 약물 중독 퇴치운동 등은 주로 개인적 접근방법을 활용하지만, 접근대상이 사회 전체가 될 때에는 개개인에게 미치는 직접적인 효용적 가치가 감소할 수 있다.

일반적으로 사회마케팅은 한 개 이상의 목표 집단을 표적 대상으로 삼는다. 도시에 거주하는 10대 청소년, 자녀 출산을 원하지 않는 기혼 여성, 산아제한을 원하는 가임기 여성 등이 목표 집단이 된다. 이들의 특성을 파악하기 위해 사회-인구학적 특성(사회계층, 월소득, 교육수준, 연령, 가족의 크기 등), 심리학적 특성(태도, 가치, 동기, 성격 등), 행동적 특성(행동패턴, 구매습관, 의사결정 방식 등)을 조사하고, 사회적 상품에 대한 반응적 특성 및 역할을 고려하여 목표 대상의 특성을 차별화함으로써 대상별 관리기술 및 수행전략을 개발할 수 있다.

3) 전략

사회마케팅은 행동변화를 위한 전략으로 사회적 변화를 위해 기존의 전통적 접근방법에 최선의 통합적 계획, 커뮤니케이션 및 마케팅 기술을 활용하는 방법으로써 측정 가능한 목표의 설정, 요구도 조사, 목표 집단을 대상으로 한 상품/서비스, 서비스 특성을 반영한 포지셔닝 기술, 편익을 효과적으로 전달하기 위해 의사소통 기술, 환경변화에 대한 지속적 경계와 변화에 적응하는 능력 등을 체계화한 접근방안이다.

사회마케팅은 공급자 중심 서비스(provider-oriented service)에서 수요자 중심 서비스(client-oriented service)에 바탕을 둔 전략으로써 보건사업 전략을 수립할 때 고객지향적인 STP(Segmentation-Targeting-Positioning) 전략을 활용한다. 이를 위해 첫째, 대상자 또는 수요자의 시각으로 문제를 분석하고, 변화의 이점, 변화가 일어나지 않는 이유와 장애요인 등을 파악한다. 둘째, 대상자의 요구를 이해하고 이들의 요구를 반영할 전략을 개발해야 한다. STP 전략이란 목표 대상을 세분화(segmentation)하고, 그 특성을 반영한 목표 집단을 선정(targeting)한 후, 속성과 편익을 강조한 포지셔닝(positioning)을 정교하게 고안하는 것이다.

- **목표 대상의 세분화**(segmentation)
  사회–인구학적 특성, 심리학적 특성, 행동적 특성 등을 조사하여 반영함
- **목표 집단 선정**(targeting)
  인구학적 요인 및 지리적 요인, 심리적 요인, 행동적 요인 등을 고려함
- **포지셔닝**(positioning)
  서비스의 속성, 서비스 이용자, 이용 상황, 서비스의 혜택, 편익 등을 고려함

이와 함께 사회마케팅 전략은 개인 또는 사회 전체의 행동에 영향을 미칠 수 있는 사회구조적 측면과 정책적 측면을 함께 고려해야 한다(Goldberg, 1997). 반면 웰스(Wells, 1997)는 사회구조적 요인들이 너무나 많고 복잡하여 현실적으로 일일이 통제하기 어렵고, 많은 비용이 소요되기 때문에 개개인의 행동변화에 우선적으로 초점을 맞추어야 한다고 주장하였다(부경희, 2001). 이러한 이유로 사회마케팅 전략을 기획할 때에는 명확한 주제, 대상 선정, 효율적 매체 및 메시지 전략의 중요성을 강조하는 한편 일관성을 유지하기 위해 마케팅믹스에서 시기별, 대상별 단계적 기획과 통합적 메시지(Integrated Marketing Communication, IMC) 전략을 활용하고 있다.

마케팅믹스 전략에서는 4P인 상품/서비스(product), 가격(price), 장소(place), 촉진/프로모션(promotion)을 전략적 요소로 제시하고 있다. 이는 가장 효율적인 커뮤니케이션을 위해 시장 환경 분석, 유통 경로 분석, 경쟁 또는 상품 분석 및 유사 상품 분석, 메시지 수용자의 심리 분석 등을 통합적으로 동시에 분석하여 전략에 활용하기 위한 것이다. 가장 핵심적인 사항은 목표에 기초한 메시지 수용자 집단을 설정하고 그들의 심층적 욕구, 동기, 신념을 이해하는 것이다. 이와 함께 3P인 인력(personnel), 제시(presentation), 과정(process)의 전략적 요소를 통해 상품/서비스의 전달수준을 높일 수 있다.

① **상품/서비스**(Product)

건강관련 상품 또는 서비스에는 목표 집단에 의해 수용되는 행동, 서비스, 생산물, 정책 등을 포함한다. 콘돔, 모기장 등과 같은 유형의 상품이 있는 반면, 권고된 행동 수행, AIDS 정책과 같은 무형의 결과물이 있다. 일반적으로 건강상품은 유형의 접근성이 높은

결과물이어야 하나, 대부분의 생산물은 무형의 행동적, 사회적 건강결과물인 경우가 많다.

② **가격**(Price)

가격은 표적 집단이 부담해야 하는 비용을 말한다. 즉 새로운 행동, 정책, 실천을 수용하기 위한 정서적, 물리적, 사회적, 지역사회비용 등을 포함하며, 정가 또는 할인, 공제, 지급기간 및 신용조건, 시간, 노력 및 스트레스와 같은 비화폐적 비용을 모두 포함한다.

③ **장소**(Place)

장소는 표적 집단이 행동변화를 일으키는 시점과 장소를 말하며, 사회적 상품이 목표 집단에게 전달되는 수단, 생산물 배포 채널 또는 새로운 행동의 수용을 촉진시키는 도구, 메시지에 목표 집단을 노출시키기 가장 적합한 장소 등을 포함한다.

④ **촉진/프로모션**(Promotion)

프로모션은 사회적 상품을 목표 집단에게 촉진하는 수단을 말하며, 단순한 홍보활동보다는 더 넓은 범위의 메시지 전달방안, 목표 청중을 동기화시키고 권고된 행동을 수행하거나 새로운 정책 또는 실천을 수용하도록 유도하는 방안, 광고, 인적판매, 판매촉진 및 PR 등을 포함한다.

⑤ **인력**(Personnel)

사회적 상품을 목표 집단에게 판매하고 전달할 사람들을 말한다.

⑥ **제시**(Presentation)

목표 집단이 상품 또는 서비스를 획득하거나 사용하는 환경에서의 시각적 요소들을 포함한다.

⑦ **과정**(Process)

목표 집단이 상품 또는 서비스를 획득하기 위해 거쳐야 할 단계들을 말한다.

이처럼 사회마케팅은 목표 대상자 및 상황 분석, 시장 분석, 건강문제 및 잠재적 해결방안을 모색하는데 도움을 주는 기법이며 도구로써, 수요자와 시장을 중심으로 한 체계적 접근(systematic audience-centered and market-driven approach)을 수행하고 있다.

반면 사회마케팅을 효과적인 변화를 위해 지역사회의 참여를 유도하는 방식이 아닌, 하향식 접근으로 보는 관점도 있다. 특히 개발도상국에서 하향식 접근이 이루어지는 경우 주민을 고객이라는 관점으로 보기 때문에 비참여적 전략(non-participatory strategy)으로 보는 시각도 있다. 이는 마케팅을 제한적 의미로 해석하기 때문이다. 마케팅은 실제 존재하는 유형의 상품(tangible product)을 판매하기 위해 고안된 것으로 공공서비스와 같은 무형의 서비스에는 적합하지 않다는 오해도 있다. 그러나 현대 마케팅의 핵심은 상품 자체를 판매하는 것보다는 그 상품을 통해 얻게 되는 행복감, 만족감 등의 효용(utility)과 가치(value)의 전달에 중점을 두고 있다. 따라서 사회마케팅은 국민보건, 청소년영양, 여성정책 등의 다양한 사회 프로그램에서 목표 대상의 바람직한 생각 또는 실천을 자발적으로 유도하기 위해 활용되고 있다.

2. 사회마케팅 기획의 10단계

코틀러와 리(Kotler & Lee, 2008)는 체계적이고 전략적인 사회마케팅 계획을 수립할 수 있도록 사회마케팅 기획의 10단계 모델을 제시하였다(그림 6-9). 10단계 모델은 기존의 마케팅기법을 활용하여 사회마케팅의 기획과정을 체계적으로 설명하고 있다.

10단계 중 1단계는 계획의 배경과 목적, 초점을 제시하는 것으로부터 출발한다. 사회마케팅을 통해 성취하고자 하는 궁극적인 목적, 미션 등을 기술하여 프로그램의 추진방향을 명확히 제시하는 과정이다. 또한 현재 상황과 환경을 분석하고, 표적 시장을 선정하여 사회마케팅의 구체적인 목표를 설정하고, 목표 대상을 정확히 이해하는 과정을 거친다. 이를 통해 바람직한 포지셔닝 및 전략적 마케팅 믹스를 수행하고, 평가와 예산, 실행계획을 수립한다. 이러한 순차적이고 반복적인 과정을 통해 사회적 변화를 추구하기 위한 사회마케팅 계획을 수립할 수 있으며, 보건프로그램의 목표를 효과적, 효율적으로 달성할 수 있게 된다.

1) 1단계 : 배경, 목적, 초점에 관한 기술

사회마케팅 계획은 전체적인 추진방향과 함께 궁극적인 목적, 미션 등을 기술하는 것으로부터 출발한다. 이와 함께 목표 대상을 찾아내고 마케팅을 발전시키는 요소들을 요약하고, 문제가 되는 사회적 쟁점들 및 이에 관심을 갖는 사람들, 문제를 해결하기 위한 방안 등을 고려하여 목적과 초점을 명확히 기술한다. 특히 이해관계자들, 계획수립의 근거, 사회적 문제에 관한 영향요인, 주요 해결방안, 추진방향 수립의 이유 등을 기술하는 것이 중요하다.

| 그림 6-9 | 사회마케팅 단계별 연구방법

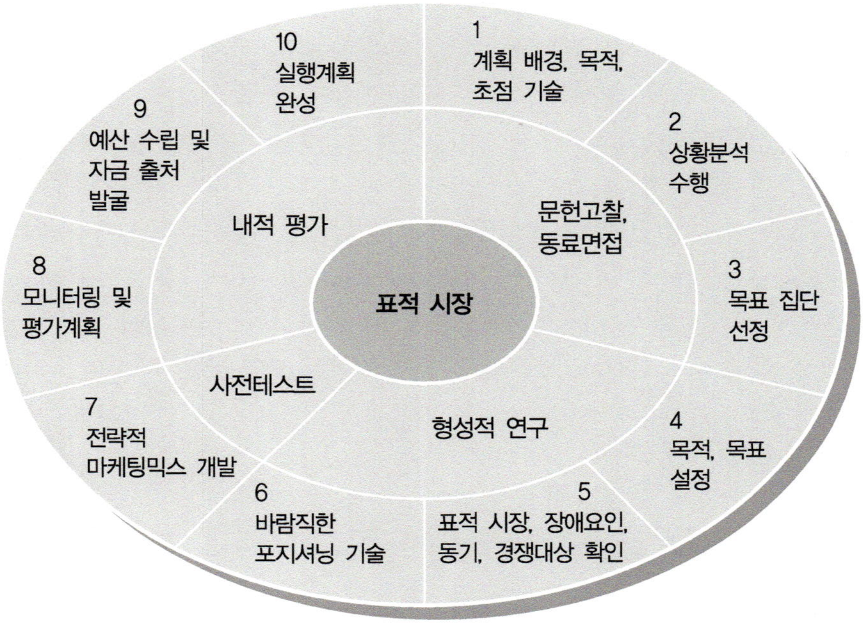

출처 : Kotler et al., 2008

2) 2단계 : 상황 분석 수행

SWOT 분석은 현재 상황을 분석하기 위해 활용된다. 조직의 강점(strength)을 극대화하고 약점(weakness)을 최소화하기 위해 재원조달, 체계적인 관리, 공신력을 갖춘 후원자들, 파트너십이 필요하다. 환경적인 기회(opportunities)를 활용하고, 위기(threat)에 대비하기 위해서는 주요 변화 추이, 문화적 요인, 인구통계학적 요인, 경제적 요인, 정치적 요인, 법적 요인을 분석하여 적절히 이용하는 것이 중요하다.

이를 위해 첫째, 정책의 주안점을 정립하고, 둘째, 마케팅의 목적을 규정하며, 셋째, SWOT 분석을 통해 관련 정책 활동을 분석한다. 넷째, 환경을 분석하되, 외부 환경에서는 대상의 범위, 문제의 성격과 심각성, 정책 대상의 회피성향 등을 분석하고, 내부 환경에서는 조직 역량 등을 분석한다.

3) 3단계 : 목표 대상 선정

목표 대상을 정확히 이해하기 위해서는 시장 세분화(market segmentation) 기법을 활용하는 것이 효과적이다. 이 단계에서는 목표 대상의 인구통계학적 특성(연령, 월소득, 교육수준 등), 지리적 특성, 위험관련행동, 심리적 요인, 사회관계망, 지역사회의 자산, 행동변화의 단계 등을 분석한다. 목표 대상을 선정한 후에는 상위목표와 세부목표를 설정하고, 목표 대상 및 영향요인, 경쟁체계를 분석함으로써 목표를 수립한다.

목표 대상의 세분화 및 표적 대상 선정을 통해 포지셔닝 전략을 개발할 수 있다. 포지셔닝의 목적은 목표 집단의 요구를 충족시키는데 있으며, 이를 위해 가장 중요한 작업 중 하나가 경쟁체계를 확인하는 것이다. 예를 들어, 피임법 활용의 경쟁은 피임행동을 실천하지 않는 것, 약물남용예방행동의 경쟁은 약물남용을 실천하는 것이다. 보다 구체적인 욕구 분석을 수행하기 위해 약물남용자가 약물남용을 통해 어떤 만족을 추구하는지, 어떤 효과를 기대하는지 등을 확인함으로써 경쟁체계를 통제할 수 있는 전략적 접근방안을 마련하게 된다.

4) 4단계 : 마케팅의 목적과 목표 설정

사회마케팅의 목적을 달성하기 위해서는 전략에 따른 구체적인 목표를 행동과 태도(지식, 신념, 가치 등)로 구체화하는 것이 필요하다. 즉 사회마케팅의 목표는 행동과 태도를 바람직하게 변화시키는데 있으므로 사회마케팅 계획을 수립할 때는 바람직한 행동을 유도하기 위한 행동목표를 포함해야 한다.

목표를 기술할 때는 구체적이고(specific), 측정할 수 있으며(measurable), 성취할 수 있고(achievable), 연관성 있으며(relevant), 정해진 시간 내에 이루어져야 하는(time-limited) 변화를 포함하도록 권고하고 있다. 목표를 설정할 때는 목표들이 이용 가능한 자원으로 달성할 수 없을 정도로 높게 설정되거나 어느 누구도 하지 않을 정도로 지나치게 낮게 정해져도 안 된다. 목표가 너무 높게 정해질 때에는 조직 내 사람들이 그것들을 달성하기 위한 동기를 상실하게 된다.

5) 5단계 : 영향요인 확인

사회마케팅의 기본 개념인 교환(exchange)을 촉진하거나 방해하는 요소들이 있다. 목표 집단의 의사결정에 영향을 미치는 핵심 요인에는 장애, 편익, 경쟁 등이 있다. 장애는 목표 집단이 행동 실천을 원하지 않거나 할 수 없는 이유, 여건 등을 말하며, 편익은 행동을 촉진하는 동기 부여요인, 경쟁은 목표 집단이 목표 행동에 상반되는 행동을 하는 것을 말한다. 이외에도 주변인 또는 사회적 지지자들(가족, 종교, 사회관계망 등)이 목표

표 6-10 광의의 목표 및 구체적이고 측정가능한 목표의 설정

광의의 목표	구체적이고 측정가능한 목표
사고 및 사고관련 사회적, 경제적 비용 감소	• 자동차 안전벨트 착용률 증가 • 자동차 간의 안전거리 유지에 관한 교육 참여율 증가 • 보행자 보호행동에 관한 교육 참여율 증가
에너지 보존	• 에너지 절약에 관한 인식 변화율 증가 • 에너지 절약장치의 설치율 증가
범죄 예방	• 자동차문의 잠금장치 설치율 증가 • 귀중품 보관시설 이용률 증가
화재 예방	• 화재 유발물질(성냥 등) 보관장소 지정률 증가 • 화재 시 초기 대처방법에 관한 교육 참여율 증가

대상에 영향을 미칠 수 있다. 따라서 영향요인 확인 시 점검 항목에 목표 행동에 대한 장애요인, 목표 행동의 잠재적 편익 또는 혜택, 경쟁관계의 행동 또는 힘, 지지자들의 영향력 등을 포함시켜야 한다.

6) 6단계 : 바람직한 포지셔닝 기술

포지셔닝(positioning)은 어떤 상품(브랜드)이 소비자들에 의해 지각되고 있는 모습을 말한다. 즉 포지셔닝이란 사회적 상품 또는 서비스를 신속하고 정확하게 전달하려는 노력, 장애요인을 제거하기 위한 노력, 경쟁 상품과 효과적으로 차별화할 수 있는 위치를 소비자들의 마음속에 형성(position)하려는 노력을 말한다(박충환 등, 2002).

포지셔닝 기술서는 목표 집단이 생각하고, 느끼는 것을 기술해야 한다. 즉 목표 집단이 목표 행동으로부터 얻게 되는 편익에 대해 어떻게 생각하길 기대하는지를 묘사해야 한다. 목표 집단의 바람직한 행동과 부정적 행동을 비교하고, 편익을 기대하는 이유를 기술함으로써 효과적인 마케팅 믹스 전략을 개발하는데 과학적 근거를 제공할 수 있다.

7) 7단계 : 전략적 마케팅 믹스 개발

사회적 변화를 추구하기 위한 광범위한 전략이 수립된 후에는 보다 상세한 사회마케팅 믹스 전략이 마련되어야 한다. 전통적인 마케팅 도구에는 바람직한 포지셔닝 개발과 전략적 마케팅 믹스가 있다. 이 도구들은 사회적 변화를 추구하기 위해 행동에 대한 가치를 창조하고, 원활한 의사소통이 이루어지기 위해 활용된다.

마케팅 믹스의 네 가지 도구인 4P는 행동에 따른 편익과 실천을 지원하기 위해 사회적 상품 또는 서비스(product), 행동 실천에 따른 금전적 또는 비금전적인 비용을 포함하는

가격(price), 행동변화를 일으키는 시점과 장소 또는 사회적 상품의 전달 장소(place), 상품의 유용성과 접근 용이성을 설득력 있게 강조하는 촉진(promotion)으로 구성된다. 이 도구들을 활용한 전략 개발 단계를 소개하면 다음과 같다.

- **1단계** : 포지셔닝(positioning) 계획 수립
- **2단계** : 행동변화에 소요되는 비용 산정, 편익의 극대화 및 비용의 최소화를 위한 정책목표 활용
  비용을 산정할 때에는 금전적, 비금전적(시간, 심리적 부담, 물리적 불편함 등) 기회비용, 행동변화에 수반되는 비용(exit costs, adoption costs) 등을 모두 포함해야 한다.
- **3단계** : 상품 또는 서비스 제공 · 전달을 위한 장소(경로) 선정
- **4단계** : 자발적인 참여 유도
  설득력 있는 메시지를 활용하여 자발적 참여를 유도할 수 있는 상황 또는 조건을 만드는 것이 중요하다. 설득력 있는 메시지를 개발한 후에는 사전검사를 통해 전달 효과를 극대화할 수 있는 전달 경로를 선정해야 한다. 이때 누가, 언제, 어디서, 어떻게 전달할 것인지를 구체적으로 결정하는 것이 필요하다. 특히 전략을 개발할 때는 목적과 목표, 전달 빈도와 범위, 각 전달매체의 장 · 단점, 대상의 범위와 성격 등을 고려해야 하고, 전달 경로로 광고, 홍보(PR), 인쇄물, 전시, 개인 홍보, 기타 대중매체 등을 활용하는 것이 효과적이다.

8) 8단계 : 모니터링과 평가계획, 프로그램 운영 및 관리

사회마케팅을 활용한 보건프로그램의 질적 향상을 위해서는 마케팅 자원을 조직하고, 사회마케팅 믹스 프로그램들을 이행하며, 프로그램 수행을 통제하고, 결과를 평가하는 과정이 필요하다. 이를 위해 최종 예산과 실행계획을 세우기 전에 모니터링과 평가를 위한 계획을 수립해야 한다.

모니터링은 새로운 프로그램 또는 캠페인이 종료되기 전에 주기적으로 측정하는 것을 말하며, 목적 및 목표의 성취수준을 중간에 점검하고, 수정해야 할 부분을 결정하기 위해 실행한다. 평가는 결과에 대한 측정인 동시에 최종 보고이며, 목표의 달성수준 및 캠페인 관련요소들, 프로그램의 시의적절성, 예산 활용수준, 효과성 및 변화수준 등을 측정한다. 평가지표는 지식 · 신념 · 행태 변화, 규제정책에 관한 인지수준, 규제반응 및 순응도, 범위와 빈도, 전달메시지의 전파, 외부자원의 참여와 기여도, 프로그램의 운영수준 등을 포

함한다.

평가계획을 수립할 때에는 측정 이유, 측정 대상, 평가요소(투입, 과정, 산출, 결과 등), 평가 방법, 평가 시기, 소요 비용, 평가 결과에 관한 피드백 및 활용방안 등을 반드시 고려해야 한다.

9) 9단계 : 예산 수립 및 자금출처 발굴

예산에는 마케팅 믹스 전략(상품/서비스, 가격, 장소, 촉진/프로모션) 및 모니터링, 평가를 위한 비용이 모두 포함되어야 한다. 예산 수립 시 목표 달성에 필요한 예비 예산을 함께 산정해야 하며, 예산이 초과될 때에는 캠페인 단계의 재검토, 목표 수정, 전략 수정, 추가 기금 조성 등을 고려해야 한다. 기금 조성의 방법에는 정부 보조, 비영리단체의 지원, 광고, 제휴, 기업 후원 등이 있으며, 안정적인 재원 조달을 위해 다양한 자금출처 발굴을 병행해야 한다.

10) 10단계 : 실행계획 완성

실행계획은 사회마케팅의 목적, 주체, 시간, 비용 등을 통제하면서 수립되어야 한다. 이는 보건프로그램이 일회성 캠페인 등 산발적이고 비체계적인 활동으로 종료되지 않고, 체계적으로 지속될 수 있는 정책기반·기제들을 마련하기 위한 것이다.

실행계획은 계획된 노력을 확인하고 공유하기 위해 누가, 언제, 어디서, 무엇을, 어떻게, 얼마나 많이 할 것인지 등을 포함해야 한다. 즉 정해진 시기에, 예산 범위 내에서, 계획된 실행이 이루어지는가를 확인할 수 있는 기전이 필요하다. 일반적으로 실행계획은 1년 또는 2~3년 간의 활동으로 계획된다.

3. 적용사례

앞서 살펴본 사회마케팅의 이론적 접근과 사회마케팅 기획의 10단계 모델(Kotler & Lee, 2008)에 관한 이해를 돕기 위해 첫째, 양세영(2011)이 소개한 페루 결핵퇴치사업의 사례를 살펴보고, 둘째, 카운터마케팅(counter-marketing) 기법을 적용한 미국의 청소년 흡연예방 캠페인 "The Truth" 사례를 살펴보고자 한다.

1) 페루의 결핵퇴치사업(Kotler & Lee, 2009)

(1) 1단계 : 배경, 목적, 초점에 관한 기술

페루의 1991년도 통계를 살펴보면, 페루의 인구는 아메리카 대륙 인구의 3%에 불과하나, 페루의 결핵환자는 아메리카 대륙 전체 결핵환자의 약 15%를 차지한 것으로 나타났다. 결핵 이환율은 성인 10만 명당 190명이었고, 결핵환자 중 12% 정도가 약물치료를 포기하였고, 환자 중 50% 정도가 치료를 받았고 이중 50%만이 회복되었다. 이에 페루 정부는 결핵이 국민 건강수준에 미치는 영향이 크다고 판단하여 국가결핵관리프로그램(NTCP)을 수립하였다. 국가결핵관리프로그램(NTCP)의 주요 내용은 결핵예방활동을 위한 건강관리사 양성, 결핵환자의 항결핵약 복용 모니터링, 감염자 조기발견 등이었다.

(2) 2단계 : 상황 분석 수행

페루 정부의 결핵퇴치사업의 강점은 국가결핵관리프로그램(NTCP)의 연간 예산을 60만 달러에서 500만 달러로 대폭 증액한 것이나, 약점은 의약품의 부족, 기록보관 시스템의 문제점, 건강관리사의 과도한 업무 등이었다. 위기는 불균형적인 영양섭취, 불결한 위생상태와 같이 건강문제를 일으킬 수 있는 환경적 요인이 산재해 있었고, 대다수의 국민들이 이와 관련된 보건교육을 받아보지 못한 것이었다. 다행히 기회로는 다른 나라들이 결핵환자를 대상으로 한 직접적인 관찰치료-단기과정(DOTS) 프로그램을 성공한 사례들이 있어, 이를 결핵환자들의 투약 행동을 독려하는 설득적 의사소통에 활용할 수 있었다.

(3) 3단계 : 목표 대상 선정

결핵 감염자의 조기발견, 결핵환자의 약물치료 및 회복을 위해 인구집단을 하류층, 중류층, 상류층으로 구분하여 목표 대상을 선정하였다. 하류층에서는 인구밀도가 높은 도시지역에 거주하는 저소득계층이 가장 우선순위가 높은 집단이었고, 중류층에서는 지역사회에서 중요한 영향력을 지닌 개인, 집단, 이웃, 지역사회 리더, 종교 지도자, 결핵위험군의 친구들이 목표 대상이 되었다. 상류층에서는 기금 마련을 지원할 수 있는 정책 입안자들, 질병예방 및 관리 프로그램에 참여하는 건강관리사, 여론을 주도하는 대중매체 관계자, 의약품 제공과 관련된 제약업자들이 목표 대상에 포함되었다. 각 집단들은 각기 다른 특성을 보이기 때문에 집단의 특성을 고려한 차별화된 마케팅 계획을 수립하였다.

(4) 4단계 : 마케팅의 목적과 목표 설정

페루의 국가결핵관리프로그램(NTCP)은 결핵 퇴치를 위해 마케팅 목표를 행동 목표,

지식 목표, 신념 목표, 마케팅 목표를 구분하여 설정하였다. 첫째, 행동 목표는 증상이 있는 경우 진단 받기, 진단받은 자는 치료 받기, 치료받는 자는 식이요법 수행하기, 치료받고 회복된 자는 다른 결핵감염자의 지지자가 되기 등이었고, 둘째, 지식 목표는 주요 증상 알리기, 질병 확산과정 알리기, 치료 효과 알리기, 무료 치료 알리기, 완전한 회복을 위한 치료과정 알리기 등이었다. 셋째, 신념 목표는 결핵환자에 대한 선입견 없애기, 결핵에 관한 잘못된 생각 바로잡기 등이었고, 넷째, 마케팅 목표는 폐결핵 진단율을 70%까지 높이기, 결핵환자의 치료율을 85%까지 높이기, 치료포기율을 12%로 이하로 감소시키기 등이었다.

(5) 5단계 : 영향요인 확인

국가결핵관리프로그램(NTCP)은 조사를 통해 주요 장애요인이 결핵환자에 대한 선입견, 잘못된 생각, 결핵에 관한 지식 부족이고, 이를 해결하기 위해 정확한 결핵 진단법 및 처방약 등에 관한 정보 제공이 필요함을 확인하였다. 구체적인 장애요인에는 기침과 같이 지속적인 증상이 있음에도 불구하고 의학적 검사를 받아야 한다는 사실을 모르는 것, 진단받기 위해 찾아가야 할 기관을 모르는 것, 경제적 문제로 치료를 포기하는 것, 환자 중 증상이 호전되면 완치되었다고 믿는 것, 주기적으로 진료소를 찾는 것이 귀찮고 피곤한 일이라고 생각하는 것 등이 포함되었다.

(6) 6단계 : 바람직한 포지셔닝 기술

프로그램을 기획한 사회마케터들은 효과적인 결핵 예방 및 관리를 위해 "결핵이 의심되는 증상을 보이는 사람들은 무료 진단 및 치료과정을 통해 적기에 약물치료를 받게 되면 건강을 회복할 수 있다"는 사실을 확신시키는 것이 중요함을 강조하였다.

(7) 7단계 : 전략적 마케팅 믹스 개발

① **상품/서비스(product) 전략**

제공된 상품 또는 서비스에는 의학적 검사와 직접적인 관찰치료-단기과정(DOTS), 단기과정을 주관하는 보건의료인이 포함되었고, 검사에 참여시키기 위해 '마음의 평안'을 유도하였고, 약물치료에 참여시키기 위해 '건강 회복'을 주요 편익으로 강조하였다. 이처럼 서비스 질 향상을 위한 노력이 수행되면서 검사 참여자가 증가하였고, 환자들과의 원활한 의사소통을 통해 약물치료의 효과성을 인지하기 시작하였다. 또한 국내 · 외 제약회사들과 협력하여 의약품 부족을 해소하는 한편 중앙관리

방식을 통해 의약품의 보급률을 높였고, 정부는 연구지원을 위해 기금을 통해 실험 기자재를 공급하였다. 이와 함께 결핵관리서비스를 주요 건강관리시스템에 통합하여 효과적인 진단서비스를 구축함으로써 병원과 진료소의 결핵 상담 및 치료 서비스의 질이 향상되었다.

② **가격**(price) **전략**

페루에서는 결핵퇴치를 위한 가격 전략으로 저소득계층에게 무료 검사, 무료 약 제공, 교통비 지원, 무료 숙식을 제공하는 한편 비영리단체인 소시오스 앤 살루(Socios En salud)를 통해 저소득계층의 결핵환자에게 음식과 사회적 후원을 제공하였다. 이들은 결핵환자들이 가족을 부양할 수 있도록 지역사회 여성단체와 협력하여 세계 각 국에 그들이 제작한 수공예품을 판매할 수 있도록 지원해 주었다.

③ **장소**(place) **전략**

페루 보건부는 결핵 진단 및 치료 서비스를 중점 의료보험체계에 통합하였고, 진료시간을 연장하여 야간 진료를 실시함으로써 단기과정(DOTS) 프로그램을 전국으로 확장시켜 나갔다.

④ **촉진/프로모션**(promotion) **전략**

캠페인을 기획할 때, 핵심 메시지는 행동, 지식, 신념, 마케팅 목표들을 반영하여 개발되어야 한다. 페루의 경우, '15일 이상 기침을 한다면, 의료센터를 방문하세요.', '모든 결핵 서비스는 무료입니다.', '한 사람을 위한 결핵 치료가 모든 사람을 위한 결핵 예방활동이 됩니다.' 등의 핵심 메시지를 제공하였다.

메시지 전달을 위해 핵심 메신저(change agent)를 선정하여 활용하였다. 개인별 메신저는 의사, 가족, 지역사회 단체 및 자원봉사자들이었고, 대중을 위한 메시지 전달 경로는 대중매체(TV, 라디오, 신문, 월간지 등), 인쇄물(포스터, 리플렛, 편지, 차트 등), 이벤트(세계 결핵의 날, 거리행사, 시사회 등), 교육자료(교육용 비디오테이프 등), 개인별 사적 의사소통(친구, 이웃, 의료인), 지역사회 조직(사회지도계층 등) 동원, 결핵환자의 가족 및 정치 지도자를 대상으로 한 옹호활동 등이었다.

(8) 8단계 : 모니터링과 평가계획

프로그램의 평가기준은 목적 및 목표를 포함하는 내용을 반영해야 한다. 페루의 결핵퇴치사업 역시 목표를 기준으로 건강결과에 관한 평가계획을 수립하였다. 즉 폐결핵 진단율을 70%까지 높였는가?, 결핵환자의 치료율을 85%까지 높였는가?, 치료포기율을

12%로 이하로 감소시켰는가? 등을 모니터링 및 평가기준에 포함시켰다.

(9) 9단계: 예산 수립 및 자금출처 발굴 ~ 10단계: 실행계획 완성

페루 정부는 국가결핵관리프로그램(NTCP)의 예산을 60만 달러에서 500만 달러로 증액하여 수립하였다. 예산 확보를 위한 다양한 자금출처를 발굴하기 위해 페루의 민간단체 및 비영리단체와 협력하였고, 다양한 국제적 단체와 연합하였다. 대표적인 사례가 범미국보건기구(Pan American Health Organization)의 기술 지원 및 훈련 프로그램 제공, 미국국제개발처(USAID)의 도움을 통한 국제적 제약회사와의 연합 및 의약품 지원 등이다.

2) 전략적 캠페인 모델: 미국 청소년 흡연예방 프로그램 "The Truth" (Kotler et al., 2002)

"The Truth"는 미국에서 청소년들의, 청소년들을 위한, 청소년들에 의한 금연예방 프로그램으로 수행된 사례이다. 사회마케팅의 기획단계에서부터 실제 캠페인, 홍보물을 제작하는 모든 과정에 사회마케팅의 목표 대상 집단인 청소년들이 직·간접적으로 적극적으로 참여하였다. 즉 사회마케팅의 시작부터 청소년이 스스로 프로그램을 이끌어가는 전략을 선택하였고, 피드백 과정을 통해 프로그램을 재창조하였다.

환경 분석 시 청소년에 관한 직·간접적 자료를 수집하였고, 청소년들의 주변 환경을 철저히 분석하였으며, 금연캠페인 및 금연홍보 등의 효과성이 미미했던 이유들(담배회사들의 전략적, 공격적 마케팅 등)을 분석하였다. 캠페인 기획 시 청소년이 주체가 될 수 있도록 청소년들의 선호와 목소리를 전 과정에 적극적으로 반영하였다. 목표 대상의 세분화를 위해 청소년의 가정환경, 소득수준, 지역적 요소 등을 고려하였고, 세분화된 목표집단별 사업목표를 달성하기 위해 전략적 수단을 선정하였다. 이와 함께 청소년들의 특성을 고려한 흡연의 폐해 및 심각성에 대한 핵심 메시지를 개발하여 전달하였다.

특히 접근방법으로 카운터마케팅(counter-marketing)을 활용하였다. 마약, 담배, 술과 같이 개인 또는 사회 전체의 장기적 발전을 저해하는 불건전한 요소들에 대하여 가격인상 및 구입기회의 박탈, 부정적인 의사소통을 통해 구입을 억제하는 마케팅방식이다. 즉 담배회사들의 상업마케팅 방식에 대해 같은 마케팅 방식으로 청소년을 위한 흡연예방 마케팅을 수행한 사례이다. 이를 위해 청소년의 시각을 그대로 반영한 구체적이고 초점화된 마케팅 목표를 수립하였고, 청소년의 흡연에 관한 정보를 수집하여 금연캠페인 광고물을 제작하였다. 청소년의 취향에 맞는 광고물을 제작하기 위해 새로운 형태의 애니메이션 등을 활용하였고, 청소년들이 선호하는 주요 방송과 인터넷 매체를 통해 사회마케팅 메시지를 확산시켰다. 이에 관한 결과평가를 위해 실질적인 청소년 흡연율 감소 및 목표달성여부에 관한 평가를 수행하였다.

요 약

사회마케팅 이론은 영리 추구의 마케팅이론을 활용하여 사회적 편익 추구를 위한 효과적인 해결방안을 모색하는 과정에서 그 중요성이 부각되어 목표 대상 및 집단 행동변화 프로그램을 위한 설계, 수행, 통제의 사회적 변화 관리기술로 그 의미가 확대되었다. 코틀러는 "사회마케팅이란 표적 집단과 사회에 이익을 될 수 있는 행동에 영향을 미칠 목적으로 가치를 창조하고, 소통하고, 전달하기 위해 마케팅의 원리와 기법을 적용하는 과정"으로 정의하였다.

사회마케팅의 목적은 개인 및 사회의 복지 향상을 위하여 사회적 편익과 관계적 편익을 증진시키는데 있다. 사회마케팅의 대상은 개인 또는 사회 전체가 되며, 한 개 이상의 목표 집단을 표적 대상으로 삼는다. 변화전략에는 목적에 따라 인지적 변화, 단순행동변화, 행동적 변화, 가치의 변화 등이 있다. 사회마케팅은 공급자 중심 서비스에서 수요자 중심 서비스에 바탕을 둔 전략으로써 보건사업 전략을 수립할 때 고객 지향적인 STP(Segmentation–Targeting–Positioning) 전략을 활용할 수 있다. 마케팅믹스 전략에서는 4P인 상품/서비스(product), 가격(price), 장소(place), 촉진/프로모션(promotion)을 전략적 요소로 제시하고 있다.

이처럼 사회마케팅은 목표 대상 및 상황 분석, 시장 분석, 건강문제 및 잠재적 해결방안을 모색하는데 도움을 주는 기법이며 도구로써, 수요자와 시장을 중심으로 한 체계적 접근을 수행하고 있다. 반면 사회마케팅은 효과적인 변화를 위한 지역사회 참여를 유도하는 방식이 아닌, 하향식 접근으로 보는 관점도 있다.

사회마케팅의 계획을 위한 10단계 모델이 있다. 10단계의 출발은 계획의 배경, 목적과 초점을 명확히 제시하는 것으로부터 시작한다. 사회마케팅을 통해 성취하고자 하는 궁극적인 목적, 미션 등을 기술하여 프로그램의 추진방향을 명확히 제시하는 과정이다. 또한 현재 상황과 환경을 분석하고, 목표 집단을 선정하여 사회마케팅의 구체적인 목표를 설정한 후, 바람직한 포지셔닝 기술 및 전략적 마케팅 믹스를 수행하고, 평가 및 예산, 실행계획을 수립한다. 이러한 순차적이고 반복적인 과정을 통해 사회적 변화를 추구하기 위한 사회마케팅 계획을 수립할 수 있으며, 보건프로그램의 목표를 효과적, 효율적으로 달성할 수 있게 된다.

참고문헌

박충환, 오세조, 김동훈. (2002). 시장지향적 마케팅관리. 서울:박영사.

부경희. (2001). 신뢰의 사회마케팅: 경쟁 가치관 분석을 통한 컨셉 개발 과정을 중심으로. 홍보학연구, 5(2), 4-41.

양세영 역. (2011). 필립 코틀러의 Social Marketing. 서울:한국방송통신대학교출판부.

홍부길. (1992). 사회마케팅. 서울:대영사.

Glanz, K., Rimer B. K., & Viswanath, K. (2008). Health Behavior and Health Education: Theory, Research, and Practice. 4th ed. San Francisco, CA : John Wiley & Sons, Inc.

Grier, S., & Byrant, C. A. (2005). Social Marketing in Public Health. Annual Reviews Public Health, 26, 319-39.

Griffiths, J., Blair-Stevens, C., & Thorpe, A. (2008). Social Marketing for Health and Specialized Health Promotion. Supporting the health promotion workforce in the UK, Royal Society for Public Health, National Social Marketing Centre.

Kotler, P., & Zaltman, G. (1971). Social marketing: an approach to planned social change. Journal of Marketing, 35(July), 3-12.

Kotler, P., & Lee, R. N. (2009). Up and Out of Poverty: The Social Marketing Solution. London: Pearson Education, Inc.

Kotler, P., & Lee, R. N. (2008). Social Marketing: Influencing behaviors for good. London: Sage Publications Ltd.

Kotler, P., Roberto, N., & Lee, R. N. (2002). Social Marketing: Improving the Quality of Life. London: Sage Publications Ltd.

Shoenbachler, D. D., Ayers, D. J., & Gordon, G. L. (1996). Adolescent Response to Anti-Drug Public Service Announcements: A Segmentation Approach. Journal of Applied Business Research, 14, 257-263.

Turning point. (2012). The basics of social marketing: How to use marketing to change behavior. Retrieved from: http://www.turningpointprogram.org/Pages/pdfs/social_market/smc_basics.pdf

U.S. Department of Health and Human Services. (2012). Theory at a glance: A guide for health promotion practice. Retrieved from: http://www.cancer.gov/cancertopics/cancerlibrary/theory.pdf

Wells, W. D. (1997). Comment on Social Marketing: Are We Fiddling While Rome Burns?. Journal of Consumer Psychology, 6(2), 197-201.

Glossary

[KAP Model]

- **지식(knowledge)** : 객관적으로 증명된 사실
- **태도(attitude)** : 어떠한 것, 상황, 사람 또는 집단에 대한 호의적 또는 비호의적인 평가적 반응 또는 생각
- **행동(behavior)** : 자극에 대한 사람의 관찰 가능한 반응. 사람들이 환경에 대하여 어떻게 반응하느냐 뿐 아니라 서로에게 어떻게 반응하느냐를 의미하기도 함. 특정한 빈도, 기간, 그리고 목적이 있으며, 의식적일수도 있고 무의식적일 수도 있음

[건강신념모델]

- **건강신념모형(Health belief model)** : 인간이 무증상 상태에서 건강행동를 취하도록 하는 데는 몇 가지 신념(beliefs)이 중요하게 작용한다고 설명하는 이론
- **신념(belief)** : 한 사람이나 집단이 정서적으로나 지적으로도 사실이라고 믿고 있는 말이나 주장
- **인지된 감수성(perceived susceptibility)** : 질병에 걸릴 위험에 대한 주관적인 인식
- **인지된 심각성(perceived severity)** : 질병에 걸리거나 질병을 치료하지 않고 방관한 결과가 얼마나 심각한가에 대한 인식
- **인지된 유익성(perceived benefits)** : 제안된 건강행동의 예상되는 가치에 대한 인식
- **인지된 장애요인(perceived barriers)** : 제안된 건강행동의 부정적 측면에 대한 인식, 즉 특정한 건강행동에 필요한 비용, 수반되는 위험, 불쾌감, 통증, 시간낭비 등
- **행동의 계기(cues to action)** : 계기는 교육대상자의 인식 속에 적절한 신념을 불러일으킴으로써 건강에 관한 의사결정시 도움을 주게 되는 사건
- **자기효능감(self efficacy)** : 어떤 결과를 생산하기 위해 요구되는 행동을 성공적으로 수행할 수 있는 확신

[합리적 행동론]

- **의도(Intention)** : 행동에 대한 태도, 주관적 규범, 인지된 행동통제가 상호작용하여 어떤 행동을 할 것인지에 대한 개인의 태도
- **행동에 대한 태도(attitude toward the behavior)** : 행동에 대한 신념에 대하여 부정적 또는 긍정적 평가
- **주관적 규범(subjective norm)** : 개인이 사회적 규범 준수와 관련해 받는 심리적 압력으

로 정의

- **인지된 행동통제(perceived behavior control)** : 행동을 수행하는 것이 자신의 의지적 통제 하에 있을 때 행동의 수행이 쉽거나 어렵다고 스스로가 지각하는 수준

[범이론적 모형]

- **범이론적 모형(Transtheoretical model)** : 시간적 흐름에 따른 변화의 단계를 설명하고 각 단계의 달성에 중요한 영향변수들에 대한 설명을 제공하는 이론
- **변화단계(stages of change)** : 시간의 흐름에 따라 행동변화가 발생되는 단계
- **계획전단계(precontemplation stage)** : 행동변화에 대해 관심을 보이지 않는 단계로, 일반적으로 향후 6개월 이내에 행동변화의 시작을 고려하지 않는 사람들이 속하는 단계
- **계획단계(contemplation stage)** : 행동의 문제를 인식하고 행동변화를 고려하는 단계. 대체로 다음 6개월 이내에 행동변화를 시작하고자 하는 의향을 보이는 단계
- **준비단계(preparation stage)** : 1개월 이내에 행동변화를 실천하고자 하는 행동변화 계획이 설정되어 있는 단계
- **행동단계(action stage)** : 과거 6개월 미만 동안 구체적인 행동변화를 달성한 사람들이 속하는 단계
- **유지단계(maintenance stage)** : 변화된 행동이 6개월 이상 지속된 경우를 의미하는 단계
- **변화과정(processes of change)** : 사람들이 행동을 변화시킬 때 비록 인식하지는 않으나 경험하는 방식 또는 활용하게 되는 방법
- **경험적 과정(experiential processes)** : 개인이 행동을 변화시킬 때 사용하게 되는 인지관련 기술
- **행동적 과정(behavioral processes)** : 개인이 행동을 변화시킬 때 사용하게 되는 행동관련 기술
- **인식제고(consciousness raising)** : 특정 문제행동의 원인, 결과, 관리에 대한 인식
- **극적 안도(dramatic relief)** : 문제행동의 결과에 대한 두려움 경험, 이후 바람직한 행동조치 후의 안도감 경험 등 행동에 대한 정서적 경험
- **환경재평가(environmental reevaluation)** : 문제행동이 물리적, 사회적 환경에 미치는 영향에 대한 고려
- **자아재평가(self-reevaluation)** : 문제행동이 자신에게 미치는 영향에 대한 정서적, 인지적 재평가
- **사회적 해방(social liberation)** : 사회가 건강행동을 지지하는 방향으로 변하고 있음을 인식
- **대체행동형성(counterconditioning)** : 문제행동을 대안적인 건강행동으로 대치

- **지원관계형성(helping relationship)** : 문제행동 변화를 위해 노력하는 과정에서 타인으로부터 받은 신뢰와 지원
- **강화관리(reinforcement management)** : 문제행동 변화로 인하여 얻게 된 보상
- **자아해방(self-liberation)** : 문제행동 변화를 위한 자신의 선택과 노력
- **자극조절(stimulus control)** : 문제행동의 촉진 또는 방해 요인에 대한 통제, 건강행동의 촉진 또는 방해 요인에 대한 통제
- **의사결정균형(decisional balance)** : 개인의 행동변화에 대한 의사결정은 변화된 행동의 긍정적인 측면(pros)과 부정적인 측면(cons)에 대한 상대적인 비중에 의해 결정된다는 개념
- **자기효능감(self efficacy)** : 필요한 어떠한 행동을 실천할 수 있는 또는 유혹이나 충동을 경험하는 상황에서 이에 잘 대처할 수 있는 자신의 능력에 대한 확신

[사회인지이론]

- **상호결정(reciprocal determinism)** : 행동수행 시 일어나는 개인, 행동 및 환경요인의 역동적 상호작용
- **환경(environment)** : 개인의 물리적 외적 환경
- **상황(situation)** : 환경에 대한 개인의 지각
- **행동능력(behavioral capability)** : 주어진 행동을 수행하기 위한 지식 및 기술
- **결과기대(outcome expectations)** : 행동에 대한 예측된 결과
- **결과기대가치(outcome expectancies)** : 주어진 결과에 대해 개인이 생각하는 가치
- **자기통제(self-control)** : 목표를 설정한 행동 혹은 수행의 자기통제
- **관찰학습(observational learning)** : 다른 사람의 행동이나 결과를 관찰함으로써 얻어지는 행동의 습득
- **강화(reinforcements)** : 다시 발생할 가능성을 늘리거나 줄이는 개인행동에 대한 반응
- **자기효능(self efficacy)** : 어떤 행동을 수행함에 있어서 개인이 느끼는 자신감
- **정서적 대처 반응(emotional coping responses)** : 정서적 자극에 대처하기 위해 사용되는 전략(strategies) 및 기술(tactics)

[조직변화이론]

- **조직개발(organizational development)** : 행동과학의 지식을 조직변화에 적용하고, 조직의 성과를 효과적으로 달성하도록 하는 전략, 디자인 요소, 과정을 개발하는 조직체계의 전반에 걸쳐 진행되는 과정

- **조직풍토**(organizational climate) : 조직의 분위기 또는 특성
- **조직문화**(organizational culture) : 조직 구성원들이 공유하는 가설과 믿음
- **조직역량**(organizational capacity) : 조직의 하부체계가 최적으로 기능함
- **지역사회 연합**(community coalition) : 공통의 목적을 성취하기 위해 협력하기로 동의한 지역사회 내 다양한 조직, 당파 또는 선거구를 대표하는 사람들의 집단

[지역사회조직화]

- **지역사회 역량**(community capacity) : 지역사회의 문제나 관심사를 파악하고, 지역사회의 자원을 활용하고, 문제를 해결할 수 있는 능력, 또는 이러한 능력과 관련된 지역사회의 특성
- **역량강화**(empowerment) : 참여, 조율, 비판적 인식 함양 등을 통해 지역사회나 구성원들이 자신의 삶과 환경에 대한 통제권과 결정권을 가지게 되는 변화의 과정이자, 그러한 변화가 일어난 상태
- **비판적 인식**(critical consciousness) : 지역사회의 현재 상황이 일어나게 된 사회적, 정치적, 경제적 요인과 배경에 대한 깊은 이해, 지역사회 내의 불균형 · 불평등에 대한 각성, 현 상황에 대응하여 변화를 추구하는 활동에 따라 형성되는 인식
- **사회적 자본**(social capital) : 특정 목적을 이루기 위해 형성된 사회관계를 통해 만들어진 자원. 예를 들어 지역사회 구성원 간의 신뢰, 상호관계, 시민참여 등
- **지역사회 조직화**(community organizing) : 지역사회 현장의 현실적인 보건문제에 대해 지역사회 구성원 당사자들의 직접 참여와 협력에 의한 인식과 문제 해결과정
- **지역사회 자산**(community asset) : 예산이나 재정 뿐 아니라 지역사회 구성원의 역량, 관심과 참여, 부문 간의 소통, 관련 제도와 시설, 물리적 · 문화적 환경 등 유형 · 무형의 자원

[MAPP]

- **비전**(vision) : 지역사회 구성원들이 자신들의 지역사회가 현실적으로 도달하기를 바라는 바람직한 미래상

[PRECEDE-PROCEED MODEL]

- PRECEDE-PROCEED Model : 1970년대 초기에 개발된 건강증진 프로그램을 기획하고 수행, 평가하는 단계들을 제시하고 있는 모형
- **사회적 진단**(social assessment) : 대상인구 집단이 일반적으로 가지고 있는 바람이나

문제들을 조사하여 이들의 삶의 질을 파악하는 단계

- **역학적 진단**(epidemiological assessment) : 지역사회가 추구하는 목적이나 사회문제들에 관계된 구체적인 보건문제들을 파악하고, 보건문제와 관련이 있을 수 있는 구체적인 유전요인, 보건관련 행동요인과 환경요인들을 파악하는 단계
- **교육 및 생태학적 진단**(educational and ecological assessment) : 특정 보건행동에 영향을 미칠 수 있는 수많은 요인들을 파악하는 단계
- **소인요인**(predisposing factors) : 변화하고자 하는 동기를 강화하거나 방해하는 개인 또는 집단의 지식, 태도, 믿음, 가치관, 그리고 인식들
- **가능요인**(enabling factors) : 바람직한 행동 및 환경변화를 촉진시키거나 저해할 수 있는 기술, 자원 및 장애 등의 모든 요인
- **강화요인**(reinforcing factors) : 학습자가 그 행동을 함으로써 받게 된 보상이나 다른 사람에게서 받은 피드백을 말하며, 행동을 계속하도록 또는 계속하지 않도록 하게 하는 요인들
- **행정 · 정책적 진단**(administrative and policy assessment) : 보건교육 프로그램의 개발 및 실행에 필요한 조직적 및 행정적 역량과 자원을 검토하는 단계
- **중재 구성**(intervention alignment) : 프로그램을 통해 예상되는 변화와 성과에 적절한 전략과 중재요소를 조화롭게 구성하는 단계
- **조합**(matching) : 중재활동의 주요 영역을 사회생태학적의 각 차원과 짝지어 연결 짓는 작업
- **배치**(mapping) : 중재활동과 관련 목표 간의 이론적 연계를 명확히 하고, 프로그램의 논리를 구성하는 작업
- **공유**(pooling) : 과거부터 현재까지 공존하는 프로그램에 대한 파악과 이해를 통해 효과와 효율을 추구하는 작업
- **조화**(patching) : 개발된 프로그램에 현장 당사자의 의견, 전문가의 견해 등을 반영하여 프로그램 내외의 틈을 메우고 특정 대상집단에 대한 맞춤성을 강화하면서 중재 프로그램을 검토하고 정교화하는 작업
- **과정평가**(process evaluation) : 프로그램을 통하여 제공되는 모든 것들과 프로그램 실행과 관련된 활동들, 그리고 교육대상자들의 반응들을 평가하는 것
- **영향평가**(impact evaluation) : 대상 보건행동이나 이 행동의 소인 요인, 가능 요인, 그리고 강화 요인 또는 영향력 있는 환경적 요인에 대한 프로그램의 즉각적인 효과를 평가하는 것
- **결과평가**(outcome evaluation) : 설정된 건강상태나 삶의 질을 나타내는 지표들의 변화

를 평가하는 것

[EPPM]

- **반응 효능감**(response efficacy) : 위협적인 것을 없애는데 추천하는 반응을 보이는 것에 대한 효과에 대한 믿음

[Intervention Mapping]

- **방법**(methods) : 개인 또는 집단의 행동, 사회구조의 변화를 유도할 수 있는 과정. 행동변화와 환경 조건에 영향을 주는 이론이 제시하는 기법
- **전략**(strategy) : 중재방법을 구체화한 수단

[혁신확산이론]

- **혁신확산이론**(Diffusion of Innovations) : 지역사회수준에서의 건강에 관한 이론으로 새롭고 독창적인 건강 아이디어, 상품, 프로그램, 서비스, 정책 등의 전파와 채택의 과정을 체계적으로 설명한 이론
- **혁신**(innovation) : 새로운 생각, 태도, 행동, 실천, 프로그램, 서비스, 법과 정책 등
- **상대적 이점**(relative advantage) : 혁신이 기존의 것보다 얼마나 비용-효율적인 면에서 더 나은지를 비교하고 판단하는 것
- **시도 가능성**(trialability) : 혁신이 적은 비용, 시간, 노력을 들이고 시도해 볼 수 있는지에 대한 채택자의 인지도
- **복잡성**(complexity) : 채택자가 혁신을 사용하는 데 있어 사용방법을 잘 이해하고 따를 수 있는지에 대한 정도
- **적합성**(compatibility) : 혁신이 채택자의 가치관과 사회, 문화, 환경적인 요인 또는 개인적인 경험과 주변사람들과 잘 부합되는 지에 대한 여러 요인들
- **관찰 가능성**(observability) : 혁신을 채택함으로써 얻어지는 효과가 주변의 다른 사람들에 의해 쉽게 관찰되고 측정되어지는 가에 대한 가능성
- **사회적 관계의 영향력**(impact of social relations) : 혁신이 사회에 부정적인 영향을 미칠 수 있는 요인들
- **복원성**(reversibility) : 혁신을 채택했다할지라도 어떤 이유로 바로 중단할 수 있거나 쉽게 다시 원상태로 돌아갈 수 있는지에 대한 사항들
- **의사소통**(communicability) : 혁신에 대한 내용이 정확하고 쉽게 이해될 수 있는지에 대한 요인들

- **시간(time)** : 혁신을 채택하는데 있어 얼마만큼의 시간이 필요한 지에 대한 사항으로 시간적 최소 투자를 말함
- **위험과 불확실성 수준(risk and uncertainty level)** : 혁신에 대한 불확실성의 정도가 채택을 결정하는데 있어 영향을 주는데 위험성이 높을수록 채택의 가능성은 낮아짐
- **의무적 참여(commitment)** : 적당한 노력과 참여로 혁신을 효과적으로 이용할 수 있는지에 대한 요인들
- **수정가능성(modifiability)** : 혁신이 시간이 흐를수록 단점이 보완되고 지속적으로 발전할 수 있는지에 대한 가능성
- **채택 곡선(adoption curve)** : 혁신을 채택하는데 있어 다양한 인구집단과 각기 다른 채택에 걸리는 시간을 분석한 결과 나타난 통계학 정규분포의 종 모양 곡선
- **혁신자(innovators)** : 채택 곡선의 처음 부분에 해당하는 매우 작은 수의 인구 집단(3%)으로 새로운 기회나 위험성을 즐기는 특성을 지님
- **조기수용자(early adopters)** : 채택 곡선에서 두 번째 인구 집단(14%)으로 지역사회에서 여론을 주도하는 지도자나 사회적인 역할 모델이 되는 사람들
- **조기다수자(early majority)** : 채택의 종형 곡선에서 정점을 향한 상향 곡선에 해당되는 인구 집단(34%)으로 혁신의 주류라고 할 수 있음
- **후기다수자(late majority)** : 채택의 종형 곡선에서 정점을 지나 하강곡선에 해당되는 인구 집단(34%)으로 변화에 대해 의문을 가지고 있기 때문에 혁신이 사회적으로 자리 잡을 때까지 기다리는 특성을 지님
- **최후수용자(laggard)** : 채택의 종형 곡선 상에서 가장 끝에 있는 인구 집단(16%)으로 매우 보수적이고 전통적인 성향을 지니기 때문에 혁신을 가장 끝까지 기다리는 집단

[생태학적 이론]

- **생태학(ecology)** : 생물체와 생물체 또는 생물체와 환경간의 상호관계를 연구하는 학문
- **생태학적 건강모형(Ecological model of health behavior)** : 건강과 관련된 요인들의 상호작용, 환경과 더불어 나타나는 상호의존적인 관계, 그리고 건강문제를 중심으로 관련된 모든 수준과 단계를 구분하여 만들어 낸 모형. 특히 이모형은 인간과 물리적, 사회문화적 환경과의 상호작용을 강조함
- **사회생태학 모형(Social-Ecological Model)** : 생태학적 건강모형에서 개인을 중심으로 주변인과의 관계, 그들이 속한 조직의 상황, 조직이 속한 지역사회의 상황, 지역사회가 영향 받는 사회제도나 정책 등을 더 분석하여 변화와 개선, 유지가 더 잘 이루어질 수 있도록 고안된 모형

- **연합단체 또는 코울리션(coalition)** : 각기 다른 기관을 대표하고 있는 사람들로 구성되었지만 하나의 공통적인 목표를 가진 협력단체로 네크워크나 코디 이상의 강도로 함께 일하는 것을 강조함
- **역량강화(empowerment)** : 개인의 무력감 또는 취약계층이 지닌 무능력 등의 부정적인 관념과 태도를 없애고 자신의 삶이나 지역사회의 환경을 바꿀 수 있는 능력을 획득해 여러 건강한 선택을 할 수 있도록 도와주고자 제시된 이론의 구성요소
- **핵심정보(key informant) 인터뷰** : 대상집단이나 그 집단이 가지고 있는 문제와 현황을 알고자 이들을 가장 잘 이해하고 있으며 구체적인 정보를 제공할 수 있는 사람들을 뽑아 인터뷰를 하는 방법으로 다른 인터뷰에 비해 덜 구조화되었음
- **초점집단(focus group) 인터뷰** : 비슷한 특성을 지닌 소수의 인원(7~12명 정도)으로 구성되었으며 구조화된 소수의 개방형 질문을 사용해 인식, 의견, 태도, 통찰력 등을 이해하고자 함
- **지역사회 자산 매핑(asset mapping)** : 어느 보건기관이나 전문가가 무슨 보건의료 서비스를 제공하고 있는지를 지도화해 지역사회의 요구도에 맞는 서비스의 필요를 알 수 있는 이점이 있음
- **지역사회 포럼(community forum)** : 지역사회의 주민들이 직접 참여해 건강문제를 제기하고 토론하는 공적인 모임으로 소수의 발언이 다수의 의견으로 해석되지 말아야 하는 제한점이 있음

[사회마케팅]

- **사회마케팅(social marketing)** : 표적 집단과 사회에 이익을 될 수 있는 행동에 영향을 미칠 목적으로 가치를 창조하고, 소통하고, 전달하기 위해 마케팅의 원리와 기법을 적용하는 과정
- **STP 전략(Segmentation-Targeting-Positioning)** : 목표 대상을 세분화(segmentation)하고, 그 특성을 반영한 표적집단을 선정(targeting)한 후, 속성과 편익을 강조한 포지셔닝(positioning)을 정교하게 고안하는 것임
- **마케팅믹스 전략** : 4P인 상품/서비스(product), 가격(price), 장소/경로(place), 촉진/프로모션(promotion)을 전략적 요소로 제시함
- **상품/서비스(product)** : 건강관련 상품 또는 서비스에는 목표 대상자 집단에 의해 수용되는 행동, 서비스, 생산물, 정책 등
- **가격(price)** : 표적 집단이 부담해야 하는 비용을 말함. 즉 새로운 행동, 정책, 실천을 수용하기 위한 정서적, 물리적, 사회적, 지역사회비용 등

- **장소/경로(place)** : 표적 집단이 행동변화를 일으키는 시점과 장소
- **촉진/프로모션(promotion)** : 사회적 상품을 목표 대상자 집단에게 촉진하는 수단을 말하며, 단순한 홍보활동보다는 더 넓은 범위의 메시지 전달방안, 목표 청중을 동기화시키고 권고된 행동을 수행하거나 새로운 정책 또는 실천을 수용하도록 유도하는 방안, 광고, 인적판매, 판매촉진 및 PR 등을 포함함
- **인력(personnel)** : 사회적 상품을 목표 대상자 집단에게 판매하고 전달할 사람들
- **제시(presentation)** : 목표 대상자 집단이 사회적 상품들을 획득 또는 사용하는 환경에서의 시각적 요소들
- **과정(process)** : 목표 대상자 집단이 사회적 상품을 획득하기 위해 거쳐야 할 단계들
- **포지셔닝(positioning)** : 어떤 상품(브랜드)이 소비자들에 의해 지각되고 있는 모습을 말함. 즉 포지셔닝이란 사회적 상품을 신속 정확하게 전달하기 위한 목표와 장애요인을 제거하기 위한 목표, 경쟁 상품과 가장 효과적으로 차별화할 수 있는 위치를 소비자들의 마음 속에 형성(position)하려는 모든 노력을 의미함

찾아보기

(ㅎ)

(A)

(B)

(C)

(D)

(E)

(R)

(S)

(T)

(V)

(3)

(4)

▣ 공저자 소개

김　　명(이화여자대학교 융합보건학과 교수)

고 승 덕(협성대학교 보건관리학과 교수)

김 영 복(대구대학교 건강증진학과 교수)

김 혜 경(이화여자대학교 융합보건학과 교수)

손 애 리(삼육대학교 보건관리학과 교수)

유 승 현(서울대학교 보건대학원 교수)

이 자 경(아주대학교 의과대학 예방의학교실 연구위원)

황명희송(전 이화여자대학교 보건관리학과 교수)

보건교육 · 건강증진 이론　　　　값 18,000원

2014년 1월 28일 제1판1쇄 발행
2016년 2월 25일 제1판2쇄 발행

저　자 : 김　명 · 고승덕 · 김영복
김혜경 · 손애리 · 유승현
이자경 · 황명희송　공저

발행인 : 주　영　일

발행처 : **계 축 문 화 사**

서울특별시 종로구 통일로12길 16-17
우편번호 03029
TEL : 735-2257 · 738-9746
FAX : 723-9025
E-mail : gyechuk@hanmail.net
홈페이지 : http://gyechuk.co.kr
1973. 10. 31 등록번호 제300-1973-8호
ISBN 978-89-5629-317-2　93510